건강으로 가는 길

김해용 지음

도서출판 **두리원**

건강으로 가는 길

토양을 좋게 만드는 것은 퇴비이다.
인체에도 퇴비와 같은 영양소만 충분히 공급해주면
옥토(沃土)와 같은 건강체가 될 수 있다.
이 원리를 알고 시행했을 때 21년간 앓아왔던
저자의 류마티스 관절염과 아들이 앓고 있던
관절염까지 낫게 되었다.
산성토양에서는 작물이 잘 자라지 않듯이
오늘날 많아진 성인병, 범죄(우발적),
자살(돌발형)은 거의 다 산성체질에서 오고 있다.

머리말

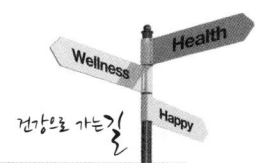

　필자는 수년 전까지만 해도 편지 몇 장 쓰기도 힘들어하던 몸이었다. 그것도 짧지 않은 21년 동안이나 계속되었는데, 건강을 되찾고 마음대로 글을 쓸 수 있다는 것은 내게는 너무나 큰 변화였다.
　오랫동안 병을 앓았던 기간에는 육체적으로나 정신적으로 오는 고뇌를 이기지 못하여 한때는 지리산 밑의 한 골짜기에 들어가 2년 반 동안 무인지경(無人之境)에서 약초를 캐 먹으며 투병생활을 했던 적도 있었다. 그때 얻은 인내와 끈기가 없었더라면 이 글은 결코 쓸 수 없었을 것이다.
　필자를 아는 분들 가운데는 "저명한 학자들이 쓴 책도 빛을 발하지 못하고 사장(死藏)되는 경우가 많은데, 더욱이 무명인이 쓴 책을 일반인이 읽어주겠는가?" 하고 근심 어린 고마운 충고를 해주는 분들도 있었다.
　책은 학자들만이 쓸 수 있는 것은 아니지만, 대신 필자는 그만큼 노력을 더 기울여야 했던 것은 사실이다. 일 년 중 5개월 정도만 집필에 전념할 수 있었기 때문에 장장 3년의 각고(刻苦) 끝에 이루어졌다. 이 글을 쓰는 것만이 그동안 잃어버린 시간과 21년간 앓았던 고통에 대한 보상의 길이고, 앞으로 많아질 질병에 대해 경종을 울리는 것이라 생각했다.
　20년 가까이 고질적인 류마티스 관절염으로 괴로움을 당하고 있을 때, 둘째아들까지 내가 앓고 있는 똑같은 병을 앓게 되었다. 이 비극, 이 슬픔에서 벗어나기 위해 생리학, 영양학, 자연요법, 자연식, 의학서적 등 건강과 관계되는 전문서적 100여 권을 읽고 난 후 비로소 인체에 병이 오는 과정이 토양이 노후화되었을 때 작물에 병이 오는 것과 동일함을 알게 되었다.

'토양을 비옥하게 만드는 방법을 인체에 적용하면 박토(薄土)와 같이 메말라져 있는 만성질환자도 옥토(沃土)와 같이 건강한 육체가 될 수 있다.'는 확신을 얻게 되었다. 이 방법을 필자에게 적용했더니 기나긴 병고에서 벗어날 수 있었고, 아들의 병까지 깨끗하게 완치될 수 있었다. 이 이론을 인체에 적용하면 필자보다 더 고질병을 앓는 사람도 고칠 수 있고, 누구나 건강한 삶을 누릴 수 있다고 여긴다.

우리의 식생활을 1차 식품 위주로 바꿔주면, 건강한 체력에 건전한 사고까지 갖게 된다. 그리고 식량의 자급자족에도 많은 도움이 될 것이다. 그것뿐만 아니라 운동선수들은 체력의 약화라는 말을 다시 듣지 않아도 될 것이다.

우리나라 토양은 미네랄이 다양하게 들어 있는 축복받은 토양이다. 이 땅에서 생산되는 인삼이나 봉산물(蜂産物: 꿀, 화분, 로얄젤리, 프로폴리스)은 세계적으로 자랑할 만한 우수한 제품들이다.

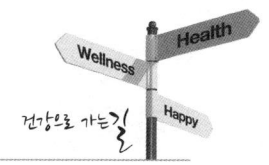

    한국인이 다른 어떤 민족보다도 뛰어난 두뇌를 가진 민족에 속하는 것도 토양과 밀접한 관계가 있다. 그러나 지금의 토양이 점점 노후화되고 있다는 사실에 대해서 필자는 몹시 안타까워하고 있다.

    오늘날에 와서 성인병과 정신질환, 디스크 및 신경계통의 환자들이 급격히 늘어난 것도 경작지의 광물질과 유기질의 부족, 정백식과 인스턴트식품의 과도한 섭취 등으로 인한 식생활의 잘못에서 오고 있다.

    토양이 노후화된 곳에서 벌이 채취한 화분(花粉)에서는 효과가 없었지만, 유기질이 풍부한 토양에서 채취한 화분에서는 두통과 빈혈에 뛰어난 효과가 나타나고 있는 사실이 이를 입증해주고 있다.

    이 글은 20년간 농촌생활에서 얻었던 경험, 투병생활과 양봉에서 얻게 된 실질적인 체험, 때로는 현지를 답사하여 직접 보고 쓴 글이다.

    이 책이 완성되기까지는 잊지 못할 분들이 계신다. 부산 자연건강회 부회장이신 김기준(金琪俊) 선생님, 격려사를 써주신 홍문화(洪文和) 박사님, 또 출판을 맡아준 행림출판 이갑섭(李甲燮) 사장님의 고마움은 오래도록 간직할 것이다.

1986년 1월

김 해 용 金海湧

개정판을 내면서

「건강으로 가는 길」이라는 책이 처음 출간될 때는 지금처럼 컴퓨터로 편집해서 인쇄하는 것이 아니고, 납으로 된 활자를 일일이 골라 뽑아서 조판(組版)한 뒤 인쇄를 했다. 다시 출판할 때 내용을 일부 수정하려고 하면 글자 수만큼 일일이 고쳐야 했기 때문에 많은 내용을 수정하는 것이 불가능했다.

그러나 지금은 컴퓨터 덕분에 편집을 마음대로 할 수 있어서 책 만드는 것이 쉬워졌고, 과거에 비해 저렴한 비용으로 책을 낼 수 있게 되었다.

책 찾는 사람이 있어도 수정이 어려우면 처음 나왔던 판을 갖고 그대로 인쇄할 수밖에 없다. 그간 독자들의 호응으로 10회 넘게 재인쇄 되긴 했지만, 내용을 전체적으로 수정하지는 않았다. 그러나 이 책이 나온 지도 벌써 25년이 넘다 보니 다른 책에서 인용한 내용 가운데 오류가 있는 부분도 늦게서야 찾게 되었고, 이를 수정하면서 내용을 꼼꼼하게 보완하다 보니 전면개정판이 되었다.

"80년대의 건강이론이 과연 현재에도 적용될 수 있느냐?"고 말할 사람도 분명히 있을 것이다. 그러나 필자가 책에서 예견했던 현대병이 오늘날 많아져도 너무 많아진 것을 보면서 이 책의 이론이 틀리지 않았음을 알게 되었다.

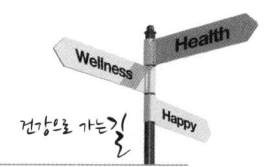

 옛것을 익히고 그것을 통해 새로운 지식이나 도리를 안다는 '온고지신(溫故知新)'의 뜻을 되새겨 '옛 건강이론을 통해 오늘날 많아진 성인병을 고칠 방법을 찾을 수도 있다.'는 것을 이 책을 통해 밝히고자 한다.

 '토양의 병은 육체의 병을 유발한다.'는 필자의 주장은 세월이 흘러도 변하지는 않을 것이다. 필자는 토양의 원리를 인체에 적용시켜 병을 고쳤기 때문에 토양에 대해서는 남다른 관심을 갖고 있다.

 첫 원고가 출판사에 넘어간 뒤 2년 반 동안 무공해 인간 생활을 하였던 지리산을 찾아가 감사기도를 드렸다. 그곳은 나에게 끈기와 인내심을 심어준 연단의 장소였다. 찾는 것이 한 번으로 끝날 줄 알았는데 책을 쓸 수 없는 사람이 썼다는 것이 너무 감사하여 새로운 책을 출간할 때마다 찾다 보니 일곱 번을 찾게 되었다.

 처음 찾아갔을 때는 예전에 두 사람이 비켜가기도 어려울 정도로 좁았던 산길이 광산개발을 위해 차가 다닐 수 있는 길로 잘 닦여져 있었다. 그러나 2002년 여섯 번째 찾아갔을 때는 길 곳곳이 파손되어 가기가 불편했다. 5년 뒤 일곱 번째 찾아갔을 때는 길이 3분의 1이나 떨어져 나가 앞으로는 다시 찾고 싶어도 갈 수 없는 그런 길이 되어 있었다. 무엇 때문에 길이 이렇게 되었을까 하고 숲 속으로 몇 걸음 들어가 흙을 한 움큼 쥐었을 때 수분이 많은 흙을 보고 이렇게 된 이유를 곧 알 수 있었다. 이때가 12월이고, 비가 온 지도 오래되었다. 그렇다면 땅은 건조해 있어야 한다.
　땅도 햇빛을 보고 숨을 쉴 수 있어야 하는데 나무들이 너무 밀식되어 있어 햇빛이나 바람도 뚫고 들어갈 수 없게 되어 있다. 그렇다 보니 토양은 1년 내내 가도 수분을 증발시키지 못해 늘 젖어 있을 수밖에 없었다.
　예전에는 하루에 200㎜의 비가와도 끄떡없던 골짜기가 이제는 100㎜의 비도 토양이 흡수하지 못하고 그대로 토해내다 보니 산사태를 유발하는 것이다. 앞으로 산사태는 이 골짜기만이 아니고 곳곳에서 발생하게 될 것이다. 이것을 막을 수 있는 길은 우리 국민이 산을 바라보면서 해결책을 찾으려고 노력할 때 가능하다. 그래서 '산을 바라보자'는 별도의 글도 삽입했다.
　이 글을 정책입안자들이 읽고 실천할 때 병든 토양이 살게 된다. 토양이 병들면 국민도 병들게 되고, 토양이 건강하면 국민도 건강하게 된다. 밀식된 나무들을 간벌해주면 80㎜의 비에도 견디지 못해 발생하는 산사태도 없어질 것이다. 그리고 간벌한 나무를 톱밥으로 분쇄해 유기질 퇴비로 만드는 사업을 확대 추진하면 증가하는

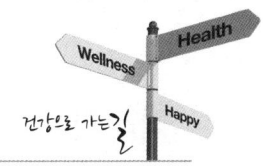

　실업문제 해결에 큰 도움이 될 것이다. 이것이 전국적으로 활성화 될 때 필자는 국가에 일익이나마 기여하는 사람이 될 것이다.
　그때는 개정판을 내게 된 것을 백번 잘한 것으로 생각할 것이다.

2012년 4월 25일
저자 김 해 용

격려사

"인생은 만남이다."라는 말도 있거니와 인생행로에서 뜻하지 않게 놀라운 분을 만난다는 것은 기쁜 일이라 아니 할 수 없다. 이 책의 저자이신 김해용 선생과의 만남도 그런 기쁨 중의 하나이다.

요즘 의료와 보건의 동향이 옛날처럼 의약관계 전문인의 독점이 아니라 모든 사람 각자가 스스로 자기의 몸과 마음에 합당한 생활을 영위하는 가운데 자기의 건강을 스스로 건설해야 한다는 방향으로 되어가고 있다. 그러기 위해서는 가장 기본 되는 것이 올바른 식생활의 실천이며, 병을 미연에 방지하고 병이 생기더라도 식이요법 또는 안정, 휴양 등을 통한 자가치료(自家治療)가 무엇보다도 핵심이 되어야 한다고 되어 있다.

우리나라는 근래 고도 산업화 사회로 발전함에 따라 급격한 생활환경의 변화와 아울러 인생의 가치관도 크게 변동되고 있다. 따라서 종전에는 없던 여러 가지 만성병이 국민 보건을 침해하고 있다.

저자는 지역사회의 모범적인 독농가(篤農家)일 뿐만 아니라 인간의 영원한 모태인 흙의 생리와 병리를 터득하고, 나아가서는 흙에서 생산된 식품을 섭취하여 생명과 건강을 유지하는 인간과의 불가분의 관계를 파악한 것으로 본다. 이른바 '신토불이(身土不二: 우리의 신체와 흙은 둘이 아니고 하나이다)'의 원리에 근거하여 흙과 사람의 건강을 논한 것이 이 저술의 의도라고 생각된다.

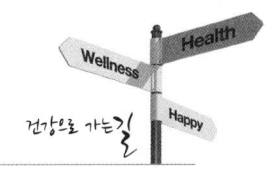

　들건대 저자는 오랫동안 만성병인 류마티스 관절염으로 고통을 겪어오면서 드디어 균형식(均衡食)을 기본으로 하는 자연식에 의하여 건강을 되찾은 소중한 체험을 지니고 있다.

　우선 무엇보다도 놀라운 것은 저자의 불굴의 의지와 스스로 옳다고 생각하는 것에 대한 굳은 신념이라고 할 수 있겠다. 책을 저술함에 있어서 여러 가지 유서(類書)를 종합하여 만들 수도 있겠으나 저자가 자기의 소중한 경험과 신념을 바탕으로 엮은 것이기 때문에 사람을 감동시킬 수 있는 알맹이가 있다고 본다.

　물론 전문적인 사계(斯界)의 학자가 아니기 때문에 구성이나 내용에서 표현의 중복이라든가 논리의 비약 또는 독단도 있을 수 있겠으나, 그런 것을 초월하여 이 저자의 외침에 한번 귀를 기울여 볼 필요가 있을 것으로 생각된다.

　그런 점에서 건강에 관심을 지닌 분들은 일독을 권하며, 이와 같은 저술을 활자화하는 데 용단을 내리신 행림출판에 대해 감사를 드리고자 한다.

1986년 정월
홍문화(약학박사, 서울대 명예교수)

차 례

머리말 5
개정판을 내면서 8
격려사 12

1. 토양과 인체

1. 토양과 인체는 동일 21
    (1) 물 22
    (2) 공기 28
    (3) 무기질(無機質, 미네랄) 30
    (4) 유기질 34
2. 산성토양과 산성체질 35
    (1) 산성토양 35
    (2) 산성체질 37
3. 농촌지도사도 모르는 산성체질 39
4. 옥토가 보약 41
5. 토양과 두뇌 43
6. 질소질 과잉과 단백질 과잉 48
7. 60년대 농촌은 건강했다 52
8. 퇴비로 재배하는 보리 55
9. 60년대 음식은 당뇨병 치료식 58
10. 병들기 시작한 80년대 59
11. 토양의 병은 육체의 병 64

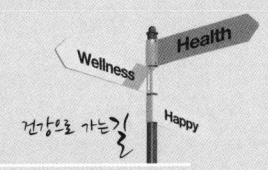

2. 농사법과 금메달

1. 운동선수 …………………………………………………………… 71
2. 식생활의 모순(矛盾) ……………………………………………… 73
3. 백미는 지구력을 약화시킨다 …………………………………… 74
4. 현미의 효과는 4개월 후부터 …………………………………… 76
5. 체질개선 …………………………………………………………… 78
6. 기술개발 …………………………………………………………… 82
7. 퇴비와 같은 영양소 ……………………………………………… 87
8. 영농도 정보화시대 ……………………………………………… 89
9. 화분은 금메달 제조기 …………………………………………… 92
10. 토양과 화분의 효능 ……………………………………………… 94
11. 운동선수와 경련 ………………………………………………… 97

3. 식품의 구분과 건강

1. 1차 식품(건강식품) ……………………………………………… 101
    (1) 1차 식품-마늘 ……………………………………………… 104
    (2) 1차 식품-된장 ……………………………………………… 107
    (3) 1차 식품-양조식초 ………………………………………… 113
2. 2차 식품(영양식품) ……………………………………………… 116
    (1) 2차 식품-백미 ……………………………………………… 116
    (2) 2차 식품-우유 ……………………………………………… 121
3. 3차 식품(유해식품) ……………………………………………… 124

(1) 3차 식품-백설탕 ……………………………………………… 125
  (2) 3차 식품-화학조미료 …………………………………………… 130
  (3) 3차 식품-인스턴트식품(instant食品) ………………………… 134
 4. 식생활과 정신건강 ………………………………………………… 137
 5. 자살과 식생활 ……………………………………………………… 140

4. 농축꿀과 비농축꿀

 1. 농축꿀과 비농축꿀 ………………………………………………… 145
 2. 미국 백화점 꿀은 대부분 농축꿀 ………………………………… 149
 3. 농축한 꿀은 죽은 꿀 ……………………………………………… 151
 4. 화청(火淸)에 대한 반론(反論) …………………………………… 154
  (1) 꿀에는 살균력이 있다 ………………………………………… 155
  (2) 꿀은 비피더스균을 증식한다 ………………………………… 156
  (3) 가열은 영양소를 파괴한다 …………………………………… 158
  (4) '나의 인격을 판다'는 신조로 ………………………………… 159
 5. 해결방법 …………………………………………………………… 161
 6. 산후에 좋은 벌꿀 ………………………………………………… 163
  (1) 꿀과 호박 ……………………………………………………… 163
  (2) 꿀과 율무 ……………………………………………………… 165

5. 머리를 맑게 하는 화분(花粉)

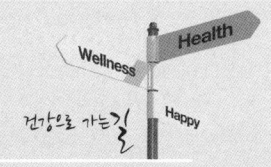

1. 두통과 화분 168
2. 두통에 뛰어난 효과 171
3. 빈혈에 확실한 효과 174
4. 변비는 두뇌의 적 177
5. 두뇌의 능률을 높이는 화분 180
6. 화분은 두뇌를 좋게 한다 182

6. 류마티스 관절염은 고칠 수 있는 병

1. 류마티스 관절염이란? 186
2. 류마티스 관절염의 특징 189
3. 류마티스 관절염은 고질병 190
4. 류마티스 관절염은 고칠 수 있는 병 193
5. 류마티스 관절염의 병기(病期) 195
6. 사지가 가벼워져야 관절염이 낫는다 196
7. '38년 된 병자'의 병명 198
8. 3대째 앓아온 류마티스 관절염 200
9. 옥토(沃土)가 되는 방법을 인체에 적용 202
10. 류마티스 관절염에서 해방되다 203
    (1) 생수를 마신다 204
    (2) 백미식 대신에 현미식 204
    (3) 화분 섭취 205
11. 화분은 류마티스 관절염에 큰 도움 207

7. 봉산물(蜂産物)은 만병을 고친다

1. 봉산물은 만병을 고친다 ······················· 210
   (1) 다양한 종류의 봉산물 ······················· 210
   (2) 화농성 염증에는 봉침(蜂針)이 최고 ········ 212
   (3) 암, 전립선염, 위궤양도 낫게 한다 ········· 212
   (4) 정력을 좋게 하는 봉산물 ··················· 214
2. 프로폴리스(propolis)란? ······················ 216
3. 프로폴리스와 필자 ····························· 218
4. 모친의 심장병이 낫다 ·························· 220
5. 수목에 따라 효능이 다양한 수지(樹脂) ······ 223
6. 위장병에는 프로폴리스가 특효 ··············· 226
7. 봉산물의 효능보다 하나님의 능력 ············ 227
8. 경부 림프선염이 낫다 ·························· 233

8. 건강을 되찾고 나서

1. 건강을 되찾고 나서 ···························· 239
2. 투병지역을 찾다 ································ 242
3. 약초를 캐먹다 ·································· 246
4. 극기생활 ·· 250
5. 청학동의 식생활 ································ 254
6. 86세의 할머니 ·································· 257

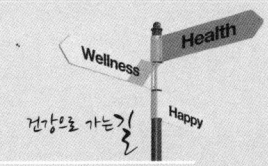

7. 생식촌의 식생활 ··· 259
8. 산을 바라보자 ··· 265

체험기
1. 『건강으로 가는 길』 체험기 ······························ 272
2. 만성위궤양이 낫다 ······································· 276

참고문헌 ·· 280

토양과 인체

1. 토양과 인체는 동일

성서에 보면 "여호와 하나님이 땅의 흙으로 사람을 지으시고 생기를 그 코에 불어넣으시니….(창세기 2:7)"라는 구절이 나온다. 사람의 본바탕은 흙이고, 여기에 하나님이 영을 불어넣었기 때문에 생명을 가지고 생각할 수 있는 인간이 되었다고 했다.

필자가 이 글을 서두에 인용하게 된 것은 20년간 영농에 종사하면서 얻은 농업 지식과, 부자(父子)가 류마티스 관절염에 걸려서 견디기 힘든 고통에서 벗어나기 위해 건강에 관한 전문서적 100여 권을 읽은 지식을 결부시켰을 때, 인간의 본체는 흙이고, 흙의 성분은 인체의 성분과도 같다는 결론을 얻었기 때문이다.

흙(경작지의 토양)의 성분은 물, 공기, 무기질(미네랄), 유기질로 형성되어 있고, 인체의 성분도 물, 무기질, 유기질로 되어 있다. 체내에는 또한 산소와 이산화탄소가 들어 있다.

인체와 토양의 구성 비율

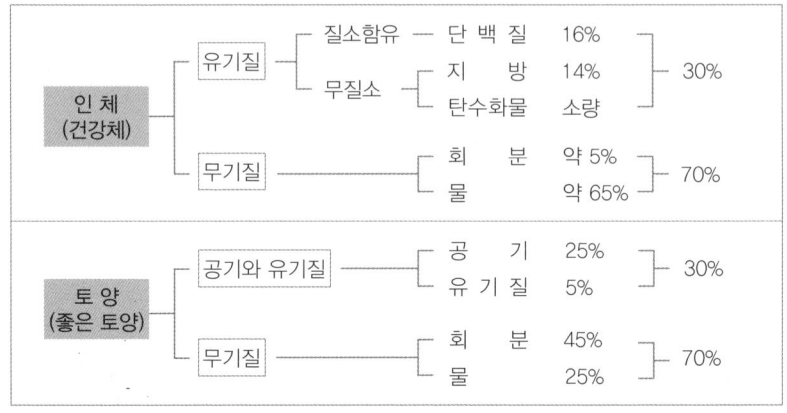

(1) 물

  토양 속에 수분이 없다면 이는 살아 있는 흙이 아니고, 씨앗을 뿌려도 발아가 될 수 없는 사토(死土)이다. 이것을 보면 물은 생명의 근원이라고도 할 수 있다.

  '철학의 아버지'라 불리는 고대 그리스 철학자 탈레스(Thales)는 "물은 만물의 근원이다."라고 했다. 영국 속담에 "좋은 물을 많이 마시면 병치레도 하지 않고, 빚도 지지 않으며 아내를 과부로 만들지 않는다."는 말도 있다.

  토양에 식물을 심어두고 그 식물이 병에라도 걸릴까 염려되어 끓인 물을 주는 사람은 아무도 없다. 그렇게 되면 그 식물은 산소와 미네랄이 없는 죽은 물을 흡수하게 되어 얼마 가지 못하고 결국 말라 죽게 된다.

  식물에는 맑고 신선한 물을 주면서도 유독 사람에게는 꼭 끓인 물을 마시라고 하는 것은 자연법칙에 역행함으로써 인간이 본래

부터 갖고 있는 자연양능(自然良能)의 힘을 약화시키는 것이 된다.

세계보건기구(WHO)는 하루에 물을 1.6ℓ(약 8잔) 이상 마시는 것이 건강에 좋다고 권고하고 있고, 전문가들도 하루에 2ℓ 정도 마실 것을 권장하고 있다. 미국 프레드 허친슨(Fred Hutchinson) 암 연구센터에서는 하루에 4잔 이상 물을 마시는 사람은 2잔 이하로 마시는 사람보다 대장암에 걸릴 확률이 절반밖에 되지 않고, 8잔 이상 마시는 사람은 발병 가능성은 더 낮다고 발표했다.

한국해광개발(韓國海鑛開發) 사장을 지냈으며 전경련(全經聯)의 고문직을 오랫동안 맡았던 이원순(李元淳) 옹은 103세까지 장수한 재계의 원로였다. 90세가 넘어서도 매일 회사에 출근하며 젊은 사원 못지않게 건강을 유지할 수 있었던 비결을 "과음, 과식, 과욕을 금하는 삼불원칙을 지키면서 매일 생수를 많이 마시는 것"이라고 했다.

또 야올스키라는 학자는 실험을 통해 "생수는 끓인 물보다 3배 이상의 효과가 있다."고 했다.

일단 끓인 물은 살아 있는 물(生水)이 아니고 죽은 물(死水)이다. 식물에 물을 줄 때 생수를 주듯이 사람도 생수를 마셔야 한다는 것은 너무나 당연한 일이다. 끓인 물은 증류수보다는 조금 나은 편이지만 생수와는 비교할 수도 없다. 끓인 물을 가지고는 증류수도 만들고 얼음도 만들어 낼 수 있지만, 다시 생수로 환원시킬 수는 없다. 한번 파괴한 물질은 본연의 성질로는 되돌리지 못한다.

맑은 생수가 장내에 들어갔을 때는 각종 소화효소제를 증식시키고, 인체에 9배나 더 많은 유익균을 도우면서 장의 독소를 제거시켜준다. 장내에 수분이 공급되면 장을 유연하게 하므로 변비도 없애준다.

과학자들은 물의 체내 순환 시간을 조사하기 위해 흰 쥐에 0.5%의 중수(D_2O)를 주사한 다음 일정한 간격으로 뇌와 심장, 근육의 중수 농도를 분석했다. 이 실험으로 물이 체내를 한번 순환하는 속도가 쥐의 경우 20분 정도라는 것을 알게 되었고, 사람은 40분 정도로 추정되었다. 신장의 정화작용을 통해 하루 동안 정화되는 물의 양은 180ℓ 정도다. 마신 물이 몸 밖으로 완전히 배출되기까지 걸리는 기간은 약 1개월 정도이다. 몸에 좋은 생수를 마신다 해도 1개월 후에나 체내의 물이 좋은 물로 바뀌게 된다.

소설가 요산 김정한(金廷漢) 선생은 "산에서 흐르는 계곡물도 대장균에 오염되어 먹을 수 없다고 한다. 그래도 그 물을 먹고 설사할 때는 몇 알의 약으로 고칠 수 있지만, 중금속에 오염된 물은 끓여도 없어지지 않고 체내에 남기 때문에 대장균이 들어 있다는 것을 알면서도 계곡물을 마신다."고 했다.

폐수와 중금속에 오염된 물은 토양을 병들게 하고, 토양이 병들면 육체마저 병들게 된다.

● 생수의 해독작용

인체의 수분평형(水分平衡)을 유지하기 위해서는 배출되는 수분의 양만큼 공급이 필요하다. 성인이 하루에 배출하는 수분의 양은 2,000~2,500㎖이다. 이 정도 양의 수분이 체내에 공급되지 못하면 수분의 공급 부족으로 인체의 신진대사가 원활하지 못하게 되고, 16~18시간 정도에 분열되는 체세포의 활성이 둔화되면서 세포의 약화와 노쇠현상이 촉진된다.

인체의 1일 수분 섭취필요량 · 배출량

	섭취필요량(mℓ/1일)		수분배출량(mℓ/1일)
음료수	800~1,300	소변으로 배출	1,000~1,500
음식물 함유	1,000	대변으로 배출	100
체내 산화과정에서 생성되는 수분(대사수)	200~300	땀, 호흡/피부 및 폐에서의 수분 증발-불감증설(不感蒸泄)	1,000
계	2,000~2,500	계	2,000~2,500

[자료: 체육학대사전(이태신 저)]

　수분은 우리 몸의 60%를 차지하고 있다. 신생아 때 체중의 80%를 차지하던 수분은 나이가 들수록 감소해 중장년기에는 60%, 노년기에는 55%로 줄어든다. 예를 들면 체중이 70kg인 성인 남자의 경우에는 약 42kg이 물인 셈이다. 체내 수분이 부족하면 주름과 피부노화의 원인이 되므로 매일 충분한 수분을 섭취하는 것이 좋다.

　색소나 당이 들어 있는 음료수를 생수 대신 마시면 신장에 무리한 부담을 주게 되므로 몸의 기능들이 약화된다. 생수에 맛을 들인 사람들은 "색소나 당이 든 음료수는 좋은 물맛보다 못하다."고 한다. 필자 역시 그렇게 느끼고 있다.

　다른 지역 갔다가 마신 물 한 잔이 전신을 상쾌하게 해줄 정도이면, 그곳에 완전히 정착하고 싶어 하는 것이 생수 애호가들의 한결같은 마음이다. 이 때문에 물맛 좋은 생수를 받으려고 20~30km까지 찾아가기도 한다.

　노련한 생수 애호가들은 물맛 한 가지만 보아도 그 집의 건강을 대충 짐작할 수 있다. 산소와 미네랄까지 모두 파괴된 죽은 물을 늘 마시는 가정에는 어른들에게는 위장병이 많고, 어린아이들은 허약한 경우가 많다. 그 외에 안경을 쓰는 아이들도 많다. 이것은 물 뿐만 아니라 모든 음식물을 지나치게 가열해서 먹다 보면

식품의 소화시간

식품 명	중량(g)	소화시간
우 유	100	1시간 30분
반숙달걀	100	1시간 30분
보 리 밥	100	1시간 45분
흰 죽	100	1시간 45분
사 과	100	2시간 00분
쌀 밥	100	2시간 00분
커 피	100	2시간 15분
카스텔라	100	2시간 45분
쇠고기 전골	100	2시간 45분
완숙달걀	100	3시간 15분
구운 고기류	100	4시간 30분

[자료:기초 운동영양 · 식사학(백광현 저)]

영양의 전달매체인 효소의 부족으로 영양소가 충분히 흡수되지 못하기 때문이다.

생수가 좋다고 해서 식후에 많이 마시는 것은 좋지 않다. 위에서 분비되는 소화액 가운데는 강한 산성의 염산과 단백질 분해 효소인 펩신(pepsin)이 있다. 이것을 물로써 희석해버리면 위장에 지장을 주게 되므로 식사 30분 전과 식사 두 시간 후에 마시는 것이 좋다. 이때는 위액의 분비가 적고 체내에는 노폐물이 많아질 때다.

아침에 일어나서 마시는 생수 한 잔은 식후에 먹는 몇 알의 비타민보다 더 효과적이다. 비타민의 궁극적인 효과도 체내 독소제거에 있다.

말은 서서 잠을 자고, 소는 앉아서 잠을 자므로 바닥에 닿는 면적이 작다. 그러나 사람은 반듯하게 누워서 자기 때문에 몸의 3분의 1은 바닥에 닿는다. 이로써 피부의 호흡면적이 3분의 1은 줄어든다.

아침에 자고 일어나면 몸이 개운하지 않고 더 무거워지는 것은 체내에 독소가 많아져서 일어나는 현상이다. 그러나 아침에 일어나서 소변을 보고 활동을 좀 하고 나면 몸은 풀리기 시작한다. 독소가 소변으로 배출되고 피부의 땀구멍을 통해서 발산되었기 때문이다.

　아침에 일어나서 냉수를 한 컵씩 마시면 체내 독소를 희석시켜 빨리 배출시키게 되므로 몸의 잔류 독소를 없애는 하나의 방법이 된다.

　'엔돌핀' 이론으로 유명한 이상구(李相玖) 박사는 "아침에 일어나 물을 한두 잔 마시는 것은 그 어떤 보약보다도 몸에 좋다. 특히 물은 단백질 과잉섭취로 인한 체내 독소 해소에도 큰 도움을 준다."고 했다.

　소변을 볼 때 소변의 색깔이 맑지 못하고 노랗거나 약간 붉은 색을 띠면 몸에 피로 독소가 많은 사람이다. 특히 술을 많이 마시는 사람들에게는 피부가 거칠고 얼굴색이 좋지 않은 경우가 많다.

　필자의 육촌동생은 소주를 하루에 2병(720㎖) 정도 매일 마시고 있다. 술을 그렇게 많이 마시지 말라고 충고하면 "사업상 거래나 원만한 대인관계를 위해서는 술을 안 마시고는 안 된다."고 했다. 그러나 그의 얼굴 피부는 항상 곱고 몸도 건강체다. 그의 건강법을 알고자 "혹 자네 생수를 많이 마시지 않나?" 하고 물어보았더니 "제가 생수 좋아하는 걸 어떻게 알았습니까? 평소에 남보다 냉수를 많이 마시는 편이고, 술을 많이 마신 날은 밤에 갈증이 심해서 한 주전자(2ℓ)의 물을 마시기 때문에 집사람이 미리 한 주전자를 갖다 놓습니다." 하는 말을 듣고, 술을 끊지 못하면 냉수 많이 마시는 습관도 끊지 말라는 충고를 해준 적이 있다.

　'육각수 이론'을 발표해서 세계적인 물박사가 된 전 한국과학기술원(KAIST) 전무식(全武植) 박사는 "물속에 산소가 많이 녹아 있고, 철분이 없는 약알칼리성(pH7.2~7.5)의 차가운 물이 물맛도 좋고, 몸에도 좋은 물이다. 이러한 물은 면역력을 강화하고 당뇨병과 암 예방 외에 노화방지에도 효과가 있다."고 했다.

지금의 수돗물은 염소를 넣어서 반은 죽어 있는 물이다. 이 물을 마실 때는 12시간 이상 침전시킨 후에 마시면 염소의 독소가 없어진다.

물을 끓이면 대장균은 죽일 수 있지만, 중금속 오염물질은 백 번을 끓여도 그대로 남아 있다.

(2) 공기

토양 속에 공기가 부족하면 미생물도 생존할 수 없고 작물도 자랄 수 없다. 토양 속에 미생물이 없게 되면 퇴비를 주어도 그것을 영양분으로 환원시키지 못하고 뿌리 활착(活着)도 제대로 되지 않는다.

점토질(粘土質)의 땅에서 식물이 잘 자랄 수 없는 것은 흙의 입자가 작은 상태에서는 공기의 유통이나 배수가 잘되지 않기 때문이다. 이러한 토양에는 굵은 사토(砂土)나 사질토(砂質土)를 넣어주면 토양에 공극(空隙: 빈틈)이 생기면서 공기의 유통이 잘 된다.

입자가 굵은 흙을 넣지 못할 때는 완전히 발효된 퇴비를 많이 넣어주면 미생물의 분해 작용이 활발해져 토양에 틈이 생기므로 산소의 공급이 늘어나게 된다.

겨울에 노는 땅을 가을에 갈아엎어 놓으면 겨울에 흙이 얼부풀어 공기의 유통이 잘되고, 병해도 없애주기 때문에 이듬해 농사에서는 생산성이 높아진다. 작물 주위에 잡초가 없더라도 다져진 토양을 호미로 매기만 해도 뿌리털(根毛)의 호흡작용이 활발해져서 작물 성장에 도움이 된다.

　사람은 식물 없이도 수십 일은 생존할 수 있지만, 공기 없이는 단 5분도 살 수 없다. 우리가 하루에 호흡하는 공기는 약 1만ℓ 정도이다. 사람들이 마시는 공기는 깨끗해야 하지만 지금 도시에서 배출되는 먼지, 매연, 아황산가스, 일산화탄소 등으로 공기는 매년 더욱 혼탁해져 가고 있다. 이로 인해 천식, 기관지염 같은 호흡기 질환은 더 늘어나고 있다.

　우리는 코로만 숨을 쉬는 것이 아니라 피부로도 숨을 쉬고 있다. 매일 땀과 호흡, 피부를 통해 증발되는 수분의 양은 약 1ℓ 이다.

　사람의 몸에다 페인트칠을 하여 피부의 호흡 기능을 상실케 하면 하루도 지탱하기가 어렵고, 신체의 절반 이상 화상을 입으면 피부의 호흡작용과 체온조절작용이 어려워져 위독한 상태에 이르게 되어 생명을 잃을 수도 있다.

　사람은 피부를 통해서도 산소를 흡입하고 있지만, 체내에 산소량이 많으면 몸의 독소가 줄어들고 병의 발생 요인도 적어진다.

　화식은 적게 하고 생식을 많이 하는 사람들은 감기에 잘 걸리지 않는다. 그들은 영양소(효소)가 살아 있는 음식물을 그대로 섭취하기 때문에 물질대사(物質代謝) 과정에서 생기는 찌꺼기는 물과 이산화탄소로 변해 모두 배출된다. 그래서 혈액 속에는 산소량이 많아 혈액순환을 원활하게 한다.

　물이 고여 있으면 산소량이 적어지고 혼탁해지면서 잡균들이 번식하지만, 흐르는 맑은 물에는 병원균이 서식하기 어렵듯이, 혈관에도 산소량이 많은 맑은 혈액이 흐르면 병원균이나 바이러스가 침범하지 못한다. 체내에 열이 나는 것은 그러한 나쁜 독소

땀의 평균 성분

성분	함량
물	99.02
염화나트륨(소금)	0.7
아세트산	0.096
프로피온산	0.0062
카프르산과 카프론산	0.0046
젖산	0.1
시트르산(구연산)	0.04
아스코르브산	0.03
요소 및 요산	미량
pH	4.0~6.6

를 없애기 위한 하나의 증세이다.

우리 몸은 감염이나 염증에 대항하기 위해 열을 발산하게 되는데, 열이 날 때 땀을 흘리면 독소가 땀으로 배출되어서 열은 자연적으로 내리게 된다.

토양에도 적절한 공기가 유통될 때 작물이 잘 되듯이 우리의 몸에도 산소가 풍부한 맑고 깨끗한 피가 흐르면 저항력이 강화되어 바이러스도 침범하지 못한다.

(3) 무기질(無機質, 미네랄)

토양의 미네랄 성분은 토양을 구성하는 암석의 종류에 따라 차이가 있지만, 이산화규소(SiO_2)가 제일 많고, 그다음이 산화알루미늄(Al_2O_3), 산화철(Fe_2O_3), 산화칼슘(CaO), 산화마그네슘(MgO), 산화칼륨(K_2O), 산화나트륨(Na_2O)의 순으로 들어있다. 이러한 양분 가운데는 뿌리가 직접 빨아들이는 양분이 있고, 직접 흡수하지 못하는 양분은 풍화작용과 오랜 시일이 경과하면서 서서히 흡수되기도 한다. 이러한 양분 가운데 한두 가지만 부족해도 식물의 성장에 지장을 준다.

녹색식물은 빛에너지를 이용한 광합성작용을 통해 필요한 녹말을 만들어 낸다. 그러나 식물의 성장에 필요한 철, 구리, 규소, 아연, 칼륨, 칼슘 같은 미네랄 성분이 토양 속에 없으면 식물 자체에서는 합성시킬 수 없기 때문에 인위적으로 공급할 수밖에 없다.

우리 몸에 있는 칼슘(Ca)의 99%, 인(P)의 80%가 뼈와 치아에 함유되어 있다. 뼈에는 칼슘이나 인뿐만 아니라 신체의 구성과 일부 신체기능을 조절하는 필수적인 미네랄은 모두 들어 있다. 지금까지 밝혀진 100종 이상의 미네랄 중 우리 인체를 구성하는 미네랄 수는 50여 가지로 알려져 있다. 그중 인체에 필수적으로 필요한 미네랄은 20종이다. 미네랄이 인체 구성에 차지하는 비율은 3.5%밖에 되지 않지만, 이것이 결핍되면 불균형을 가져와 암, 심장병, 당뇨병, 관절염과 같은 질병과 성인병을 유발하게 된다.

인체에 필요한 미네랄은 해조류와 어류를 통해 일부 얻지만, 대부분이 경작지의 농작물에서 얻고 있고, 그 외에 육류를 통해서도 얻는다.

60년대에는 양계장을 제외하고는 모든 농촌에서 닭을 방사해서 키웠다. 이러한 닭고기는 씹으면 씹을수록 구수한 맛이 있었다. 소도 아침에 쇠죽을 끓여주고, 오후에는 산에 몰고 가서 풀을 마음껏 뜯어 먹게 한 뒤 저녁에야 몰고 왔다. 지금처럼 움직이지 못하게 축사에 가둬놓고 키우는 소가 아니고, 반나절은 방목해서 키웠던 소들이다. 이런 소의 고기는 미네랄 함량도 더 높았다. 소뼈도 지금보다 옛날의 소뼈가 더 단단했다는 것이 도축업자들의 이야기다.

흙거름과 6월 초에 벤 풀을 매년 넣은 경작지에 모를 심었기 때문에 토양에는 미네랄과 유기질의 함량이 높았다.

70년대 이후부터 급격히 발달한 공업화로 농촌의 인구가 도시로 유입되면서, 농촌에는 인력부족 현상이 일어났고, 이로 인한 농촌의 인건비 상승은 농작물의 생산원가를 높여놓았다.

이러한 현상으로 흙거름 넣는 논들이 줄어들기 시작했다. 퇴비는 특용작물 경작지에만 집중적으로 들어가고, 주곡을 생산하는 논에는 전에 넣던 습관이 있다 보니 넣는 흉내만 겨우 내고 있다.

지금 어린이들의 뼈가 약해진 것은 인스턴트식품과 설탕 때문이라고 하지만, 와타나베 쇼(渡邊 正) 박사의 계산에 의하면, 어린이는 체중 1kg당 설탕 0.4g을 섭취하는 것이 적량이라고 했다. 30kg의 체중을 가진 어린이는 하루에 12g까지가 적량이다. 커피 한 잔에 들어가는 설탕의 양은 5~6g이다. 농촌에서 하루에 이만한 설탕을 먹는 어린이는 없다. 그런데 뼈가 약해져 골절이 잘되고, 20대의 젊은 농촌 청년들 중에도 요통 환자가 많아졌다. 그 원인은 경작하는 토양의 미네랄 부족이 식물의 미네랄 부족으로 이어졌고, 이것이 결국 인체의 미네랄 부족으로 이어졌기 때문이다.

경제적으로 어려웠던 50년대와 60년대 초반까지는 3대 영양소인 단백질, 지방, 탄수화물(당질)이 부족했던 시기여서 이 3대 영양소가 최고의 영양소로 손꼽혔다. 이것이 해결된 60년대 후반부터는 비타민 시대가 전개되었다.

이제는 화학비료의 남용으로 토양의 미네랄 부족 현상이 전 세계적으로 심각해지면서 인체에 가장 중요한 영양소는 비타민에서 미네랄로 바뀌는 추세에 있다.

백설탕 허용량

연 령	1일 허용량 (체중1kg당)
생후 6개월까지	0.1g
6개월 ~ 1년까지	0.2g
1세 ~ 10세까지	0.3g
10세 ~ 20세까지	0.4g
20세 이후	0.5g

[西式醫學-와타나베 쇼(渡邊 正)]

미네랄의 인체와 식물에 대한 생리작용

종 별	인체에 대한 생리작용	식물에 대한 생리작용
칼 륨 (K)	세포 중에 P화합물로서 존재한다. 근육의 기능조절과 비타민A, B_2와 함께 성장촉진작용에 관여하며 인체 내의 산-염기의 평형을 조절한다.	탄수화물 및 단백질을 만드는 데 관여하는 성분이며, 개화·결실을 좋게 한다.
황 (S)	함황아미노산과 비타민B_1의 구성성분으로 모발과 손톱생성에 필요하다.	식물의 특수성분으로 단백질의 조성성분이며, 합성에 필요하다.
구 리 (Cu)	철분이 헤모글로빈(혈색소)을 합성할 때 촉매작용을 하는 미네랄로 부족하면 철분을 간에 저장하지 못해 빈혈 증세가 나타난다.	광합성작용의 초기 반응에 참여하므로 엽록소 파괴를 보호한다. 싹 돋음, 꽃가루관의 신장을 촉진하므로 보리에 결핍되면 이삭피기가 늦어지고 결실이 적어진다.
철 (Fe)	혈액 중 헤모글로빈에서 대부분 발견되며 산소와 결합, 온 몸에 산소를 운반해준다.	엽록소 생성에 촉매 작용을 하고, 산소 운반 역할을 한다. 부족하면 황화현상을 일으킨다.
마그네슘 (Mg)	칼슘과 결합해 뼈의 형성에 중요한 기능을 하며, 근육과 신경의 기능을 유지하고, 에너지를 발생시키며, 단백질 합성의 촉매 등의 구실을 한다.	엽록소의 구성원소로 엽록소 생성과 인산 흡수 및 이동 등에 관여한다.
망 간 (Mn)	정상적인 뼈의 형성에 꼭 필요한 미량원소중의 하나로서 결핍 시 성장지연이나 골격이상을 초래한다. 생식기능에 있어 중요한 영향을 미친다.	엽록체 구조의 유지에 필수적인 존재로서, 광합성작용에 관여한다.
인 (P)	뼈와 치아 조직을 형성한다. 에너지 대사 작용을 하며 세포 내 핵산물질 (DNA 및 RNA)의 구성성분이다.	뿌리의 발육, 엽록소의 기능 촉진과 녹말 생산에 관여하며, 광합성 작용, 호흡 작용 등을 한다. 특히 꽃과 열매를 많이 달리게 한다.
아 연 (Zn)	인슐린과 같은 호르몬작용에 깊이 관여하면서 핵산과 단백질 합성에 중요한 요소이다.	생체 내에서 산화 환원에 관계한다. 단백질 혹은 전분의 합성에 관계하고, 부족하면 엽맥 사이가 갈색으로 변한다.

(4) 유기질

좋은 토양에는 유기질이 많은 부식토(腐植土: 흙 속의 미생물에 의해 생긴 부식이 20% 이상 들어있는 토양)의 함량이 많다. 이런 토양은 비옥해서 어떤 작물을 재배해도 잘 되는 토양이다.

흙의 밀도가 적합해 수분의 흡수력이 좋을 뿐 아니라 배수도 잘되어 수분이 언제나 알맞게 유지되고 있다. 여기에는 필수영양소도 풍부하게 들어 있어 기후조건만 좋으면, 다수확도 올릴 수 있다. 이런 토양에는 미생물의 번식도 활발해서 작물에 저해요인이 되는 농약의 잔류독성(殘留毒性)까지도 분해한다.

토양에 유기질이 많으면 그것을 자라는 식물에다 공급시켜 주므로 과잉현상은 일어나지 않는다. 그러나 작물에 화학비료를 많이 주게 되면 공급과잉이 되어 식물은 해를 입게 된다. 이것을 막기 위해 적당히 주는 것도 매년 거듭하다 보면 토양은 산성화되어서 작물이 잘 되지 않는 메마른 토양으로 변해버린다.

인간은 영양분을 흡수하는 만큼 자체적으로 소모해야 하는데, 소모하는 이상의 영양소를 섭취하는 것은 비만과 성인병의 원인이 된다. 이것이 원인이 되어 발생하는 병을 식원병(食源病)이라 하며, 미국 상원 영양문제특별위원회가 조사하여 밝힌 사실이다.

부를 가진 사람들에게는 좋은 음식을 먹을 수 있는 복을 준 대신에 병도 더 갖게 되는 요인도 함께 주었다. 그것이 영양 과잉에서 오는 고혈압, 동맥경화증, 심장병, 당뇨병, 통풍(通風), 뇌졸중 같은 병들이다. 남보다 일을 많이 하고 땀을 더 흘려야 살 수 있는 가난한 자나 후진국 국민들에게는 성인병 같은 병은 없다.

당뇨병의 세계적인 권위자인 휴 트로웰(Hugh Trowell) 박사는

1929년부터 아프리카 우간다의 영국 총독 고문의사로 근무하며 30년간 많은 흑인 환자들을 진료했다.

재임한 지 26년 만에 처음으로 흑인 고혈압 환자 한 명을 만났는데, 우간다 150만 인구 중 흑인으로서는 유일한 고혈압 환자였다고 한다. 이 사람은 우간다 고등법원의 판사로서 유럽인들과 같은 식생활을 하고 있었다. 유학 중 먹던 고지방·고단백질의 서구식 식생활을 고국에 돌아와서도 계속하였고, 운동도 하지 않았기 때문에 고혈압에 걸렸던 것이다.

토양이 많은 유기질을 함유하게 되면 그것을 식물에다 환원시켜준다. 사람도 섭취한 음식물의 대가대로 육체적인 일을 하든지 아니면 운동을 해서라도 먹은 만큼의 에너지를 발산하는 것이 건강을 위하는 길이다.

"일하기 싫은 사람은 먹지도 말라"는 말은 건강을 얻고자 하는 모든 사람들에게 만고불변의 진리이다.

2. 산성토양과 산성체질

(1) 산성토양

산성토양에 대해서는 농민들이 잘 알고 있지만, 산성체질에 대해서는 도시인들이 더 잘 알고 있다.

60년대 중반까지만 해도 토양 개량용으로 소석회(消石灰, 수산화칼슘)를 집 앞마당까지 무상으로 실어다 주었지만, 소석회를 비료가 아닌 흙의 일종으로 여기면서 방치해 두는 사람들이 많았

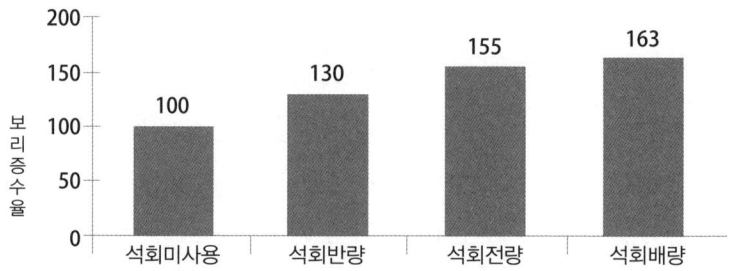

다. 그러나 한두 사람이 사용해서 효과 있다는 것이 입증되자 그제야 너나 할 거 없이 사용하기 시작했다.

지금은 계획했던 수확량에 조금이라도 차질이 생기면 농업기술센터에 찾아가서 토양 검사를 의뢰할 정도로 산도에 대한 개념이 달라졌다. 경작하는 토양이 산성이라는 것이 판명되면 알칼리성인 소석회를 뿌려서 토양을 중성(pH6.0~7.0)으로 만든 뒤 경작한다.

대부분의 작물들은 중성토양에서 잘 자란다. 산성토양을 중화시키고 나서 작물을 재배하면 30~50%의 증수효과를 가져다주므로, 소석회의 사용은 절대적으로 필요하다. 이러한 이유로 작물의 5대 비료 가운데 하나가 석회이다.

산성토양에서는 미생물의 번식이 억제되고, 부식토를 분해할 때는 이산화탄소의 발생이 더 많아져 작물의 뿌리 활착도 둔해진다. 그러나 토양이 중성화되면 흙 속에는 호기성세균(好氣性細菌)이 많아져서 영양 흡수율이 높아진다.

뿌리의 발육도 좋아지고 엽록소에 필요한 영양분을 잘 전달해 주므로 뿌리, 줄기, 잎이 튼튼해져 병에 대한 저항력도 강해진다.

(2) 산성체질

사람에게는 두 가지의 체질이 있다. 하나는 알칼리성체질(pH7.35~7.45)이고, 다른 하나는 산성체질이다. 약알칼리성체질이 되면 피로를 모르는 건강체가 될 수 있지만, 산성체질이 되면 체액이 산성으로 변해 저항력이 약해지면서 몸은 항상 피곤하고, 질병의 발병률도 높아진다.

산성체질이 되는 것은 유전이나 운동 부족 때문이 아니라 먹은 음식물에 따라 좌우된다. 음식물에 들어 있는 미네랄 중에 인, 황, 염소 등이 체내에 들어갔을 때는 인산, 황산, 염산을 가진 산을 만들기 때문에 산성체질이 된다.

산성식품을 먹어도 충분한 비타민B_1과 칼슘으로 완전한 물질대사가 이루어지면 산성 체질은 되지 않는다. 그러나 탄수화물이나 단백질이 불완전대사가 되면 혈액은 탁해지고, 피 속에는 산소의 결핍이 생기면서 산성물질인 젖산이 많아진다.

동맥은 체내에 있는 51억 개의 모세혈관에 산소와 영양분이 풍부한 신선한 혈액을 공급하고, 정맥은 대신 이산화탄소와 노폐물

체액의 pH농도

산증(pH)	약알칼리(pH)	알칼리증(pH)
7.35 이하	7.35~7.45	7.45 이상

* 산증(酸症, acidosis): 체액의 산과 염기의 평형이 깨어져 산성이 된 상태
* 알칼리증(alkalosis): 체액 중의 액상 성분이 알칼리 과잉으로 되는 병적 상태

산성토양과 산성체질 비교표

산성토양	산성체질
뿌리의 활착률이 나쁘다.	활동적이지 못하고 패기가 없다.
충분한 영양 섭취를 못 한다.	균형 잡힌 영양 섭취를 못 하고 있다.
성장·조직·발육이 나빠진다.	신장·체중에 이상이 생긴다.
엽록소인 잎에 생기가 적다.	얼굴에 피로가 나타난다.
미생물의 번식이 안 된다.	체내에 효소가 부족하다.
유독성 물질에 약하다.	세균에 약하다.
병에 약하고 약효가 잘 나타나지 않는다.	병에 잘 걸리고, 회복이 잘 되지 않는다.
결실이 충실하지 못하다.	두뇌가 나빠진다.
비·바람에 넘어지기 쉽다.	침착성이 없고 신경질적이다.
과일에는 병해와 낙과가 많다.	두통·빈혈 증세가 많다.

을 포함한 혈액을 가져온다. 혈액 내 산(酸) 수치가 높아지면 동맥을 통해 맑은 피를 공급할 수가 없다. 어항 속에 산소나 먹이가 부족하면 물고기가 민첩하게 움직일 수 없듯이, 혈액 속에 산소량이 적으면 세포는 충분한 영양분을 공급받을 수 없기 때문에 노쇠현상이 빨리 온다.

산성체질이 되면 아무리 좋은 화장품을 사용해도 화장이 잘 받지 않고, 피부에 탄력이 없어진다. 그리고 남들보다 부스럼도 잘 생기고, 조그마한 상처도 잘 낫지 않는다.

아스팔트길만 달리는 차는 파손율이 낮고 수명도 길지만, 비포장도로만 달리는 차는 고장도 잦고 수명도 오래가지 못하듯이, 독소가 많은 혈액이 전신을 순환하게 되면 혈관에 고장이 생기게 된다. 그것이 고혈압, 동맥경화증, 뇌출혈, 심장병, 당뇨병 같은 병들이다.

뇌는 신선한 산소를 가장 많이 필요로 한다. 산소량이 많은 깨

산성식품과 알칼리성식품

구 분	성분으로 분류한 식품의 종류	
산성식품	인(P)이 많은 곡 류	: 쌀, 밀, 옥수수, 송이버섯 등
	인(P)이 많은 생선류	: 고등어, 조기, 꽁치, 잉어 등
	황(S)이 많은 육 류	: 닭고기, 쇠고기, 돼지고기, 달걀노른자 등
	곡류로 만든 과자류	: 비스킷, 빵 등
	곡류로 만든 주 류	: 청주, 탁주 등
알칼리성 식품	칼슘(Ca)이 많은 식품	: 미역, 멸치, 우유, 시금치 등
	칼륨(K)이 많은 식품	: 오이, 당근, 고추 등 채소류, 홍차, 커피 등 차 종류
	유기산이 많은 과실류	: 오렌지, 매실, 사과, 포도 등
	과실류로 만든 주 류	: 포도주, 사과주, 매실주 등

 끗한 피가 공급될 때 머리는 항상 맑은 상태이고, 침착성과 더불어 성품까지도 좋아진다.
 산성체질의 사람은 두뇌도 산성화되어서 조그마한 일에도 신경질적인 성격이 되고, 수험생들이 겪는 고3병도 알고 보면 산성체질에서 오고 있다. 학자들의 견해에 따라 다소 차이는 있지만, 병의 70%는 산성체질에서 온다고 밝히고 있다.

3. 농촌지도사도 모르는 산성체질

 토양이 산성화되면 작물이 잘 안 된다는 사실은 누구나 알고 있지만, 병도 산성체질에서 온다는 사실은 대부분의 사람들이 아직도 모르고 있다. 특히 전문지식을 갖고 영농기술을 지도하는 농촌지도사도 모르고 있었다.
 필자와 허물없이 지내는 농촌지도사 K씨가 찾아와서 "요사이 아침에 자고 일어나면 유난히 몸이 무겁고, 기분도 안 좋을 뿐 아니라 모든 것이 짜증스럽게 여겨지는데 여기에 좋은 처방이 없을까?" 하고 물어왔다. 그동안 약도 많이 복용했지만 별 효과를 얻지 못했다고 했다.

"남의 토양만 열심히 검사하러 다니지 말고 자네 토양부터 검사를 좀 해 보지" 했더니

"우리 집 토양이야 산성토양 만들겠나."

"자네 집 토양을 말하는 것이 아니고, 좋지 않다는 자네 몸을 말하는 것일세."

"산성체질이 되면 몸이 이렇게 안 좋을 수가 있나?"

"산성토양에 씨앗을 파종하면 중성토양에서와같이 싱싱하게 자라지 못하고 비실거리면서 성장하는 것이나, 사람이 산성체질이 되면 늘 몸이 무겁고 피로해지는 것은 사람이나 식물이나 다를 바 없네." 그러면서 pH(수소이온농도) 테스트 페이퍼에 타액을 묻혀보니 pH6으로 나오는 산성체질이었다.

"좋은 처방이 없는가?"

"토양이 산성화되었을 때 중화제로 무엇을 쓰지?"

"알면서 왜 묻나? 수산화칼슘인 석회가 아닌가."

"석회는 사람에게 줄 수 없지만, 그 대신 칼슘이 많이 들어있는 해조(海藻)와 비타민B_1이 많은 현미와 엽록소인 채소를 충분히 섭취하면 자네 토양(몸)은 옥토(건강)가 될 것일세." 하고 일러 주었다.

3개월 뒤에는 몸이 좋아졌다면서 저녁 식사를 한턱내겠다고 했다.

육체의 병은 몸이 무거워지는 데서 찾아오고, 정신질환은 짜증

이 나는 데서부터 시작된다. 토양에서 오는 산성의 반응이나 인체에서 오는 산성의 반응은 조금도 다를 바 없다.

국내 토양 가운데는 해수가 지나갔던 염기성(鹽基性)이 많은 알칼리성토양을 제외하고는 거의 산성토양이다. 알칼리성토양도 작물에 나쁘듯이 강한 알칼리성체질도 나쁘다. 강한 알칼리성체질이 되는 것은 미주신경(迷走神經, 부교감신경)의 긴장 때 영향을 받는 기관지나 식도, 위 같은 데서 나오는 분비액에 의해 생길 수 있다. 강알칼리성 체질이 되었을 때는 근육이 수축·경련을 일으키는 테타니(tetany)병이 생기지만 아주 희귀하다.

4. 옥토가 보약

어느 나라 어느 민족 할 것 없이 건강에 대한 관심도는 높을 뿐 아니라, 지역과 민족에 따라서는 한두 가지의 건강비법들은 다 갖고 있다.

중국인들은 한약도 중요시했지만, 그것보다 정성 들인 요리에 건강비법을 두었고, 몽골인들은 양과 흑염소로 만든 특수요리가 그들의 건강법이 되기도 했다.

유럽을 주름잡던 바이킹족들은 꽃가루가 든 소밀(巢蜜: 벌집째 수확한 꿀)을 먹었고, 세계적인 장수지역으로 흑해 동쪽에 있는 아브하지아(Abkhazia) 공화국은 꿀 찌꺼기를 그대로 먹는 것이 그들의 건강비법이었다.

미국의 버몬트 주에서는 꿀을 사과식초에 타서 마시는 건강법으로 성인병을 예방했다.

조선시대의 사대부 집에서 즐겨 먹었던 송홧가루를 넣어서 만든 다식(茶食)도 알고 보면 스태미나식품이었다.

우리나라는 국토의 70%가 산지인데다 경사도가 심하고 긴 겨울까지 있어 목축업은 발달하지 못했다. 그 대신 산지에 지천으로 자생하는 약초들이 많아서 한의학이 발달하게 되었다. 이 때문에 허준(許浚, 1546~1615)이 저술한『동의보감(東醫寶鑑)』도 나올 수 있었다.

그 당시는 대부분의 백성들이 농업에 종사했다. 이른 봄 밭갈이를 시작으로 가을 추수까지 농사일에 열중하다 보면 몸은 지치게 되고, 먹는 음식은 단백질이 부족하다 보니 가을 농사가 끝날 쯤에는 혈기(血氣) 부족으로 체력이 모두 소진되었다. 이때 사물탕(四物湯)이나 십전대보탕(十全大補湯)을 달여 먹으면 피를 생성하는 보혈작용(補血作用)으로 원기회복에 좋은 효과를 얻을 수 있었다. 산지에서 채취되는 약초에는 철, 구리, 칼륨, 마그네슘 같은 미네랄과 비타민B_{12}, 엽산 같은 조혈 영양소가 많이 함유되어 있다.

지금은 그 당시와는 비교할 수 없을 정도로 식생활이 향상(외관상)되었기 때문에 병이 오는 원인도 달라졌다. 그 당시에는 지치고 허약한 체질에서 병이 왔지만, 지금은 도리어 영양 과잉과 영양의 불균형으로 병이 오고 있다. 이렇게 발병한 병에는 녹용 몇 냥, 녹혈(鹿血) 몇 잔에 몸이 좋아지는 것은 아니고, 필자가 좋다고 내세우는 화분이나 로얄젤리 몇백g에 몸이 확 달라지는 것도 아니다. 옛날에 그렇게 잘 듣던 사물탕이나 십전대보탕의 약효가 떨어졌다고 말하는 것도 이러한 원인 때문이다. 지금은 '보(補)'하는 것보다 '사(瀉: 쏟을 사)'하는 것이 건강에 더 좋다.

건강은 일조일석(一朝一夕)에 좋아지는 것이 아니듯이 몸도 단시일에 나빠지는 것은 아니다. 병도 처음에는 작은 원인에서 시작되지만, 이것이 시일이 지남에 따라 점점 누적되면서 커지는 것이다.

좋은 건강비법은 약에만 있는 것은 아니다. 먼저 체질이 산성화되었으면 그것을 바꿔주고, 균형 잡힌 전체식(全體食)을 하면서 적당한 운동을 병행하는 것이 가장 좋은 건강법이다.

비옥한 토질에서 생산된 식물을 영양 손실 없이 먹으면 그것이 모두 보약이다. 토질이 비옥할 때는 모든 국민도 건강할 수 있지만, 토질이 황폐해지면 국력, 두뇌, 건강도 토양과 같이 나빠진다.

5. 토양과 두뇌

인체 내에 한번 축적되면 잘 배출되지 않는 수은(Hg)이나 카드뮴(Cd, cadmium) 같은 중금속은 0.1ppm의 적은 양이라 하더라도 음식물을 통해서 계속 섭취하게 되면 인체에 나쁜 영향을 주게 되고 두뇌에도 지장을 초래한다.

1956년 이후 일본 구마모토현(熊本県) 미나마타만(水俣灣) 일대에서 메틸수은에 오염된 어패류를 먹은 어민들에게 나타난 미나마타병(水俣病, Minamata disease)은 300여 명의 사망자와 수백 명의 환자를 발생시켰다. 이 병의 증세는 중추신경이 침범되어 손발이 저리는 정도에서 시작하여, 언어장애와 시야 협착에 정신이상 증세를 일으키면서 결국 사망에 이르렀다.

나쁜 중금속은 두뇌를 나쁘게 하고 좋은 영양소는 두뇌를 발달시킨다. 두뇌를 좋게 하는 영양소는 유기질이 풍부하고 농약의 오염이 적은 곳에서만 생산될 수 있다.

신대륙에 건너간 청교도들이 태고의 원시림을 개간하여 곡식을 심은 땅은 낙엽이 썩어 퇴적된 유기질토양(有機質土壤)이어서 작물을 심어도 병의 발생이 없었다.

다량의 유기물을 함유한 유기질토양은 비료 한 줌 안 주어도 식물들이 잘 자랐고, 가을에는 풍성한 수확을 거둘 수 있었다. 이러한 토양에서 생산된 식물은 토양 속에 든 수십 가지의 미네랄까지 흡수할 수 있었던 완전식품들이었다.

이때에는 도정기(搗精機)가 없던 시대여서 먹을 수 없는 두꺼운 겉껍질만 벗기고 나머지 부분을 그대로 섭취한 전곡식(全穀食)이었기 때문에 영양소의 손실이 없었다. 이렇게 섭취한 음식물은 최고의 보약이고, 최고의 건강식이었다. 또한 두뇌를 좋게 하는 건뇌식(健腦食)이기도 했다.

미국에 뿌리를 내리고 개척한 선조들은 영국에서 뛰어난 인재들만이 건너간 것은 결코 아니었다. 그 당시 과학자나 지식인들은 그들이 그동안 어렵게 쌓아놓은 기반이 흔들릴까 우려하여 고난과 시련이 따르는 개척의 길을 외면하였다. 죽음을 불사하고 긴 항해의 고난을 견디면서 미지의 땅을 밟았던 이들은 도리어 가난하고 사회로부터 냉대받던 사람들이었다. 그러나 정의를 위해서는 목숨까지 기꺼이 바칠 수 있는 의(義)의 사람들이었다.

그들이 이룩한 신세계가 200년 만에 세계 최대강국이 된 것은 풍부한 지하자원의 힘도 컸지만, 그것을 잘 활용하고 이용할 수 있었던 것은 뛰어난 두뇌의 힘이었다. 예로부터 전해 내려오는 "산이 수려하면 귀인이 나고, 물이 좋으면 부자가 난다."는 말도 물과 토양의 미네랄과도 관련 있는 말이다.

　자동차 하면 미국을 가장 먼저 떠올리는 것은 자동차의 원조가 미국이기 때문이다. 그런데 뒤늦게 자동차산업에 뛰어든 일본이 소형차에서는 미국을 앞설 정도이고 여러 분야에서도 선두를 달리고 있다. 이처럼 일본인의 두뇌가 뛰어난 것은 미네랄 함량이 높은 다시마, 김, 생선 등의 해산물을 좋아하는 일본인의 식생활과도 무관하지 않다.

　바다는 경작되고 있는 토양에서 씻겨 내려간 미네랄을 받아들이는 마지막 집결지이다.

　일본의 국토는 한반도의 면적의 약 1.7배 정도이지만 인구 밀

해조류의 영양성분 비교(가식부 100g당)

성분 식품명	칼로리 (kcal)	단백질 (g)	지질 (g)	탄수화물 (g)	섬유소 (g)	회분 (g)	무기질					비타민				
							칼슘 (mg)	인 (mg)	철 (mg)	나트륨 (mg)	칼륨 (mg)	베타카로틴 (μg)	B_1 (mg)	B_2 (mg)	니아신 (mg)	C (mg)
마른김	123	38.6	1.7	40.3	1.7	8.0	325	762	17.6	(1294)	(3503)	22500	1.20	2.95	10.4	93
마른다시마	87	7.4	1.1	45.2	4.1	34.0	708	186	6.3	(3100)	(7500)	576	0.22	0.45	4.5	18
생미역	13	3.0	0.3	5.1	0.3	4.0	149	80	1.1	(610)	(730)	1890	0.06	0.14	1.3	15
마른미역	97	20.0	2.9	36.3	2.4	24.8	959	307	9.1	(6100)	(5500)	3330	0.26	1.00	4.5	18
생파래	8	2.4	0.1	3.0	0.3	4.0	22	31	13.7	848	424	−	0.02	0.11	0.6	15
마른파래	107	23.8	0.6	46.7	4.6	13.7	652	150	17.2	−	−		0.40	0.52	10.0	10

[자료: 식품성분표 7개정(농촌진흥청 농촌자원개발연구소, 2006)]

한국과 일본의 논토양 화학성분 비교

토양성분	한국	일본
pH	5.37	5.5
전질소(%)	0.16	0.29
유기질(%)	2.23	5.69
염기치환용량 (me/100g)	11.7	20.0
치환성석회(CaO) (me/100g)	4.2	8.8
치환성고토(MgO) (me/100g)	1.32	2.7
유효인산(P_2O_5) (ppm)	946.8	1,330

[자료: 농촌지도반 교재, 1966]

도가 높은 나라이다. 그들은 자기들이 경작하고 있는 토양의 단위 생산량을 높이기 위해서 우리보다 유기질 퇴비를 더 많이 주었기 때문에 토양의 유기질 함량을 배로 높여 놓았다.

미국은 끝없이 펼쳐진 광활한 경작지의 농작업을 기계화한 지 이미 오래다. 넓은 경작지에 객토(客土)를 하거나 많은 퇴비를 넣는 것이 어렵다 보니 무기성 화학비료에 의존하게 되었다. 이로 인해 토양은 매년 산성화되어서, 자손들의 두뇌는 선조들보다 점점 못해져 가고 있다.

독일 게르만 민족은 세계적으로 우수한 민족이다. 그들의 주식으로 감자가 큰 비중을 차지하고 있어서 감자를 '채소의 왕'이라 부를 정도로 높이 평가하면서 즐겨 먹는다. 이러한 감자는 퇴비가 들어가지 않고는 굵어지지 않는 덩이줄기 작물이기 때문에 감자를 심을 때는 씨감자가 보이지 않을 정도로 많은 퇴비를 넣는다. 감자는 퇴비량에 따라 수확량이 달라지는 작물이다.

감자는 비타민C 외에도 비타민B_1, B_2, B_3, B_6 등이 풍부한 식품이다. 비타민B군은 두뇌의 영양공급으로 기능을 향상하는데 도움을 준다. 또한, 대표적인 알칼리성식품으로 세포의 기능을 강화하고 나트륨 성분의 체외 배출을 촉진하는 칼륨 함량이 매우 높을 뿐만 아니라 마그네슘, 철분 등 인체에 이로운 미네랄을 함유하고 있다.

생감자에는 풍부한 효소가 들어있어서 화상을 입었을 때 생감자를 갈아서 붙이면(거즈 위에 올려서 붙여야 갈아붙이기가 좋음) 화농 되지 않고 잘 낫는다. 그 외에 해독작용도 있어서 개가 농약을 먹었을 때 생감자를 갈아서 먹이면, 가벼운 증세는 빨리 회복되는 것을 농촌에서는 쉽게 볼 수 있었다.

감자는 저온성 식물이어서 3월에 파종하여 수확하는 6월까지는 병충해 발병이 없기 때문에 농약은 일절 사용하지 않는다. 감자는 무공해 식품이고, 또한 뇌를 건강하게 만들어 주는 건뇌식(健腦食)이다.

세계에서 가장 우수한 민족을 꼽는다면 유대인일 것이다. 현재 전 세계에 흩어져 살고 있는 유대인 수는 1,500만 명 정도이다. 세계 60억 인구의 0.2%에 불과하지만, 노벨상 수상자의 30%를 차지할 정도로 뛰어난 민족이다. 또 포천지가 선정한 미국 100대 기업의 30~40%를 유대인이 경영하고 있고, 세계 억만장자의 30% 역시 유대인이다.

이러한 유대인의 우수성은 구약성경의 『다니엘서』에서 찾아 볼 수 있다.

다니엘은 미소년으로서 바벨론에 끌려간 이스라엘 포로 가운데 한 사람이었다. 관직에 오르게 된 다니엘은 바벨론의 느부갓네살 왕이 먹는 것과 똑같은 육식의 진미를 먹을 수 있었지만, 그것을 거부하고 채식을 요구해서 먹었다. 그러한 다니엘은 육식을 먹은 이들보다 더 건강하였고, 육식을 좋아하는 바벨론의 박수와

술객들보다 지혜와 총명함이 10배나 뛰어났다는 구절이 『다니엘서』 1장에 나오고 있다.

　유대인은 포화지방산이나 고단백질의 육식은 잘 하지 않고, 섬유질이 많은 채식 위주의 식생활을 하고 있다. 고칼로리, 고단백질의 육식은 피를 탁하게 만들고, 두뇌의 기능을 저하시키는 음식들이다. 유대인들이 즐기는 채식은 체액을 알칼리로 만들고, 비타민과 미네랄, 효소가 고루 들어 있어서 두뇌를 맑게 하는 식품들이다.

　필자가 일반 식생활을 그대로 할 때는 책을 세 시간 정도 보거나 장기를 세 판만 두면 머리가 띵하고 무거워서 두지를 못하였다. 그러나 유기질이 풍부한 토양에서 생산된 쌀을 현미로 도정해 먹고, 낙엽이 쌓인 산지에서 벌들이 채취한 화분을 섭취하고부터는 머리가 아주 맑아져 아무리 오랫동안 책을 보거나 장기를 둬도 두뇌의 피곤을 모르고 있다. 이것은 필자의 사례이지만, 모든 사람들에게도 적용될 수 있는 일이다.

　경제적인 발전이나 생산량 증대도 중요하지만, 토양을 비옥하게 만드는 것이 무엇보다 중요하다. 토양이 비옥해지면 세계적으로 뛰어난 인재 배출도 그만큼 늘어날 수 있다.

6. 질소질 과잉과 단백질 과잉

　1972년부터 1974년까지 3년간 농협에서 비료를 판매할 때 자유판매제도가 아닌 끼워 파는 판매제도가 있었다. 농민들은 효과

빠른 질소비료(窒素肥料)만 요구하고 줄기를 튼튼하게 하는 인산비료(燐酸肥料)나 결실을 충실케 하는 칼륨비료(Kalium肥料)는 당장 눈에 보이는 효과가 없었기 때문에 모두가 외면하였다. 그리고 사용 후 2~3일이면 효과가 바로 나타나는 질소비료를 비료 중에서도 최고의 비료로 생각했다.

농사짓는 사람마다 질소비료만을 요구하다 보니 인산과 칼륨 비료는 창고마다 쌓이게 되고, 부족한 것은 질소비료뿐이었다. 결국은 질소질인 요소비료(尿素肥料) 한 포 반을 구입할 때는 의무적으로 인산비료 한 포, 칼륨비료 한 포씩을 같이 구매하도록 하였다.

끼워 파는 이 제도가 농민들에게 대단한 원성을 사게 되었다. "돈 주고 비료도 마음대로 살 수 없다."는 소리가 높아지자, 국회에서는 "농민들이 싫어하는 비료까지 강매한다."는 의정(議政) 발언도 있었다.

일반 농민들은 돈을 더 주고라도 요소비료만 구입하겠다고 혈안이 되었고, 간혹 시장에 유출되어 나오는 요소비료는 정가의 30%를 더 주고 구입했다. 이때 요소비료를 구입하려고 하는 농민들의 사정은 70년대 말 복부인들이 투기 대상 아파트를 한 채라도 더 사려고 했던 모습과 너무나 흡사했다.

비료를 소달구지에 싣고 오는 도중에 인산이나 칼륨비료는 반값에 과수업자(복합비료를 대량 시비함)들에게 팔아버리고, 요소비료만 갖고 오는 농민들을 가장 현명한 사람으로 보았다.

과수원에라도 팔 곳이 없는 지역에서는 처마 밑에 2년이고 그대로 방치해 두는 농민들이 많았다. 필자는 1974년 경남 언양 지역에서 이동양봉을 하였다가 오면서 처마 밑에 쌓여 있던 비료를 정가의 3분의 1만 주고 60포나 구입한 적도 있었다.

비료 중에서 요소비료가 최고의 비료인 줄 알고 2~3년간 거듭 사용한 결과, 벼가 잘 쓰러지고, 결실도 좋지 않아 수확의 절반은 쭉정이였다. 그제야 작물에는 질소만 필요한 것이 아니고 3요소를 균등하게 시비(施肥)해야 작물이 튼튼하게 성장할 수 있다는 것을 직접 경험하게 되었고, 그다음부터는 비료를 균등하게 매입하기 시작하자 원성 많았던 끼워 팔기도 없어지고, 모든 비료는 자유판매가 시행되었다.

한번 잘못 경작하면 몇 달 후에는 판가름이 나고, 2~3년 거듭 되풀이하다 보면 실패 원인과 개선방안에 대한 해결책도 나오게 된다.

지금은 70년대에 좋아했던 요소비료만 구입하라고 한다면 농사 망치게 한다는 원망이 대단할 것이다. 질소질 거름을 밑거름 외에 포기 증식 때나 이삭의 알거름으로 사용할 때는 혹시나 과

작물의 5대 요소와 인체의 5대 영양소

작물의 5대 요소	비료의 3요소	질소 인산 칼륨	– 좋은 토양 – pH6.0~7.0 (중성토양) – 유기질 함량 3% 이상	▶ – 무병해 – 충실하게 성장 – 좋은 결실
	유기질과 토양개량제	퇴비 석회		
인체의 5대 영양소	3대 영양소	탄수화물 지방 단백질	– 건강한 육체 – pH7.35~7.45 (약알칼리성) – 혈중 젖산농도 평균 1mmol/ℓ	▶ – 무병 – 건강한 체질 – 건전한 정신
	미량영양소와 체질개선제	비타민 미네랄		

잉되지 않을까 하면서 신중을 기해서 사용하고 있고, 확실히 알수 없을 때는 농업기술센터에 찾아가서 지도를 받은 후에 질소비료를 사용하고 있다. 이렇게 된 것은 질소비료로 인해 너무나 큰 피해를 실제 겪었기 때문이다.

벼 종자를 파종해서 수확하기까지는 보통 6개월이 걸린다. 이것은 작물의 일생이며, 사람에 비유하면 한평생과 같다. 작물에 온 피해는 그해에 그 결과를 알 수 있지만, 사람에게는 그렇게 급변이 있는 것이 아니므로 완전히 파악하기까지는 그리 쉽지 않다.

70년대에 질소비료 과용으로 작물이 피해를 보았던 것처럼 오늘날에도 사람들은 고단백, 고칼로리식을 즐기는 똑같은 실수를 되풀이하고 있다. 질소비료는 식물 생장에 도움을 주지만, 과용하면 비정상적으로 웃자라서 잘 쓰러지고 오히려 쉽게 죽는다. 고단백질식품 역시 과다 섭취하면 각종 성인병이 유발된다. 요소비료는 질소가 46% 들어 있는 단백질비료이고, 사람들이 즐겨 먹는 쇠고기에도 단백질이 20% 들어 있다.

고기 좋아하는 사람치고 비만하지 않은 사람 없고, 비만한 사람치고 고혈압, 당뇨병, 심장병을 걱정하지 않는 사람이 없다. 더구나 국내 사망원인 2위에 속하는 뇌혈관질환이 언제 찾아올지 몰라 전전긍긍하면서 살아가고 있다.

질소비료의 과용이 농사를 망치듯이, 지나친 육류 섭취는 몸을 망치고 뇌세포의 감소로 두뇌기능도 저하된다. 혈액 속에는 각 조직 세포에 보내야 할 산소가 부족해지고, 산성물질인 요산(尿酸), 젖산(乳酸), 탄산, 케톤산 같은 물질이 많아지면서 혈액이 탁해지고, 혈액순환도 잘 되지 않는다. 깨끗한 혈액의 통로가

토양과 인체의 비교표

토양	박토＋질소질 과잉 ＝ 수확감소	▶	경제적 곤란, 정신적 불안
	옥토＋복합비료(3요소) ＝ 다수확	▶	고소득, 기쁨
인체	백미＋육식 과잉 ＝ 식원병	▶	성인병·빈혈·두통·요통·비만증·고3병
	현미＋채소·약간의 육식 ＝ 완전식	▶	장수·무병·최고의 컨디션

되지 못해 모세혈관의 기능도 자연히 저하되고, 영양공급을 받는 세포도 나약해진다.

유기질 함량이 적은 토양에 질소비료가 과용되면 많은 피해가 발생하지만, 퇴비가 풍부하게 들어간 토양은 질소비료를 다소 과잉 시비해도 뿌리 활착이 강해서 피해가 적다. 마찬가지로 백미나 육류를 즐겨 먹는 사람에게는 다양한 질병들이 생기지만, 현미식을 하는 사람은 퇴비와 같은 영양소인 비타민, 미네랄, 효소 등이 풍부하여 현대인들이 걱정하는 성인병이나 청소년층에서 증가하는 비만, 두통, 우울증과 같은 질병이나 특히 수험생들에게 많은 고3병도 오지 않는다.

우리 몸에도 토양의 유기질 같은 미량영양소들이 풍부하면 질소질과도 같은 단백질의 피해는 오지 않는다.

7. 60년대 농촌은 건강했다

필자가 65년부터 농촌생활을 하면서 느낀 것 가운데 하나가 농촌 사람들은 대변을 보면 도시 사람들보다 빨리 보는 것이었다. 일하다가 변을 보고 싶으면 사람들의 눈을 피해 논둑 밑에 가서 보게 된다. 그때 걸리는 시간이 채 3분도 되지 않는 것을 보고 무슨 대변을 그렇게 빨리 보고 오는 것일까 하는 의문이 생겨 "반은 땅에 버리고, 반은 옷에 넣고 오는 것 아닙니까?" 하고 물어보면 "도시 사람들은 화장실에 가면 신문 한 부는 다 보고 나온다지만, 우리는 가기가 바쁘게 돌아온다."고 했다. 그들이 본 대변은 힘없이 퍼져 있는 변이 아니라 길게 뉘어져 있는 글자 그대로의 큰 대(大)자 대변이었다.

필자의 대변은 그들처럼 힘 있는 대변이 되지 못했고, 배변 시간도 배나 더 길었다. 그렇지만 그들과 같은 식생활을 하고부터는 가래떡 같은 힘 있는 대변을 볼 수 있었다.

그 당시의 주곡은 대부분이 보리쌀이었다. 보리쌀에는 백미보다 비타민B_1이 2배, 칼슘은 7.5배나 더 들어 있어서, 칼로리를 내는 에너지대사 때 발화물질과 같은 역할을 한다. 또 풍부하게 들어 있는 소화효소인 아밀라아제는 소화를 잘 시켜주고, 그 외에 많이 들어 있는 섬유질은 장의 연동운동을 촉진시켜 대변이 잘 나오게 한다.

곡류(현미, 백미, 보리쌀)의 영양성분 비교(가식부 100g당)

성분 식품명	칼로리 (kcal)	단백질 (g)	지질 (g)	탄수화물 (g)	섬유소 (g)	회분 (g)	무기질					비타민		
							칼슘 (mg)	인 (mg)	철 (mg)	나트륨 (mg)	칼륨 (mg)	B_1 (mg)	B_2 (mg)	니아신 (mg)
보리쌀	344	9.4	1.2	76.7	0.5	0.9	30	190	1.9	3	237	0.20	0.06	3.7
현미	350	7.6	2.1	77.1	2.7	1.6	6	279	0.7	79	326	0.23	0.08	3.6
백미	372	6.4	0.5	81.9	0.3	0.4	4	140	0.4	66	163	0.11	0.04	1.5

* 백미, 현미는 일반미(자포니카 품종)를 기준으로 비교

[자료: 식품성분표 7개정(농촌진흥청 농촌자원개발연구소, 2006)]

섬유질이 소장에 가득 채워지는 식생활을 하면 지방흡수를 방지하므로 지방의 과량을 없게 만든다. 이것이 또한 과잉된 열량까지 배출하므로 비만이나 복부비만도 없게 한다.

소화과정에서 남은 섬유질은 대장 안에 썩지 않고 남아 있던 찌꺼기를 한 덩어리로 만들어서 배출시키고, 또 대장벽을 자극해서 연동운동을 촉진하므로 장내에 있는 변을 부드럽게 움직이도록 한다. 이렇다 보니 변을 보는 데 걸리는 시간은 짧고, 보고 난 뒤에도 시원한 쾌변이 된다.

섬유질이 장의 찌꺼기를 깨끗이 청소함으로써 장에서 발생하는 독소를 없앤다. 소화과정 때 음식물을 완전히 대사하여 체내에는 독소가 생기지 않게 된다. 또 단백질의 부패과정에서 생기는 발암물질을 빨리 배출시키고, 독성의 농도를 희석함으로써 대장암을 예방한다. 이것이 피를 맑게 하는 하나의 원동력이 되어 몸은 항상 가뿐해져 일을 해도 피로를 모르고 일할 수 있다.

하루에 굵은 고구마 한 개씩만 먹어도 변비는 생기지 않는다. 고구마에는 섬유질도 많으며, 생고구마를 잘랐을 때 나오는 하얀 진액인 얄라핀(jalapin)은 배변작용을 원활하게 하고, 대장암 예방에도 효과가 있다.

우간다의 영국 총독 고문의사로 근무했던 휴 트로웰 박사와 아프리카에서 오랫동안 의료 활동을 한 데니스 버킷(Denis Burkitt) 박사는 아프리카인들에게는 이상하게도 서구형 성인병이 없는 반면 유럽인들과 유럽으로 이주한 아프리카인들은 대장암, 심장병, 당뇨병, 비만 같은 서구형 성인병이 급증하는 것을 보고 식생활과 대변까지도 비교 연구하였다. 이 연구를 토대로 섬유질이 많은 거친 식사를 하면 변비, 비만, 당뇨병, 심장질환 등 성인병을 예방한다는 '식이섬유 가설'을 발표하였다. 이후 많은 의학자와 영양학자들의 연구를 통해 식이섬유 부족이 변비, 비만, 대장암 외에 당뇨병, 심장질환, 담석증과 같은 성인병의 원인이란 사실이 밝혀졌다.

쾌변(快便)은 건강의 상징이다. 쾌변을 보던 시절에는 현재 두렵게 여기는 대장암은 거의 없던 병이었다. 그러나 불과 몇십 년 만에 우리나라 암 발생률 2위를 차지할 만큼 흔한 병이 되었다. 변비가 생기지 않도록 섬유질이 풍부한 음식을 먹는 것이 대장암을 예방하는 지름길이다. 그리고 보면 쾌변을 보는 사람은 대장암도 발병하지 않는다고 할 수 있다.

8. 퇴비로 재배하는 보리

1960년대 중반의 논 이용률은 벼농사만 짓는 것을 100%라고 한다면 그 당시는 180%까지 활용했다. 배수가 잘되지 않은 논이나 못자리논, 감자 심는 논을 제외하고는 대부분의 논(경상도 지역)에 보리를 심었다. 2모작의 활성화로 보리쌀보다 배나 비싼 쌀은 모두 시장에 출하하고 주곡은 값싼 보리쌀로 대체했기 때문에 1965년 식량자급률은 93.9%까지 높았다. 그러나 70년대 이후부터는 농촌노동력 감소로 보리 재배 면적은 점차 줄어들었다. 현재 식량자급률은 30% 미만이다.

보리도 현재와 같이 복합비료 몇 포대로 재배하는 것이 아니고,

식량자급률 추이

연 도	1965	1970	1980	1985	1990	1995	2000	2005	2007	2008
식량자급률(%)	93.9	80.5	56.0	48.4	43.1	29.1	29.7	29.4	27.2	26.2

주) 식량자급률: 한 나라의 식량소비량 중 국내에서 자급되는 비율(사료용 작물 포함)

[자료: 농림수산식품부, 한국농촌경제연구원]

두엄에 산흙, 산풀, 인분을 넣어서 썩힌 퇴비를 여름 한 철 내내 만들어 두었다가 가을에 보리 심을 때 넣곤 했다.

산지의 붉은 흙 속에는 철분도 많지만, 그밖에 규소, 알루미늄, 칼슘, 마그네슘, 나트륨, 칼륨, 망간, 황, 염소 등 다른 미네랄도 들어 있고, 가축의 배설물과 인분을 넣고 썩힌 퇴비에는 미생물도 풍부히 들어 있었다. 이것을 넣고 재배한 보리는 많은 영양소를 흡수할 수 있었고, 그렇게 재배된 것을 먹은 사람 역시 다양한 영양소를 섭취할 수 있었다.

퇴비를 넣고 재배한 보리와 화학비료로만 재배한 보리는 영양 성분의 분석 수치도 다르겠지만, 인간에게 주는 생리적 반응도 확연히 다를 수 있다.

보리는 10~11월에 파종하여 병해충이 거의 활동하지 않는 겨울을 나고 6월에 수확하기 때문에 병해충의 피해가 적어서 농약 한번 살포하지 않고 수확할 수 있다. 주곡이 되는 식물 가운데 농약을 치지 않고 수확할 수 있는 것은 보리와 밀이다.

퇴비를 넣고 보리를 재배한 논은 지력이 강해 벼를 심고 거두기까지 농약을 2~3회만 살포하면 수확할 수 있었지만, 지력이 약해지고부터는 6~8회까지 농약을 살포해야 정상적인 수확을 할 수 있게 되었다.

지금은 그 당시 들어보지 못했던 당뇨병, 암 환자들이 늘어나고 있고, 그 외 신경통이나 두통, 요통 환자들까지 많아졌다. 이것은 토양의 산성화에다 음식물 속에 우리가 필요로 하는 비타민, 미네랄, 효소 등이 부족해진 것이 그 원인이다.

　60년대 밥상에 올렸던 음식물은 쌀이 간혹 섞인 보리밥 한 그릇, 멸치 머리도 들어가지 않은 짠 된장찌개, 마늘이나 고추도 제대로 넣지 않았던 시퍼런 김치, 참깨도 넣지 않은 나물 무침 한 접시가 놓일 뿐이었다.-참깨는 자식들에게 검정 고무신이라도 한 켤레 사 주려고 시장에 모두 내다 팔았기 때문에 먹지도 못했다.-그리고 무나 감자를 넣고 끓인 멀건 국이 상차림의 전부였

60년대 농민 한명이 1일 섭취한 영양성분

성분 식품명	칼로리(kcal)	단백질(g)	지질(g)	탄수화물(g)	섬유소(g)	무기질			비타민			
						칼슘(mg)	인(mg)	철(mg)	베타카로틴(μg)	B_1(mg)	B_2(mg)	니아신(mg)	C(mg)
보리쌀(400g)	1,376	37.6	4.8	306.8	2	120	760	7.6	0	0.8	0.24	14.8	0
현 미(300g)	1,050	22.8	6.3	231.3	8.1	18	837	2.1	0	0.69	0.24	10.8	0
된 장(30g)	48.3	4.0	0.9	3.51	1.08	25.2	62.4	0.75	0	0	0.03	0.36	0
간 장(15cc)	7.95	1.15	0.04	0.7	0	5.7	23.2	0.1	0	0	0	0.1	0
붉은고추(20g)	7.8	0.52	0.34	2.06	1.0	3.2	11.2	0.18	1,293	0.02	0.04	0.42	23.2
풋고추(40g)	9.6	0.56	0.32	1.84	-	5.6	15.6	0.36	-	-	-	-	28.8
감 자(150g)	99	4.2	-	21.9	0.3	6.0	94.5	0.9	0	0.16	0.09	1.5	54
배추김치(200g)	36	4.0	1.0	7.8	2.6	94	116	1.6	580	0.12	0.12	1.6	28
마 늘(10g)	12.6	0.54	0	3.0	0.1	1	16.4	0.19	0	0.01	0.03	0.04	2.8
1일 영양섭취량	2,647	75.3	13.7	578	15.1	278	1,936	13.7	1,873	1.8	0.79	29.6	136

* 60년대 농민이 일반적으로 먹었던 식사의 영양성분을 분석
* 재래된장, 재래간장을 기준

[자료: 식품성분표 7개정(농촌진흥청 농촌자원개발연구소, 2006)]

다. 이런 음식이 필자가 수년 동안 먹었던 음식이요, 이웃이 먹었던 음식이었다.

그 당시 음식을 생각하면 너무 초라하고 보잘것없는 식탁이었지만, 그런 음식을 먹고서도 지금보다 더 심한 중노동을 했다. 그렇지만 일이 고되다고 해서 낮에 눕거나, 아파서 일 못하는 사람은 거의 없었다.

그 당시의 음식물은 영양학적으로도 아무런 손색이 없었다. 오히려 지금의 화려한 식탁보다 더 우수한 식탁이었고, 미량영양소도 더 풍부했다는 것을 영양성분 분석 수치가 증명해 주고 있다.

9. 60년대 음식은 당뇨병 치료식

미국 국립영양연구소와 켄터키대학의 공동 연구로 당뇨병 예방과 치료에 효과 있는 식사법을 발표했는데, 그것은 우리가 60년대에 먹었던 식사와 유사한 점이 많았다.

그 식사법은 고섬유질·고탄수화물 식사로써 영어의 약자를 따서 HFC(High-Fiber, High-Carbohydrate diet) 식사법이라 부른다. 이 식사법의 핵심은 지방을 최대한 억제하고 대부분의 영양소를 야채와 섬유질이 풍부한 정제되지 않은 곡물을 통해 얻는 것이다.

우리나라의 60년대 농촌 식사법을 조금 조정한다면 현대 난치병 중의 하나인 당뇨병도 치유할 수 있는 식사법이다. 섬유질이 많은 보리밥과 채식을 위주로 한 식생활을 할 때는 농촌에 당뇨

당뇨병 환자에 대한 HFC식 실험 효과
(탄수화물 75%, 지방 9%, 단백질 16% (밀기울 18%))

[단위/명]

구 분		환자수	완 치	부분개선	무효과
화학적 당뇨병자(경도)		14	13	0	1
약물사용자(중 정도)		6	6	0	0
인 슐 린 사 용 자	15~20단위 사용자	9	9	0	0
	21~30단위 사용자	3	0	3	0
	30단위 이상 사용자	5	0	0	5

* 켄터키대학 앤더슨(James W. Anderson) 교수의 실험

병이 없었지만, 섬유질이 없는 정백식과 고칼로리 위주의 식생활을 하고부터 농촌에서도 당뇨병환자가 증가하고 있다.

10. 병들기 시작한 80년대

70년대 이전의 농촌은 가난했지만, 80년대에 들어와서는 생활에 여유가 생길 정도로 경제력이 향상되었기 때문에 먹는 음식도 60년대와는 비교할 수 없을 정도로 풍족해졌다. 옛날에는 1년에 한두 번 먹기도 어려웠던 불고기나 쇠고깃국도 자주 맛볼 수 있게 되었고, 달걀도 수시로 먹을 정도가 되니 자녀들은 이제 그것도 싫어하고, 입맛에 맞는 햄, 소시지만 요구할 정도로 풍요로운 식생활을 누리게 되었다.

잘 먹으면 병이 없어야 하는 것이 상식이다. 그러나 현실은 그렇지 못하고 환자들은 옛날보다 더 증가하고 있다. 그것은 퇴비를 넣고 재배하던 보리 재배를 외면하고, 물과 비료만 있으면 재배할 수 있는 벼농사만을 장려함으로써 토양에 미네랄 성분이 부

족해진 것에 일차적인 원인이 있다.

또, 섬유질이 풍부한 현미는 껄끄러운 식감 때문에 먹기가 어렵다고 외면하고, 보기 좋고 먹기 좋은 구분도 · 십분도(九分搗 · 十分搗)의 백미만을 즐겨 먹음으로써 우리 몸에 미량영양소가 부족해진 데에도 그 원인이 있다.

60년대와는 비교할 수 없는 풍요로운 80년대의 식생활을 식품성분표를 토대로 비교해 보면, 60년대는 건강할 수 있는 식생활인데 반해 80년대 식생활은 60년대에 비해 섭취하는 열량은 늘었지만, 섬유질의 섭취량이 현저하게 부족하고, 비타민과 철분, 인 등의 성분도 부족했다. 칼슘도 권장섭취량(700mg)에는 한참 미달

80년대 성인 한명이 1일 섭취한 영양성분

성분 식품명	칼로리 (kcal)	단백질 (g)	지질 (g)	탄수화물 (g)	섬유소 (g)	무기질			비타민				
						칼슘 (mg)	인 (mg)	철 (mg)	베타카로틴 (μg)	B_1 (mg)	B_2 (mg)	니아신 (mg)	C (mg)
백 미(700g)	2,604	44.8	3.5	573	2.1	28	980	2.8	0	0.7	0.28	10.5	0
두 부(100g)	84	9.3	5.6	1.4	0.2	126	140	1.5	0	0.03	0.02	0.2	0
달걀1개(60g)	82.8	7.0	4.9	1.6	0	25.8	97.2	0.8	10.8	0.03	0.16	0.36	0
배추김치(200g)	36	4.0	1.0	7.8	2.6	94	116	1.6	580	0.12	0.12	1.6	28
양 파(100g)	34	1.0	0.1	8.4	0.4	16	30	0.4	0	0.04	0.01	0.1	8
멸 치(8g)	18.5	3.1	0.4	0.3	0	103.2	116.8	1.27	0	0	0	0.9	0
된 장(20g)	26.2	2.22	0.74	3	0.28	16.2	28.4	1.4	0	0.15	0.06	0.3	3.2
간 장(20cc)	12.8	1.48	0.12	1.44	0	6	29.2	0.36	0	0	0.01	0.22	0
풋고추(20g)	4.8	0.28	0.16	0.92	–	2.8	7.8	0.18	–	–	–	–	14.4
마 늘(10g)	12.6	0.54	0	3.0	0.1	1	16.4	0.19	0	0.01	0.03	0.04	2.8
설 탕(10g)	38.7	0	0	9.99	0	3	0	0.3	0	0	0	0	0
1일 영양섭취량	2,954	73.7	16.5	610	5.6	422	1,561	10.8	590	1.08	0.69	14.2	48.4

* 80년대 성인이 일반적으로 먹는 식사의 영양성분을 분석
* 양조된장, 양조간장을 기준

[자료: 식품성분표 7개정(농촌진흥청 농촌자원개발연구소, 2006)]

60년대와 80년대 성인 1일 영양섭취량과 권장섭취량 비교

성분 식품명	칼로리 (kcal)	단백질 (g)	지질 (g)	탄수화물 (g)	섬유소 (g)	무기질			비타민			
						칼슘 (mg)	인 (mg)	철 (mg)	베타카로틴 (μg)	B_1 (mg)	B_2 (mg)	니아신 (mg)	C (mg)
1일 권장섭취량	2,000~2,500	60	50	328	25	700	700	15	700	1.0	1.2	13	0
60년대 1일 영양섭취량	2,500	75.3	13.7	578	15.1	278	1,936	13.7	1,873	1.8	0.79	29.6	0
80년대 1일 영양섭취량	2,647	73.7	16.5	610	5.6	422	1,561	10.8	590	1.08	0.69	14.2	28

* 성인이 일반적으로 먹는 식사의 영양성분을 비교한 것임(섭취하는 음식에 따라 차이가 있음)

[자료: 식품의약품안전청]

하고 있다. 미량영양소의 부족, 열량의 과잉섭취 등 식생활의 불균형이 비만과 성인병을 유발하고 있다.

70년대 도시에서나 간혹 볼 수 있었던 비만 청소년들을 80년대에 들어와서는 농촌 어린이들 가운데서도 볼 수 있게 되었다. 비만은 과잉 섭취한 영양소를 완전히 대사시키지 못하고 열량이 높은 지방질이 피하조직에 축적되면서 생겨난다. 즉, 에너지 소비량에 비해 영양소를 과다 섭취하면 에너지 불균형으로 비만이 유발된다.

하루에 우유 1컵(200 ㎖)에 해당하는 125kcal가

운동별 칼로리 소모량

(단위: kcal/10분당)

운동의 종류	체중 50kg 기준	체중 70kg 기준
산책	22	30
자전거 타기(보통속도)	31	43
골프	34	48
팔굽혀펴기	35	49
에어로빅	42	59
테니스, 배드민턴, 배구	59	82
윗몸일으키기	72	101
줄넘기	75	104
조깅(천천히 뛰기)	79	110
수영(자유형)	145	204

[자료: 체육과학연구원]

비만으로 인한 질병 발병률

병 명	발병률 (정상 BMI 대비)
암	1.6배
뇌졸중	2.2배
고혈압	3.5배
심장질환	6배
퇴행성관절염	4배
사망률	2배

* 비만: 체질량지수(BMI) 30 이상
 [자료: SBS 건강스페셜 37회]

남아돌아도 1년에 11kg이라는 체중이 증가한다. 125kcal를 소모하는 데는 40분 이상의 산책이 필요하다.

우리나라 비만자의 60% 이상이 당뇨병, 고혈압, 고지혈증, 요통 등 비만과 관련 있는 질환을 하나 이상은 갖고 있는 것으로 밝혀졌고, 미국은 당뇨병 환자의 80~90%가 비만자로 조사되었다. 비만은 각종 만성질환을 유발하는 주범이기도 하다.

그러나 현미식을 하면 누구나 겁내는 비만도 오지 않고 일반 질병도 없게 된다. 현미식을 하면 3개월까지는 별반 느끼지 못해도, 3개월 이상이 지나게 되면 일부 부족했던 영양소가 체내에 보충되므로 평소 3분의 2 정도만 먹어도 공복감 없이 일상생활을 할 수 있다.

필자는 농촌에 있을 때 벼를 직접 경작했기 때문에 추수를 하고 나면 1년 먹을 양곡만 남겨두고 그 외의 모든 벼는 정부 추곡수매 때 출하했다. 그런데 현미식을 하고부터는 매년 다섯 가마니 정도가 남아서 햇곡이 나기 전에 시장에 내다 팔았다.

백미식을 지양하고 현미식으로 대체하면 전 국민이 소비하는 식량의 25% 정도는 절약할 수 있을 뿐 아니라, 더 중요한 것은 현재 앓고 있는 성인병과 만성병의 절반은 줄어들 수 있다.

보건복지부의 『국민의료비 추계』 자료에 의하면, 2008년 국민 1인당 의료비 지출액은 137만 2천 원으로 1980년보다 무려 41

배나 늘어났다. 의료비 지출액의 급증은 노인인구와 만성질환 환자의 증가가 주된 원인으로 분석되고 있다. 미량영양소가 풍부한 현미식과 껍질까지 다 먹는 전체식(全體食)을 한다면 가정의 의료비 지출을 확실히 낮출 수 있다.

질병으로 인한 금전적 부담 이외에 정신적으로 받는 고통은 값으로는 환산할 수 없고, 만성질병으로 고생해 보지 않은 사람은 그것을 이해할 수 없다. 눈물 젖은 빵을 먹어본 자만이 인생의 참의미를 알 수 있듯이 병고에서 오랫동안 신음한 자만이 그 아픔, 그 서러움을 알 수 있다.

한 사람의 질고는 그 사람만이 가지는 것이 아니라 그 가정의 모든 식구가 떠맡게 된다. 한 가정의 기둥인 가장이 앓아누웠을 때는 경제적인 수입도 끊어질 뿐 아니라 밑 빠진 독에 물 붓듯이 지출되는 의료비 때문에 자녀들까지 어려움을 겪게 되는 것을 우리 주위에서도 흔히 보게 된다. 이런 환자들은 최신 의료시설에만 의지할 것이 아니라 식생활을 개선해 가면서 현대의학에 의존한다면 병의 회복도 한결 빨라질 수 있고, 현대의학으로 고치지 못하는 난치병도 치유될 수 있다. 말기 암 환자가 현미식으로 암을 고쳤다는 사례는 너무나 많다.

사람마다 병을 이길 수 있는 자연치유력을 갖고 있다. 이것은 다른 데서 얻어지는 것이 아니고, 식품에서만이 얻을 수 있다. 자연이 준 음식물은 자연의 힘을 갖고 있다. 비타민, 미네랄, 효소가 많이 들어 있는 음식물은 모든 병에 약이 될 수 있는 음식물이고, 병이 발생하지 않도록 하는 예방식도 된다.

이런 것은 토양이 산성화되고 유기질이 부족한 경작지에서는 얻을 수 없다. 토양을 건강하게 만드는 것은 내 몸을 건강하게 하는 것과 같다.

11. 토양의 병은 육체의 병

옥토(沃土)라고 할 수 있는 좋은 토양의 유기질 함량은 5% 정도이지만 이런 경작지는 흔하지 않다. 어떤 작물이든 튼튼하게 자라려면 토양의 유기질 함량이 3% 이상은 되어야 한다.

1920년대 초 우리나라 논 토양의 유기질 함량은 4.4%였으나 1960년대 중반에는 2.6%로 낮아졌다. 70년대 초반부터 일기 시작한 도시의 공업화로 농촌의 유휴노동인력이 도시로 유출되자 농촌의 인건비가 비싸졌고, 노동력이 부족하다 보니 퇴비 넣는 것은 줄어들게 되었다. 특히 퇴비를 많이 넣고 경작하던 보리 재배를 외면하고부터 유기질 함량은 더욱 낮아졌다.

70년대 중반 들어서면서 토양의 유기질 함량은 2.4%로 더 낮아졌지만, 그래도 2%대를 유지했다. 그러나 퇴비를 외면하고 화학비료에만 의존해 벼를 1모작 재배한 지 10년이 경과하자 토양의 유기질 함량은 표현하기조차 부끄러울 정도로 급격히 떨어졌다.

경북 지역에서도 해안지역들은 타군보다 유기질 함량이 낮은 것으로 알려졌지만, ○○군 농촌지도소가 농토 배양사업을 앞두고 해안과 산간지역을 대상으로 2년 동안 정밀조사를 한 결과 제일 낮은 면(面) 지역의 평균치가 1.1%, 지대가 높은 산간지역의 면이 1.8%로 나왔다. 토양의 평균 수소이온농도는 pH5.3으로서

우리나라 논밭토양의 화학적 특성 비교(ASI, 1985)

토양 종류	조사 연도	경작 용도	시료수	pH	유기물 함량(%)	유효인산 (mg/kg)	교환성 양이온 (meq/100g)			유효 규산 (mg/kg)
							K	Ca	Mg	
논 토양	1921~1922	논	11	–	4.4	–	0.38	0.5	0.9	–
	1936~1946	논	5,573	5.3	3.3	–	–	0.5	–	–
	1958~1963	논	22,753	5.5	–	69	0.24	–	–	–
	1964~1968	논	5,130	5.5	2.6	60	0.23	4.35	1.8	78
	1976~1979	논	19,737	5.9	2.4	88	0.31	4.4	1.7	75
	1980~1983	논	380,590	5.7	2.3	111	0.28	3.8	1.5	86
밭 토양	1964~1969	곡류	3,661	5.7	2.0	114	0.32	4.2	1.2	–
	1976~1980	곡류	18,314	5.9	2.0	195	0.47	5.0	1.9	–
	1976~1980	채소류	757	5.9	2.1	357	0.64	4.5	2.1	–

[자료: ASI(Agricultural Science Institute), 1985, Soils of Korea and Their Improvement, ASI, 71p.]

필자가 경작한 토양의 검사 결과

구 분	유기질 (%)	pH	P_2O_5 (ppm)	치환성 염기(me/100g)			SiO_2 (ppm)
				Ca	Mg	K	
마늘재배(2모작) 논	3.3	5.8	510	8.5	4.8	1.07	134
감자재배(2모작) 논	2.2	5.9	132	6.8	3.7	0.24	130
벼 재배(1모작) 논	1.7	6.0	93	6.8	3.2	0.26	111

[영천군농촌지도소 검사자료]

경작지별 퇴비의 양

구 분	면 적	퇴비 넣는 양(kg)
마늘재배(2모작) 논	1080㎡(327평)	3,500 (완숙퇴비)
감자재배(2모작) 논	1914㎡(579평)	4,500 (반완숙퇴비)
벼 재배(1모작) 논	1021㎡(309평)	500 (미숙퇴비)

대부분 산성토양으로 판명되었다.

  필자의 토양은 다소 높을 것으로 생각하고 영천군농촌지도소 (현 영천시농업기술센터)에다 의뢰하였더니 퇴비를 풍부하게 넣은 마늘재배 논의 유기질 함량은 3.3%로 나왔고, 2모작을 하기 위해서 퇴비를 다소 많이 넣은 논은 2.2%, 일반 경작지와 같이 짚만 조금 넣은 1모작 논은 1.7%로 나왔다. 1모작 논은 3.3%가 나온 마늘재배 논보다 칼슘, 마그네슘, 칼륨 등의 성분이 모두 부족했다.

  자체적으로 미네랄을 생산해내지 못하는 식물은 토양에서 그 성분을 흡수하지 못하면, 그 성분만은 언제나 결핍되게 된다. 사람 역시 그 식물을 계속 섭취하게 되면 동일한 성분의 결핍현상이 일어난다. 결국, 토양의 미네랄 부족은 식물로 이어지고, 식물의 미네랄 부족은 사람에게 전가된다. 이것은 토양이 인간에게 주는 참 교훈이다.

  60년대 농촌 가정은 보통 7~8명의 대가족이어서 방 3개는 뜨거울 정도로 불을 때야 잘 수 있었다. 그때는 방의 보온도 잘 되

산지 토양과 경작지 토양 비교

	산지 토양의 유기질(%)	산림 상태	경작지 토양의 유기질(%)	인체의 건강상태
60년대	1.3	산에는 송충이가 만연 (인력을 동원하여 잡음) 소나무 성장률 10~15cm	3	결핵환자는 많았지만, 감기에도 잘 걸리지 않는 건강체
70년대	1.7	솔잎혹파리 만연 소나무 품종 갱신 소나무 성장률 20~25cm	2.3	감기환자가 많아졌고, 고혈압 등의 성인병 발생
80년대	4.5	산지 녹화 경제림으로 성장 소나무 성장률 50~60cm	1~2	성인병환자가 늘어나고 신경통, 두통, 빈혈, 요통환자 늘어남

지 않았고, 덮는 이불도 지금과 같이 좋지 않아서 장정이 나무 한 짐을 해 와도 이틀을 때지 못했다. 농촌에서 겨우내 하는 일이라고는 부엌의 땔나무 마련하는 것이 전부였다.

그 당시 어린이들 사이에 "이 산 저 산 나무 다 집어삼키고도 입을 떡 벌리고 있는 것은?" 같은 수수께끼가 유행할 정도로 땔나무를 많이 했지만, 지금은 시대 흐름에 따라 사라져 버렸다.

산이 건강해지려면 먼저 떨어진 낙엽들이 쌓여서 썩은 부식토가 많아야 하는데, 떨어진 솔잎과 낙엽을 알뜰히도 싹싹 긁어오니 바람이 불면 산의 흙이 날릴 정도로 산은 황폐해져 갔다. 이때 산지 토양의 유기질 함량은 현재 경작하고 있는 토양과 같은 1%대였고, 유효토심(有效土深)*도 10㎝ 이내였다.

70년대에 들어와서 이농현상으로 농촌 인구가 줄어들고, 연탄을 사용하는 집이 늘어나기 시작하고부터 산지 토양의 부식토 함량이 2%선에 이르렀고, 유효토심도 20㎝가 되었다.

80년대에 들어와서는 하루 일하는 품삯이 올라가자 산에 땔나무 하러 가거나 솔가리를 긁어오는 사람도 없어졌고, 소 먹이러 산에 가는 사람도 없어졌다.

80년대 중반에 들어서자 산지의 유기질 함량은 급격히 높아져서 4%선으로 높아졌고, 유효토심도 61~70㎝까지 내려가게 되었다.

60년대에는 1년에 10~15㎝씩 자라던 소나무가 80년대 중반에 들어와서는 한 해에 50~60㎝씩 성장하여 경제림으로도 가치를 보이기 시작했다.

---

*유효토심(有效土深): 식물이 자라는 데 필요한 조건을 갖춘 토층의 깊이

60년대의 산은 메마른 민둥산이었지만, 지금은 그러한 산을 찾아보려고 해도 볼 수 없는 푸른 산이 되었다.

산에는 유기질 함량이 높아져 나무가 무성하게 우거졌지만, 경작지의 토양에서는 유기질 함량이 매년 줄어들어 빈사상태에 이르고 있고, 거기에다 제초제 사용량은 해마다 늘어나고 있다. 제초제는 독성이 강해 그 물을 먹는 개구리들은 모두 죽는다. 그뿐만 아니라 농약과 화학비료의 과용으로 토양의 지력은 약해질 대로 약해졌고, 토양에 있어야 할 지렁이마저 볼 수 없는 토양으로 변해 버렸다. 이로 인해 60년대에는 볏논에 농약을 2~3회 살포했지만, 70년대에 들어와서는 4~5회, 80년대에 들어와서는 6~8회까지 늘어났다. 앞으로 토양의 지력을 높여 주지 않는 한 10회 이상은 살포해야 할 것이다.

농약 살포 횟수가 늘어나는 것은 농민에게도 큰 고역이지만, 더 어려움을 겪게 되는 것은 경작지의 토양이다. 토양은 화학비료에 시달리고, 농약에 짓눌려 있고, 제초제 때문에 토양 전체가 질식할 정도로 쪼임을 당하고 있다. 이것은 마치 만성질병을 가진 노동자가 등의 피부까지 벗겨진 상태에서 무거운 등짐을 지고 나르는 것과 같다. 그렇다 보니 토양은 인간을 향해 "한 경운기의 퇴비라도 넣어주고 남은 지력(地力)을 빼앗아 가십시오." 하고 목멘 음성으로 크게 외치고 있지만, 농민은 들어도 못들은 체하고 있고, 정부의 농정담당자들은 그 소리를 듣지 않으려고 귀를 막고 있다. 옆에서 보기가 너무 안타까워 대신 전해주지만, 나의 말을 듣고 동조할 사람이 얼마나 되겠는가? 하는 회의적인 생각이 든다.

연도별 농약출하량 및 사용량

구 분	'75	'80	'85	'90	'95	'00	'03
경지면적(천 ha)	3,144	2,765	2,592	2,409	2,197	2,098	1,936
농약출하량 (유효성분량 M/T)	8,619	16,132	18,247	25,082	25,834	26,087	24,610
사용량(kg/ha)	2.7	5.8	7.0	10.4	11.8	12.4	12.7

[자료: 농림부 식량정책국]

60년대에 거의 없던 암, 당뇨병 환자가 늘어난 것은 말할 것도 없고, 중장년층 4~5명이 모이면 거기에는 신경통 환자가 있고, 중년여성 4~5명이 모이면 거기에는 관절염이나 두통 환자가 있게 마련이다. 40~50대 20명이 모이면 그중에 몇 명은 요통 환자일 정도로, 외형은 건강하면서도 미네랄 결핍으로 오는 병들은 점점 늘어나고 있다.

60년대에는 남의 집을 방문했을 때 약병이라도 하나 있으면 '이 집에 혹 결핵 환자라도 있는 것이 아닐까?' 하고 의심할 정도였다. 실제 그 당시에는 결핵 이외의 만성질환자는 필자와 같은 특수한 병이 아니고는 거의 없었다. 80년대에 들어와서는 집집마다 신경통·두통·감기약, 하다못해 비타민 약병이라도 없으면 도리어 이상하게 보일 정도로 변모했다.

미국에서 정신질환(불안장애, 우울증 포함)을 앓는 사람이 전체 성인의 26%나 된다는 것은 개척시대 토양에 풍부했던 유기질을 알뜰히도 전부 빼 먹고, 지금은 화학비료로 대치했기 때문이다. 그것이 질병이라는 화를 가져다주었다.

오늘날 만성질환자가 급격히 늘어나는 근본 원인은 토양에 유기질이 없는 빈사상태에 있다는 것이고, 거기에다 알짜 영양소를 모두 버린 구분도·십분도 쌀을 먹기 때문이다. 이런 쌀은 쌀벌레조차 영양가가 없다는 것을 먼저 알고 잘 먹지 않는 쌀이다.

　지금은 종합병원 하나 더 신축해서 더 많은 환자를 진료하는 것도 중요하지만, 그것보다 황폐해져 가는 토양의 지력을 높여 주는 것이 무엇보다 중요하다.

　1년에 들어가는 의료 연구비의 10%만이라도 토양 연구에 매년 투자한다면 의료 연구비 몇십 퍼센트 더 증액시키는 것보다 국민 건강을 위해서는 더 좋은 결과를 가져다주고, 후손들에게는 건강이라는 유산을 물려주는 것이 된다.

농사법과 금메달

1. 운동선수

　스포츠에 대한 국민들의 관심은 어느 나라 할 것 없이 높다. 외교관이 오랫동안 활동해도 이룩하지 못했던 국위선양을 스포츠가 하루아침에 이루어 놓는 경우도 많다. 만일 축구라는 스포츠가 없었더라면 브라질이나 아르헨티나 같은 나라가 세계적으로 널리 알려지지 못했을 것이다.

　우리나라 선수들이 중요한 국제경기에 출전할 때마다 국민들이 바라는 기대가 크고, 떠나보낼 때의 성원 또한 뜨겁다. 이것은 비단 한국뿐만 아니라 국제경기에 출전하는 국가마다 한결같은 마음일 것이다.

　국가대표선수들이 국제대회에 나가서 뛰어난 실력을 발휘할 때는 모든 국민들이 흥분을 하게 되고, 한민족에 대한 보람과 긍지를 갖게 한다. 그러나 국민들에게 실망을 안겨주는 수준 이하의 경기를 했을 때는 그날 하루는 모든 국민을 피곤하게 만들고, 일의 능률마저 떨어지게 한다. 패배 후유증 때문에 떨어진 업무 능률을 금액으로 환산할 수 있다면 엄청난 금액이 될 것이다.

이와 반대로 2002년 한일월드컵 때처럼 세계를 놀라게 했던 그러한 경기가 다시 이루어진다면, 단합된 국민의 힘을 세계에 보여주게 될 것이고, 개개인이 하는 일의 능률도 크게 향상될 것이다. 이처럼 수출과 국민경제에도 큰 영향을 줄 수 있는 것이 오늘날의 스포츠다.

우리 선수들이 가슴에 선명한 태극마크를 달고 국제경기에서 패하였을 때 감독들이 한결같이 하는 말은 "체력저하가 패배의 원인이었다."고 한다. 우리가 보기에도 후반에 가서는 체력이 급격히 떨어지는 것을 볼 수 있으므로 감독들의 말에 일단 수긍이 간다.

예전에는 '헝그리 정신'이라 해서 제대로 먹지 못하면서 운동하던 시절도 있었지만, 그것은 옛날이야기이고, 지금은 체계적인 훈련과 충분한 영양을 섭취하면서 운동하고 있다. 성인의 하루 권장 섭취 열량은 2,500kcal 정도이지만, 벌목꾼이나 광부처럼 고된 노동을 하는 사람은 하루에 4,000kcal 이상의 고칼로리를 필요로 하고, 운동선수(구기종목 선수, 씨름선수 등)들도 이와 비슷한 4,000~5,000kcal를 섭취하고 있다.

그러나 최고의 단백질, 최고의 칼로리를 공급받으면서, 남들보다 불리한 환경에서 뛰는 것도 아닌데 같은 환경, 같은 조건에서 우리 선수들만이 체력이 떨어져서 패했다는 것은 체력의 원동력이 되는 식생활에 문제가 있기 때문이다.

2. 식생활의 모순(矛盾)

지금까지 우리들의 식생활은 고단백질 중심이었고, 칼로리에 관해서는 많은 주장들이 있었지만, 비타민이나 미네랄, 효소에 관해서는 지나칠 정도로 경시해왔다.

이렇게 된 원인 가운데 하나는 상업광고의 영향 탓도 있다. 인체에는 다양한 영양소가 필요한데도 몇 가지 종합영양제로 모두 해결할 수 있다는 안이한 생각들을 매일 나오는 약 광고를 통해서 얻고 있다. 그렇다 보니 광고만 믿고 영양제를 섭취하는 사람들이 우리 주위에는 너무나 많다.

생명력을 지닌 식물은 인간이 필요로 하는 모든 미량영양소를 골고루 갖고 있다. 이것을 영양 파손 없이 인간이 그대로 섭취할 때 어느 한 영양소의 결핍도 없는 진정한 건강체가 될 수 있고, 강한 지구력도 가질 수 있다. 그러나 대다수 사람들은 현미보다는 잘 도정된 십분도의 백미를 좋아하고 있고, 귀중한 영양소를 파괴하거나 버리고 먹는 것을 즐기고 있다.

백미는 도정 과정에서 귀중한 영양분은 없어지고 남아 있는 것은 대부분이 전분이다. 쌀에서 전분이 차지하는 비율은 77%나 된다. 탄수화물의 대사과정에서 비타민B_1이 부족하면 불완전대사가 되면서 젖산과 피루브산 같은 산성물질이 축적된다. 이것이 간이나 근육에 축적되면서 몸을 쉽게 피로하게 만들고, 신경조직에 이상이 생기면서 근육통이나 관절염이 발병하기도 한다.

그 외에 몸을 지탱하는 지구력도 떨어진다. 격렬한 운동으로 체력소모가 많은 운동선수들은 특히 비타민, 미네랄, 효소가 풍부한 1차 식품으로 만들어진 음식을 일반인들보다 더 섭취해야 한다.

껄끄러움이 없어 먹기 좋고, 윤기와 찰기가 있어 보기 좋은 백미는 물에 담갔다가 건져두면 그대로 썩어버리는 쌀이다. 그러나 현미는 그렇게 하였을 때 새로운 생명력을 창조해 내는 싹이 나온다.

백미에는 생명의 근원이 되는 미량영양소가 들어 있는 쌀눈과 쌀겨(米糠)가 없기 때문에 열량영양소인 탄수화물은 많아도 싹을 내지 못하고 썩게 된다. 그러나 현미에는 생명의 에너지를 지닌 쌀눈(배아, 胚芽)이 그대로 붙어 있어 싹이라는 생명력을 내게 한다.

3. 백미는 지구력을 약화시킨다

운동선수들이 승리를 위해 혼신의 힘을 다하고, 강한 정신력을 가졌어도 경기 후반에 어이없이 무너지는 큰 원인은 백미 섭취로 인한 지구력의 약화 때문이다.

백미를 장기간 먹게 되면 체내 미량영양소의 부족으로 인해 지구력이 떨어진다. 이것은 체력의 한계에서 오는 생리적인 현상이므로 누구도 어찌할 수 없는 일이다.

현미의 미강(米糠) 속에 들어 있는 옥타코사놀(octacosanol)은 미국 일리노이대학의 큐레튼(Thomas Kirk Cureton) 박사에 의해 수천km를 나는 철새의 에너지원으로 밝혀지면서 주목받기 시작한 성분이다. 이 성분은 근육의 글리코겐(glycogen) 축적량을 30%나 향상시켜 지구력과 순발력을 높여주는 작용을 한다.

장거리 육상선수와 운동선수들을 대상으로 한 수많은 임상시험 결과를 통해 옥타코사놀 섭취로 심폐지구력이 향상되고, 운동 시 피로감의 감소로 지구력을 증진시키는 것이 확인되었다.

현미식을 꾸준히 하면 지구력 증진에 확실한 효과가 있다. 이 외에 현미에는 미네랄과 비타민이 풍부하게 들어 있어서 체력증진에 도움을 준다.

세계적인 축구팀인 '맨체스터 유나이티드'의 식단 관련 매뉴얼에는 선수들을 위한 식단이 철저히 관리되고 있다. 경기 직전 식사 메뉴는 저지방 식을 원칙으로 하고 육분도(六分搗)의 현미로 지은 밥이 제공된다. 세계적인 축구팀도 선수들의 지구력 향상을 위해 현미식을 하고 있다.

현미밥 한 공기 (210g)에 들어 있는 비타민 B_1(0.29mg)을 다른 식품을 통해 얻으려면 사과는 5개, 쇠고기는 420g, 삶은 달걀은 20개나 먹

현미밥과 백미밥의 영양성분 비교

(100g당)

성 분		현미밥	백미밥
무기질	칼슘(mg)	3	2
	인(mg)	143	23
	철(mg)	0.9	0.4
	나트륨(mg)	2	3
	칼륨(mg)	118	19
비타민	B_1(mg)	0.14	0.02
	B_2(mg)	0.02	0.01
	니아신(mg)	1.1	0.3
열량(Kcal)		150	136
수분(g)		58.5	63.6
단백질(g)		3.3	3.0
지질(g)		0.2	0.1
회분(g)		0.7	0.1
탄수화물(g)		37.3	33.2
섬유질(g)		1.3	0.4

* 백미밥은 일반미(자포니카 품종)를 기준으로 함
[자료: 식품성분표 7개정(농촌진흥청 농촌자원개발연구소, 2006)]

어야 한다. "하루 사과 한 개를 먹으면 의사를 멀리한다."는 미국속담도 있지만, 이것은 어디까지나 평소에 현미식을 하는 사람에게는 도움이 될 수 있어도 백미식을 하는 사람에게는 도움이 되기 어렵다.

긴 동면을 하고 봄에 나온 뱀들은 사람을 잘 물지도 않지만 혹 물렸다 해도 생명에 미치는 위험은 적다. 이것은 겨울 동안 체내에 남아 있던 영양소를 모두 소모해서 뱀 자체가 지닌 독성이 적어졌기 때문이다. 그러나 몇 개월 동안 영양분을 축적한 여름부터는 독성이 생겨서 사람을 잘 문다. 이때 물리면 생명에 위험이 있다. 농촌에서는 여름부터 독사를 조심하기 시작하는데 가장 조심해야 할 시기는 영양분을 최대한도로 축적한 가을이다. 뱀이 가지고 있는 영양분의 양에 따라 독성이 다른 것처럼 사람도 영양분의 축적에 따라 스태미나가 달라진다.

운동선수들도 현미식과 자연식으로 풍부한 미량영양소를 섭취하는 것이 생활화되면, 다른 선수들보다 체력이 급격히 떨어지는 현상은 일어나지 않는다.

4. 현미의 효과는 4개월 후부터

지구력 증진에 도움을 주는 현미와 같은 자연식은 약처럼 며칠 만에 효과가 급격히 나타나는 것은 아니다. 최소한 4개월 이상 섭취했을 때 그 효과가 나타난다. 갑자기 효과가 나타나는 것은 영양소의 작용이라기보다는 특정성분에 의한 것으로 봐야 한다. 인체를 구성하는 미네랄 수는 50여 가지나 되지만, 이 가운데 한두 가지만 부족해도 육체는 쉽게 피곤을 느끼게 되고, 이것이 지속되다 보면 질병으로 나타나게 된다.

부족한 영양소를 보충해주고, 지칠 줄 모르는 체질로 개선하기까지는 수개월이라는 시일이 소요된다.

현대인들은 약의 진통 효과와 빠른 효과를 바라고 있지만, 건강한 육체는 하루아침에 이루어지는 것은 아니다. 체내에 충분한 영양공급이 이루어지고 몸에 노폐물이 적어지면서 맑은 피가 순환될 때 가능해진다.

외국에서는 운동선수들에게 녹즙(綠汁)을 먹이고, 화분을 먹게 하고, 때에 따라서는 식초에 꿀을 타서 마시는 방법도 시행하고 있다. 이러한 것은 평소에 섭취할 수 없는 영양소를 보충하는 방법도 되고, 체내의 독소를 제거하는 작용도 되기 때문이다. 이러한 식품들은 열을 가한 식품이 아니고, 살아 있는 영양소가 들어 있는 식품이므로 가공식품에서 얻을 수 없는 영양소를 얻는 이점도 있다. 백미식을 위주로 한 현재와 같은 식생활을 운동선수들에게 계속시킨다면 체력저하는 피할 수 없다.

현재 벼를 경작하고 있는 토양은 유기질의 함량 미달과 비료, 농약의 과용으로 노후화되어 있다. 이러한 상태에서 생산된 쌀이 고유의 영양소를 다 가질 수는 없다. 거기에다 쌀의 귀중한 영양소들이 도정 과정에서 또다시 버려지고 있다. 이런 쌀은 쌀 중에서도 영양가 없는 찌꺼기 쌀이다.

운동선수들이 이런 음식을 먹고 국제대회에서 뛴다면 체력저하는 필연적으로 오게 된다. 이 때문에 얼마 뛰지 못하고 지치는 모습과 그로 인한 패배의 결과를 맞이할 수밖에 없다.

 그동안 비가 오나 눈이 오나 피눈물 나는 노력으로 갈고 닦은 기량이 일시에 수포로 돌아갔을 때 통한의 눈물을 말없이 삼켜야 할 사람은 바로 운동선수들이고, 그들을 지도한 감독들일 것이다. 패배의 원인은 다른 데에도 있겠지만, 주원인은 잘못된 식생활 때문이다. 온 국민에게 승리의 기쁨을 안겨주려면 먼저 운동선수들에게 식생활 개선이 선행되어야 할 것이다.

5. 체질개선

 농사에서 다수확을 기대하려면 첫째가 우량종자를 선택하는 것이고, 그다음이 파종한 씨앗이 잘 자랄 수 있도록 토양을 개량하는 것이다. 토양이 산성화되어 있으면, 먼저 토질을 개량하지 않고는 아무리 좋은 종자를 파종하고, 좋은 비료를 시비(施肥)한다 해도 상품가치가 있는 농산물을 생산하기는 어렵다.

 이러한 현상은 사람에게도 똑같이 나타난다. 사람의 체액이 pH7.35 이하로 내려갔을 때는 아침에 자고 일어나면 몸이 무겁고 일어나는 것이 귀찮아져서 조금이라도 더 누워 있고 싶어진다. 이것은 백이면 백 사람 모두가 동일하다. 미생물이 생존하지 못하는 강한 산성 토양에서 작물이 잘 성장하지 못하는 것과 같은 현상이다.

 운동선수들이 국가대표로 발탁되면 강도 높은 훈련을 받으면서 고단백질, 고칼로리에 중점을 둔 영양섭취를 하게 된다. 우리

농사법과 운동 훈련법 비교

농사 방법	우량종자 선택	▷토양개량	▷영양공급	┌ 퇴비 └ 비료	▷옥토	▷다수확
현 훈련법	우수선수 선발	▷강훈련	▷영양공급	┌ 백미 └ 가공식품	▷체력부족	▷보통성적
개선 방법	우수선수 선발	▷체질개선	▷영양공급	┌ 현미 └ 비가공식품	▷최고 컨디션	▷최고성적

나라 선수들이 이렇게 철저한 영양관리를 받으면서도 외국 선수들보다 체력이 떨어진다는 말을 종종 듣게 된다.

운동선수들이 제대로 먹지 못해서 체력이 약화되었다면 그런대로 이해할 수 있지만, 지금은 그렇지 않다.

선수촌의 식단은 영양가 풍부하고, 맛있기로 유명해서 식욕이 당기는 대로 먹었다가는 한 달에 몇kg씩 체중이 불어날 정도라고 했다. 운동선수가 체중이 증가하면 순발력이 떨어진다. 권투나 레슬링 같은 격투기 종목선수는 체중이 늘어나면 한 체급을 올려 자기보다 벅찬 상대와 싸워야 하기 때문에 체중조절에 더 신경을 써야 한다고 한다.

이런 좋은 음식을 먹는 우리 선수들이 다 이겨놓은 경기를 후반에 들어가서 그것도 종료 휘슬이 울리기 직전에 어이없게 역전당하는 것을 왕왕 보아왔다. 시합에 졌을 때 원인은 체력부족이라고 한결같이 말한다. 이 방면의 전문가가 아니더라도 TV를 보는 사람이면 누구나가 공감할 수 있는 말이다. 그러나 우리 선수가 상대보다 못 먹는 것도 아니고, 우리가 세 끼 먹을 때 그들은 대여섯 끼를 먹는 것도 아니다. 그렇다면, 여기에는 중대한 문제점이 있다고 보아야 할 것이다. 그 문제점을 크게 나누면 다음과 같다.

1. 체질이 산성화되면 체내에는 젖산, 요산 같은 산성물질과 노폐물이 많아져서 생리적으로 오는 피로가 많다.

2. 평소 식사 때 칼로리 높은 음식을 섭취해도 비타민, 미네랄, 효소 같은 미량영양소가 부족하면 지구력은 떨어진다.

경작 토양에서는 식물이 잘 자랄 수 있는 중성토양으로 만들지 않고서는 아무리 좋은 영양분을 주어도 잘 성장하지 않는다. 작물이 잘 자라지 않는 박토를 단기간에 좋은 옥토로 만들 수는 없다. 토양 속에 부식토가 많고 미생물의 번식이 활발할 때 식물이 토양의 영양분을 잘 흡수할 수 있다. 부식토가 적고 미생물이 없는 박토를 옥토로 만들기까지는 보통 3년이 소요된다.

산성체질이 정상체질(pH7.35~7.45)로 되기까지는 수개월이 지나야 하고, 한 가지 식품이 체내에 흡수되어 정상 기준치로 만들어지기까지는 상당한 시일이 소요된다.

동양인들의 주식은 서양인들이 즐겨 먹는 우유나 육류가 아니라 곡류와 채소 위주였다. 그래서 체질적으로 서양인들보다 장의 길이가 더 길다. 그 대신 변비는 서구인들보다 적다. 그러나 서양인들과 같은 육류를 즐겨 먹는다면 음식물의 장내 정체 시간이 길어지고 장의 연동운동이 활발하지 못해서 변비가 생긴다. 더구나 육류가 썩을 때 나는 그 지독한 냄새가 각 장기에 자극을 주게 되므로 지나친 육식은 오히려 몸을 더 피로하게 만든다.

영국 4대 축구팀 중 하나인 아스널의 아르센 벵거(Arsene Wenger) 감독은 1996년 부임하자마자 선수들 식단에서 붉은색 육류를 없애고 찐 생선과 삶은 채소 위주로 메뉴를 바꿨다. 거기에다 유제품도 금지하고 커피의 설탕량까지 점검했다. 선수들은 이런 방침을 못마땅하게 생각했지만, 신체에 큰 변화가 나타나고 체력 또한 훨씬 강화되자 충실히 따르게 되었다. 선수들의 체력강화는 몇 차례나 우승하는 성과로 이어졌다. 지금은 대부분의 영국 축구팀들이 지방을 제한한 식단을 내놓고 있다.

한 실험에 의하면 쥐를 두 그룹으로 나눠 한 그룹은 단백질원으로 콩을 먹이고, 다른 그룹은 쇠고기를 먹여 운동량을 조사했다. 두 그룹의 쥐를 풀장에 넣었을 때 쇠고기를 먹인 쥐는 순발력은 뛰어났으나 지구력이 부족해서 15분 정도 헤엄치다 물에 빠져 죽었지만, 콩을 먹인 쥐는 45분간 견뎌 3배의 차이를 보였다고 한다. 동물성 단백질은 지구력을 약화시키지만, 식물성 단백질은 지구력을 강화시킨다.

식물은 태양의 에너지와 땅의 기운, 공기의 호흡을 통해 성장한다. 여기에는 동양철학에서 말하는 기(氣)가 들어 있다. 1차 식품인 식물을 인간이 먹었을 때 이 정기(精氣)가 인체 내로 흡수되지만, 동물이 먹었을 때는 동물의 뱃속에서 흡수되어 없어진다. 1차 식품을 먹고 성장한 동물의 고기를 우리가 먹는다고 해서 그 정기를 얻을 수 있는 것은 아니다.

육류와 곡류를 많이 먹어서 만들어진 산성체질은 칼슘, 칼륨, 마그네슘이 많이 든 채소나 해조류, 화분 등을 섭취하면 체액은 약알칼리로 바뀐다.

산성토양도 3.3㎡(1평)당 1kg의 석회를 뿌려 주면 15일 이후부터는 토양이 중화된다. 지속기간은 시비에 따라 다르지만 보통 3년 정도는 효력이 있다.

6. 기술개발

　농사도 옛날 그대로의 농사법을 답습한다면 소득 면에서 제자리걸음을 면치 못한다. 농업경영에 있어서 친환경농업기술과 새로운 과학영농기술을 꾸준히 습득하면서 때로는 독창적인 기술까지 개발하여 응용할 때 앞서 가는 농민, 연구하는 농민으로서 높은 소득도 보장된다. 이 방법이 모든 산업에 적용되는 것은 말할 것도 없고, 스포츠계에도 해당된다.

　가슴에 선명한 태극마크를 달고 국제대회에서 뛰는 국가대표 선수들은 국가의 명예를 걸고 5,000만 국민을 대표해서 뛰는 선수들이므로 '특별 영양식'이 필요하다. 특별 영양식이라 해서 고단백질, 고칼로리의 음식을 주자는 것이 아니라, 생산 근원이 확실한 음식물만을 섭취케 하자는 것이다. 현재 모든 재료를 국내산으로 사용한다지만, 누가, 언제, 어디서, 어떻게 재배했다는 확실한 정부의 인증을 받은 친환경농산물(유기농산물)만을 제공하여 선수들의 체력을 강화시키고, 오래 뛰어도 지치지 않은 강인한 체력으로 만들어야 할 것이다.

　쌀도 아무 곳에서나 구입해서 먹일 것이 아니라, 퇴비를 많이 준 토양에서 농약을 덜 사용한 저농약 쌀이나 무농약 쌀을 구분도·십분도의 백미가 아닌 현미로 도정하여 밥을 하는 것이 무엇보다 중요하다. 현미와 백미는 같은 탄수화물로 1g당 4kcal의 열량을 내지만, 현미가 주는 효과는 완전히 다르다.

　현미 쌀눈에 들어 있는 베타시스테롤(β-sisterol)은 항암작용을 하고, 옥타코사놀은 지구력과 순발력을 높여주는 작용을 한다.

또 아르기닌(arginine)이라는 아미노산이 들어 있어서 힘과 끈기를 더 내게 한다. 현미에는 백미보다 4.2배나 더 들어 있는 지방은 피를 맑게 하는 리놀렌산이라는 불포화지방산이다.

그 외에 혈관 속을 튼튼하게 하는 콜린(choline)이 함유되어 고혈압을 예방해주고, 판토텐산이라는 비타민은 육체의 피로와 뇌의 피로까지 풀어준다. 또 회분(灰分)은 백미보다 4배나 더 들어 있다.

미량영양소를 없애 버리고 생명이 없는 백미를 먹으면 피로가 쌓이지만, 미량영양소가 풍부하고 생명이 있는 현미를 먹으면 피로물질인 젖산과 요산 등이 제거된다.

달걀도 그렇다. A4용지 정도 크기의 비좁은 닭장에서 스트레스를 받으며 항생제와 성장촉진제를 먹여 키운 닭의 달걀보다는 마음대로 활개치고 다니면서 벌레를 잡아먹도록 방사해서 키운 닭의 달걀이 더 좋은 것은 말할 것도 없다. 이런 닭은 근육도 튼튼하고 병에도 강하다. 수탉의 정액(精液)이 들어간 유정란은 적정온도(37.5℃)와 습도를 유지해주면 21일 만에 병아리가 부화하지만, 무정란은 며칠만 놔두면 썩어 변질된다.

쇠고기도 예외는 아니다. 지금의 한우(韓牛)는 옛날처럼 농사지을 때 쟁기를 끌며 일하던 다부진 한우가 아니다. 산업의 발달로 농업의 기계화가 진행되면서 일 대신 배합사료를 먹고 체중만 늘리는 비육소로 탈바꿈하였다.

일부 축산농가에서는 소의 비육(肥育)을 촉진하기 위해 운동량이 많으면 에너지 소모가 많아지므로 목 좌우에 끈을 묶어 한 발짝도 움직이지 못하게 하고, 단백질 함량을 높인 비육사료를 먹여 키우기도 한다.

  현대인들은 이러한 쇠고기를 며칠만 못 먹으면, 스태미나가 떨어지는 것으로 착각하고, 아침에 일어났을 때 몸이라도 무거우면 고기 몇백 그램이 더 필요한 것으로 잘못 알고는 저녁이면 다시 고깃집을 찾는다. 해가 지면 불고깃집과 갈빗집이 문전성시를 이루는 것도 이 때문이다.

  피로를 풀려고 고기를 먹으면 먹을수록 단백질 과잉으로 혈액은 산독증(酸毒症, 혈액이 산성이 된 상태) 상태가 되어 몸은 더 피곤해진다. 만일 이때 신선한 채소를 같은 분량으로 먹으면 그러한 증세는 없다.

  저녁에 고기를 먹고 일어나니 아침에 피로가 적다고 한다면 이것은 고기에서 나온 힘이 아니고, 같이 먹은 마늘 몇 쪽에서 나온 힘이라고 할 수 있다. 마늘에는 알리신(allicin)과 비타민B_1이 풍부히 들어 있다. 이것이 체내에 들어가면 알리티아민(allithiamine)이라는 활성 비타민이 되어 세포에 활력을 주게 된다.

  제 마음대로 활동하면서 풀을 뜯어 먹고 탄탄하게 살이 오른 소의 고기와 방목해서 키운 흑염소의 고기에는 비타민과 미네랄이 더 풍부하게 함유되어 있다. 이런 고기를 먹었을 때 다음날 오는 피로감은 한결 덜할 수 있다.

  국제무대에서 야생마처럼 힘차게 뛰어야 할 운동선수들에게 한 발짝도 움직이지 못하게 해서 살찌운 쇠고기를 먹여 둔한 체력을 만들 것이 아니라 마음대로 활동하면서 성장한 쇠고기를 먹여 날랜 몸을 만들어 주는 것이 무엇보다 중요하다. 그러기 위해서는 항생제나 성장촉진제를 사용하지 않고, 자연의 기(氣)를 받으며 자란 풀과 곡류를 먹으며 방목해 키운 소의 고기를 태극마크를 달고 국제무대에서 뛰는 선수들에게 먹여서 기량을 최대한 높일 수 있도록 해야 할 것이다.

생산이력을 알 수 없는 쇠고기를 운동선수들에게 먹이기보다는 차라리 심산계곡에서 방목된 흑염소를 먹이는 것이 운동선수들의 스태미나를 더 높일 수 있다.

유기질 퇴비를 많이 넣고 가꾼 채소에는 일반적으로 재배한 채소보다 미네랄 성분이 20~50%가 더 들어 있다. 미네랄 가운데 마그네슘과 칼륨이 부족하면 근육에 경련이 잘 일어나고, 육체적인 피로와 정신적인 피로까지도 더 느끼게 된다.

운동선수들이 체력 부족이라고 할 때 그것은 탄수화물이나 단백질의 부족이 아니라 비타민, 미네랄, 효소 등에서 얻어야 할 미량영양소의 부족이다. 아무리 좋은 영양소의 채소를 구입했다 해도 조리 방법에 따라 달라질 수 있다. 생식으로 했을 때보다는 열을 가했을 때가 영양 손실이 더 크다. 칼륨은 가열했을 때 40~70%의 손실이 있고, 체내 모든 화학반응의 촉매 역할을 하는 효소는 55℃ 이상이 되면 활성화되지 못하고 죽어버린다고 미국의 자연요법학자 노만 워커(Norman W. Walker) 박사는 말하고 있다.

비타민A는 100℃에서도 영양 파손이 없을 정도로 열에는 강하지만, 직사광선에는 쉽게 파괴되고, 비타민B와 C는 열에 약한 영양소이다.

시금치는 특히 비타민A가 채소 중 가장 많은 알칼리성식품이다. 간혹 시금치에 들어 있는 수산(oxalic acid) 성분 때문에 결석

이 생길까 우려하기도 하는데 우리가 먹는 일상적인 시금치 섭취량으로는 큰 문제가 되지 않는다. 요리할 때 살짝 데치게 되면 비타민C와 엽산의 파괴도 그리 많지 않고, 수산 성분도 어느 정도 제거된다.

미국의 유명한 영양학자이자 대체의학 권위자인 파보 에이롤라(Paavo O. Airola) 박사는 "먹는 음식 가운데 80%를 생채식으로 20%를 익힌 음식으로 섭취하면 가장 좋은 건강상태를 유지할 수 있다."고 했다. 운동선수들에게 근원이 확실한 유기농 자연식을 섭취하게 하면 후반에 들어가서 체력이 떨어져서 패했다는 말은 없게 될 것이다.

필자는 퇴비를 많이 넣고 재배한 벼를 쌀겨가 붙어 있는 현미로 도정해서 먹고, 낙엽이 누적된 산지에서 벌이 채취한 화분을 섭취해서 류마티스 관절염에서 완치된 이후로는 육체적으로나 정신적인 피로를 모르고 있다.

필자가 양봉을 할 때는 유밀기간(流蜜期間)인 4월부터 10월까지는 로얄젤리, 화분 채취 등으로 바쁜 날들의 연속이었고, 10월 이후부터는 하루 10시간 이상씩 책상 앞에 앉아 원고를 썼지만, 육체적인 피곤을 조금도 느끼지 못했다. 누가 뒤에서 조금만 밀어준다면 몸은 날아갈 것 같은 기분이었다. 투병 중일 때는 편지 세 장 쓰는데도 팔의 고통을 느꼈고, 잠시 활동해도 피로를 느끼던 몸이었는데 이제는 그런 것이 없어진 건강한 몸이 되었다.

운동선수들이 지칠 줄 모르는 체력을 갖는 것은 그 무엇보다도 중요하다. 그것은 곧 그들의 선수생명과도 직결된다. 음식물 속에 든 생명의 힘을 빼버리고 먹는 것은 우리 몸에 필요한 영양소를 모두 빼고 먹는 것이 되므로 쉽게 피곤해지고, 빠른 노화현상까지 가져다준다.

생명이 없는 죽은 쌀인 백미를 계속 먹으면서 강인한 체력을 바라는 것은, 바라는 그 자체가 잘못이다.

7. 퇴비와 같은 영양소

작물이 잘 자라기 위해서는 먼저 토양 개량이 필요하고, 그다음은 적절한 시비(비료공급)가 중요하다. 유능한 농부는 적정시비량을 알고 주므로 수확이 남보다 높다. 시비량이 과잉되면 밭작물에는 고사(枯死) 현상이 일어나고, 벼농사에서는 너무 웃자라 조직이 약해지면서 병해가 심해진다. 이 때문에 쭉정이 농사만 짓는 수도 간혹 있다. 그렇다고 해서 시비량이 적으면 성장이 부진하여 수확량이 떨어진다.

같은 토양이라도 부식토의 함량에 따라 시비량이 달라진다. 부식토가 많은 토양에는 뿌리 활착이 강해 비료를 더 주어도 관계가 없다. 그러나 부식토가 적은 토양에 비료를 많이 주었다가는 그해 농사는 그르치게 되고, 때로는 종잣값도 못 건질 때가 있다.

이것은 인체에도 적용된다. 비타민B군은 체내 에너지대사에 꼭 필요한 보조 작용을 하는데 이것이 부족하면 섭취한 음식물이 모두 열량화 되지 못하고, 남은 것은 피로물질로 바뀐다. 이것은 장작을 지필 때 불쏘시개가 좋으면 잘 타고, 그렇지 못하면 잘 타지 않고 연기만 나는 것과 같은 이치이다.

퇴비는 아무리 과잉되어도 작물이 쓰러지는 일은 없지만, 비료를 과용했을 때는 도복(倒伏)이 심해 결실을 얻지 못할 때도 있다. 인체도 합성 비타민 보충제를 과잉 섭취했을 때는 도리어 부작용이 생긴다. 비타민B군 중의 하나인 니아신(niacin, 니코틴산)을 과잉 섭취했을 때는 혈관확장, 발한, 간장기능의 이상, 피부홍조, 구토 등이 생기고, 빈혈 예방에 도움을 주는 엽산(folic acid, 비타민B_9)도 너무 많은 용량을 섭취하면 집중력 부족, 과잉행동, 우울증 등의 중추신경장애와 식욕부진, 구토 등의 소화기장애까지 일으킬 수 있다. 그러나 음식을 통한 과다 섭취로는 이런 부작용이 발생하지 않는다.

　경작지에 퇴비 없이 화학비료만 계속 주면 토양은 쉽게 메마르면서 산성토질이 되듯이 사람도 미량영양소가 없는 고단백질·고지방·고칼로리 위주의 식생활을 하면, 화학비료와 같은 열량영양소의 과잉으로 인해 쉽게 피로해지는 산성체질이 된다.

　밥 한 공기의 중량은 보통 210g이므로 우리나라 성인 한 사람이 하루에 먹는 밥의 양은 630g 정도가 된다. 밥 한 공기당 비타민B_1이 현미밥에는 0.29㎎, 백미밥에는 0.04㎎이 들어 있으므로 주식을 현미로 먹지 않고 백미로 먹었을 때 하루에 부족한 비타민B_1은 사과를 무려 13개(사과 1개 300g 기준)나 먹어야 보충할 수 있다. 이처럼 부족한 영양소를 다른 식품을 통해 얻는다는 것은 무리이다.

　운동선수들의 몸에 퇴비와 같은 영양소를 주기 위해서는 현미식이 필요하다. 현미는 생명이 있는 쌀로서 비타민B_1 외에도 미네랄과 비타민이 풍부하게 들어 있다. 백미밥과 비교했을 때 근육 및 신경의 기능조절에 도움을 주는 마그네슘은 7배, 칼륨은 6배, 미량영양소도 몇 배 이상 더 들어 있다.

현미식과 자연식 위주의 식생활을 1년만 하면 몸의 기능은 백미식을 할 때보다 몰라보게 달라져서 격렬한 운동에도 쉽게 피곤을 느끼지 않는다.

지금까지 체력유지를 위해서는 고단백질, 고칼로리가 필요하다고 모든 영양학 서적들은 밝히고 있지만, 생식을 하는 사람들은 1,500~1,800kcal만으로도 충분한 영양공급이 되어서 고된 일을 해도 신체에 부담이 없다. 이것을 필자가 탐방한 바 있는 경주 산내면 '우라(시루미기) 생식촌'에서 입증할 수 있었다.

좋은 결실의 수확을 거둬들이는 것도 하루아침에 이루어지는 것이 아니다. 농부의 노력과 땀, 거기에 정성까지 더해졌을 때 좋은 결과를 얻듯이, 훌륭한 선수가 태어나는 것도 단시일에 되는 것은 아니다. 거기에는 좋은 체력을 가진 선수(종자)와 그 선수를 발굴하고 훈련시킬 유능한 코치(농부), 그리고 그 선수가 체계적이고 과학적으로 운동할 수 있는 좋은 환경(토양)이 필요하다. 타고난 좋은 체력과 훌륭한 지도자, 좋은 운동 환경. 이 세 가지 요소가 균형 있는 조화를 이룰 때 승리의 기쁨(수확)을 얻을 수 있다.

8. 영농도 정보화시대

"농사는 배우지 못한 무식꾼들이 하는 일이다."라는 생각이 없어진 지 이미 오래고, 지금은 농사에도 많은 지식이 필요하다.

특히 특용작물을 생산할 때는 생산량에 따라 값의 등락폭이 심해서 시세까지 전망하면서 작물에 대한 연구와 농업경영 이론으로 무장한 사람이라야 현대의 농사꾼이다.

1983년 양파 과잉생산으로 인한 홍수출하로 20kg 한 자루에 500원까지 하락했던 것이 1984년에는 재배면적 감소로 2,800원까지 가격이 상승했다. 1983년 가을에 양파 종자가 덜 판매된 것을 알게 된 권영락 씨(영천시 매산동)는 늦게 양파 씨를 파종하여 일부는 실패했지만, 3,966㎡(1,200평)에 경작하여 1984년도에 조수익(粗收益)으로 500만 원의 수입을 올렸다.

60년대 농사 정보 중에서는 일기예보가 큰 비중을 차지했었다. 그 당시에는 농촌에 라디오가 귀했기 때문에 당일이나 다음날 일기예보에 대해서 안다는 것은 그 사람에게는 그만큼 도움이 되었다. 약제를 살포하려고 준비했다가도 비가 온다는 예보를 듣고는 다음날로 미루기도 했고, 내일 일하기 위해서 몇 사람의 놉을 사려고 할 때도 저녁에 다음날 일기예보를 듣고 나서 구하는 사람이 현명한 사람이었다.

필자는 1960년도에 50년간의 기상 통계자료를 구하려고 관상대(현. 기상청)까지 찾아간 적도 있었다. 50년간 평균치를 낸 통계자료이기 때문에 대개 70~80%는 맞는 편이었다. 60년대와 70년대 중반까지는 이 자료를 활용할 때 농사에도 많은 도움이 되었고, 특히 양봉에서는 높은 수익까지 가져다주었다. 요즘은 인공위성에서 찍은 기상사진을 통해 정확한 기상 관측이 가능하기 때문에 주간날씨도 미리 알 수 있고, 기상청 홈페이지에서는 1960년도부터 현재까지의 기상 통계자료를 자세히 공개하고 있어서 농업이나 양봉업 등에 유용하게 활용할 수 있다.

　농사에서는 생산도 중요하지만, 그것보다 더 중요한 것은 생산한 물건을 얼마나 좋은 값을 받고 파느냐에 따라 그해 수익이 판가름난다. 1984년도에는 사과를 너무 늦게까지 저온창고에 보관했던 사람들이 가격폭락으로 큰 손해를 보기도 했다.

　농산물(운동선수)을 잘 가꾸어서(훈련) 품질(실력)이 뛰어난 좋은 품종(선수)을 만드는 것도 중요하지만, 농산물시장 경매장(경기장)에 출하하기 전에 상대 품종의 분석(경쟁자 실력 분석)이라든지 시세(경기당일 경쟁자 컨디션)도 잘 파악해야 할 것이다. 그에 따라 시세가 좋은 품종(컨디션이 좋은 선수)을 출하(출전)하면 그해 농사는 최고 수익(금메달)을 올릴 수 있다.

　필자는 엄밀히 말해서 스포츠 선수들의 식사에 대해서 글을 쓸 자격이 되지 못한다. 외국 선수들의 식사 방법에 대한 연구 자료도 갖고 있지 않고, 100m 달리기를 하면 언제나 꼴찌만 하던 사람이다. 더욱이 두 아들도 이런 아버지를 닮아 초등학교 가을운동회 때 상 하나도 타지 못했다. 이런 필자가 체육인들의 식사에 대해서 논한다는 것은 어디엔가 모순점이 있는 것은 사실이다.

　단 필자가 쓸 수 있는 것은 20년간 농사에서 얻은 지식과 자연식에서 얻은 위력적인 힘의 체험을 갖고 있다는 것뿐이다. 필자가 자연식의 위력을 알기 전에는 수시로 감기에 걸렸고, 약을 호주머니에 항상 넣고 다녔던 사람이다. 식생활 개선 등으로 체질을 개선하고부터는 감기를 모르고 있고, 몸은 항상 최고의 컨디션을 유지하고 있다.

　운동선수들의 몸이 항상 최상의 컨디션을 유지한다는 것은 중요한 국제경기에서 금메달을 향해 경쟁자보다 한 걸음 앞서 달리는 것과 같다.

9. 화분은 금메달 제조기

　북유럽에 있는 핀란드는 남한 국토 면적의 3.3배나 되지만, 인구는 불과 530만 명에 지나지 않으므로 인구비례로 보아서는 소국에 속한다. 이 나라가 1968년 멕시코시티올림픽에서는 금메달을 1개밖에 획득하지 못했지만, 그 후 선수 훈련과정에서 화분을 과즙이나 우유에 섞어서 먹이는 방법을 실시한 후 1972년 뮌헨올림픽에서는 39개의 메달을 따게 되었다고 핀란드의 스포츠 전문지에서 밝힌 바 있다. 이 가운데 72년 뮌헨올림픽과 76년 몬트리올올림픽에서 5천미터와 1만미터 종목에 연이어 우승한 핀란드의 라세 비렌(Lasse Viren) 선수는 화분을 특히 많이 애용한 선수였다는 것도 밝혀졌다.

　그 후 미국 선수들도 화분을 많이 섭취하기 시작했고, 전설적인 헤비급 권투선수였던 무하마드 알리도 그 중의 한 사람이었다는 것이 알려졌다. 1976년 몬트리올올림픽 금메달리스트인 미국의 스티브 리딕(Steve Riddick) 선수는 화분을 녹즙에 넣어서 마시는 것을 생활화했다.

　핀란드 선수들이 화분을 섭취하여 우승한 사례를 보고 시턴홀 대학과 세인트존스 대학, 룻거스 대학 등 여러 미국 대학 육상코치들도 선수들에게 화분 섭취를 권장하여 트랙경주와 크로스컨

트리 선수권 대회에서 우승을 차지하였다. 그중 세인트존스 대학의 잭 기믈러(Jack Gimmler) 육상코치는 4개월 동안 선수들에게 화분을 섭취시킨 결과 1마일 릴레이 트랙경주에서 우승을 차지하는 영광을 가졌다.

화분은 운동선수뿐만 아니라 경주마의 경기력 향상에도 도움이 된다는 보고도 있다. 경주마가 우승하면 거액의 우승상금이 지급되기 때문에 말이 먹는 음식에 많은 신경을 쓴다. 경주마도 흥분제나 근육강화제 같은 약물을 사용하면 운동선수들처럼 실격되므로 약물을 사용하지 못하고 자연식물에서 효력을 얻도록 힘쓰고 있다.

일본에서 최고성적을 고작 2등밖에 못해본 6년생 말에게 레이스 전 10일간 화분을 매일 먹인 후 5개월간의 성적을 조사한 결과 우승 1회, 준우승 7회, 3등 1회, 4등 1회라는 우수한 성적을 올렸고, 다른 말과 달리 갈기에 윤기가 흐르고 말발굽이 더 튼튼했다고 한다.

전 고려대 교수였던 유태종(劉太鍾) 박사는 화분에는 185종의 영양성분이 함유되어 있고, 그 가운데는 22종의 아미노산과 27종의 미네랄, 풍부한 각종 비타민과 호르몬, 효소 등이 함유되어 있어서 이런 성분들의 상승작용에 의해 스태미나와 건강식품으로 뛰어난 효력을 나타낸다고 했다.

소련의 과학자인 나움 이요리쉬(Naum P. Ioyrish) 박사는 "화분은 높은 질병예방과 치료적 특성을 갖고 있으며, 유기체에 대한 강력한 생물학적 재생능력이 있다."고 했다.

세계 명사들 가운데 화분을 섭취하는 사람들이 많지만, 그중에

레이건(Ronald Reagan) 전 미국 대통령이 특히 화분을 애용한다는 확인되지 않은 소문이 봉산요법(蜂産療法) 연구가들 사이에 알려졌었다.

화분이 건강에 좋다고 하니 패기와 노익장을 자랑하는 대통령의 이름까지 들먹인다고 생각했었는데, 독일의 시사주간지 『슈피겔』에 "레이건 대통령이 73세의 고령임에도 불구하고 젊은이 못지않게 정력적인 활동을 하고 있는 것은 24년간이나 장기섭취 하고 있는 화분(花粉)의 덕인 것 같다."는 보도(1985년)가 나온 후 미국 대통령의 화분 섭취가 낭설이 아님을 알 수 있었다.

10. 토양과 화분의 효능

필자는 20년간 이동양봉을 한 경험과 7년간 화분을 직접 채취하는 가운데 화분의 효능이 토양과 식물에 따라 아주 다르다는 사실을 알게 되었다.

빈혈, 두통, 전립선염, 신경통, 요통 등 미네랄과 직접 연관성이 있는 질병에는 일반 경작지의 꽃에서 벌이 채취한 화분(유채·장

밀원수종에 따른 영양성분 비교

[단위: %]

밀원수종	수분	회분	조단백질	조지방
버드나무	13.67	2.52	18.14	6.35
민들레	12.38	1.38	14.85	16.70
사과나무	13.78	2.45	21.24	8.91
유 채	13.36	2.71	24.45	10.79
화이트 클로버	12.64	3.27	23.27	7.04

[자료: 사카다(酒田), 모리타니(森谷), 히우라(樋浦), 1958]

다리무·옥수수·벼·수양버들화분 등)으로는 효력을 얻을 수 없었다. 경작지 화분 중에서 다소 효력을 얻을 수 있었던 화분은 다년생인 사과나무꽃과 자두나무꽃에서 채취한 화분 정도였다.

 사과는 농작물 가운데서도 고소득 작물에 속한다. 사람이 투자한 노력 이상으로 높은 소득을 올리는 농작물이다. 주곡을 생산하는 경작지에 퇴비를 많이 넣고 농사를 짓는 사람은 보기가 어렵지만, 소득이 많이 나는 사과밭이나 자두밭, 특용작물 경작지에는 여름에 산에서 벤 풀을 썩혀서 만든 퇴비를 듬뿍 넣고 있다.

 사과 재배기술에 관한 교육이 있다고 하면 과수업자들은 새로운 기술을 하나라도 더 배우기 위해 많은 경비를 써서 먼 곳까지 찾아가지만, 가까운 곳에서 벼 다수확 재배기술 교육이 있다 해도 자발적으로 찾아가는 농민은 거의 없을 정도다.

 퇴비를 넣지 않은 토양에서 채취된 화분은 미네랄이 함량 미달 상태이기 때문에 효력이 없는 것으로 필자는 판단하고 있다. 그러나 일반적인 효력은 얻지 못해도 그 식물이 지닌 기능성분을 활용하면 경작지에서 채취한 화분이라 하더라도 질병 치유에 효력을 얻을 수도 있다.

 유채화분은 조지방의 함량이 높아 변비에 다소 효력이 있고, 도라지화분은 사포닌의 함량이 많아 기관지염에 좋다. 옥수수화분은 비타민B_1과 자연항생성분을 함유하고 있어 신경염과 만성 설사에는 어느 화분보다 효과가 높다.

 화분 가운데는 코피가 잦은 어린이에게 먹이면 코피가 더 잘 나기도 하고 생리 때 섭취하면 생리 양이 더 많아지는 화분도 있다. 화분을 적절하게 섭취하면 스태미나를 높여줄 뿐만 아니라

지역별로 화분이 다량 채취되는 화분원식물(花粉源植物)

지 역	화분원식물
일반 경작지	유채, 장다리무, 장다리배추, 귤나무, 해바라기, 딸기, 호박, 파, 옥수수, 고추, 메밀, 사과나무, 배나무, 앵두나무, 도라지, 매실나무, 자운영 등
평 야 지 대	수양버들, 민들레, 족제비싸리, 달맞이꽃, 코스모스, 국화, 갯버들, 회양목, 산수유, 벚나무, 동백나무, 찔레나무, 화이트 클로버, 가죽나무, 담쟁이덩굴, 노린재나무, 쑥, 향유, 질경이 등
산 간 지 역	오리나무, 개벚나무, 진달래, 떡갈나무, 수수꽃다리, 고로쇠나무, 말채나무, 복분자, 다래나무, 소나무, 쉬나무, 인동덩굴, 소태나무, 옻나무, 광대싸리, 노간주나무, 밤나무, 꼬리조팝나무, 산초나무, 붉나무, 초피나무, 피나무, 두릅나무 등

자가독성에 의해 생겨난 만성병에 치유 효과까지 가져다준다. 미국 농무부가 발표한 연구보고서에 의하면 화분의 섭취로 유방의 악성종양을 억제했다는 연구 결과도 나와 있다.

비타민P라고 불리는 루틴(rutin)은 메밀과 회화나무화분에 많이 들어 있다. 루틴이 함유된 화분은 혈압강하에 도움을 주므로 고혈압에 좋다.

루틴은 특정식물에만 들어 있지만, 칼륨은 노후화된 토양에서 자란 식물만 아니면 대부분 다량으로 함유되어 있다.

칼륨은 세포 내에 다량 존재하며 세포 바깥의 나트륨과 균형을 이룸으로써 산과 알칼리의 균형 유지에 필수적인 영양소이다. 또한, 신경과 근육의 기능을 좋게 하고, 뇌에 많은 산소를 보냄으로 두뇌가 올바른 판단을 하는데 도움을 준다. 이 외에도 몸속의 노폐물까지 제거하는 작용을 하므로 신장 기능을 튼튼하게 하고, 혈압의 상승을 억제하는 역할도 한다.

농촌에서 살다 보면 개나 돼지 같은 동물들이 흙을 파먹는 것을 간혹 볼 수 있다. 이것은 칼륨과 철분 같은 부족한 미네랄을 보충하기 위한 행동이다. 방목해서 키우는 흑염소나 산양이 겨울에 생나무의 껍질을 특히 좋아하는 것도 나무껍질에 많은 칼륨을 섭취하기 위해서이다.

경기에서의 승리와 기록 경신을 위해 뛰는 선수들이 엄선된 화분과 특수 영양식을 겸한 식생활을 한다면 지칠 줄 모르는 체력을 갖게 될 것이다.

11. 운동선수와 경련

중요한 국제경기에서 국가대표로 뛰던 선수가 다리에 가벼운 경련을 일으켜 끝까지 뛰지 못하고 물러날 때, 보는 사람마다 안타까운 마음이 든다. 10분만 더 뛰어 주었으면 승산은 우리 편에 있었는데 하고 안타까워하지만, 결국은 승리하지 못하고 패할 때 그 선수에게 온 경련이 원망스러울 때가 있다.

경련 가운데는 특정질환이나 약물중독에 의해서 발생하는 강직성경련도 있지만, 장딴지에 쥐가 나는 것처럼 근육이 돌발적으로 수축하여 이완되지 않는 경련은 체력 관리나 식생활의 잘못으로 인한 마그네슘 부족 때문이다.

우리나라 청소년 축구대표팀이 83년 멕시코 세계청소년축구대회에 출전하여 아르헨티나팀과 3,4위전을 치를 때이다. 전반전 45분을 뛰고 10분간 휴식하는 시간에 우리 선수들은 잔디에 앉아 그대로 쉬고 있는데, 상대편인 아르헨티나팀은 코치, 임원은 말할 것도 없고 예비 선수들까지 들어와서 지금까지 뛴 선수들을 잔디 위에 누이고 그 선수들의 양다리를 두 손으로 흔들어 주는 모관운동(毛管運動)을 하는 것을 TV 화면을 통해 볼 수 있었다. 보기에는 아무것도 아닌 운동같이 보이지만, 이 모관운동을 받음으로써 지금까지 뛰면서 다리에 축적된 피로물질을 모세혈관을 통해 빨리 내보낼 수 있고, 그 대신 신선한 혈액을 공급받을 수 있다. 이 간단한 운동 하나로써 몇십 분은 더 뛸 힘을 축적하게 되고, 후반전에 혹 올 수 있는 다리의 경련도 그 운동 한 가지로 미리 예방할 수 있다.

후반에 가면 다른 나라 선수들보다 체력이 더 떨어지는 우리 선수들이 경기에 졌을 때 패인의 원인은 체력 부족이라고 한결같이 말하면서, 상대 선수들은 후반전을 위해서 체력을 보강하고 있는데 우리 선수들은 구경만 하고 있었다.

요즘 농촌에서는 기름보일러를 많이 사용하기 때문에 산에 나무하러 가는 사람이 없지만, 60년대만 해도 도시락을 싸들고 높은 산에까지 나무하러 가는 사람들이 많았다. 가파른 산에 올라가서 나무를 한 짐 지고 내려올 때는 다리에 힘을 잔뜩 주게 되고, 조심해서 내려오다 보면 다리에 경련이 일어나는 수가 간혹 있다. 그럴 때는 지게를 옆에 세워두고 다리는 위를 향하게 하고 머리는 밑으로 하여 눕는다. 그렇게 3~4분 누워 있다가 일어나면 다리는 씻은 듯이 가벼워진다. 이것은 심장에서 박출(搏出)되는 혈액이 몸을 한 바퀴 순환하는 데 걸리는 시간이 약 23초이므로 10회 정도 순환하는 사이에 피로물질을 많이 걸러냈기 때문이다.

농민들이 생리학에 대한 지식이 있어서 그렇게 한 것은 아니다. 지게질에 선배라 할 수 있는 부모들이 그렇게 했고, 자신들도 그렇게 해 보니 몸에 좋기 때문에 그렇게 했던 것이다.

의사가 환자를 치료할 때 어느 한 가지 방법만 시도하는 것이 아니라 화학요법, 물리요법, 식이요법, 자연요법까지 시행할 때 빨리 쾌유가 되듯이 운동선수들에게도 다각적인 방법을 시행할 때 최고의 컨디션을 갖게 된다.

모관운동이 사전 예방과 일시적인 효과는 크지만, 그것보다 더 중요한 것은 식생활에 있다.

녹황색 채소, 바나나, 콩, 견과류나 정제하지 않은 전곡류 등에 많이 함유된 마그네슘은 근육경련을 막아주는 효능이 있어서 운동선수들이 꾸준히 섭취하면 경련 예방에 도움이 된다.

서구인들은 섭취하는 칼로리의 40% 정도만을 탄수화물에서 얻지만, 쌀을 주식으로 하는 동양인들은 칼로리의 80% 정도를 탄수화물에서 얻고 있다. 탄수화물의 에너지대사에 필요한 보조영양소인 비타민B_1은 발열제와 같은 역할을 한다. 탄수화물을 연탄이라고 한다면 비타민B_1은 연탄에 불을 붙게 하는 착화탄이다. 곡류의 껍질부위에 많은 비타민B_1이 부족하면 아무리 탄수화물을 섭취해도 에너지로 이용되지 못하고, 비만만 초래한다.

비타민B_1은 똑같이 일률적으로 효과를 나타내는 것이 아니고, 산성체질에서는 흡수력이 떨어지고, 약알칼리성체질에서는 흡수력이 높아서 같은 양을 섭취해도 산성체질에서는 피로가 더 빨리 온다.

체액이 약알칼리성으로 유지되고 비타민을 풍부하게 섭취하는 사람은 피로물질인 젖산의 생성이 억제되어 혈중 젖산농도가 낮게 나타난다. 정상적인 성인의 혈중 젖산농도는 $0.5 \sim 2.2 \text{mmol}/d\ell$

정도인데 강도 높은 운동으로 젖산농도가 증가하면 피로가 오고, 심하면 근육경련이 일어나기도 한다. 다리가 무겁다고 하는 것은 피로물질이 체내에 많다는 징조이다. 이런 사람은 남보다 앞서 경련이 올 수 있다.

 필자가 류마티스 관절염으로 다리가 항상 무거운 상태일 때는 잠시만 앉아 있어도 다리에 경련이 자주 와서 수시로 다리를 주물러야 했고, 방바닥에 앉았을 때는 다리의 자세를 자주 바꿔야만 했다. 그러나 다리가 가벼워지고부터는 그렇게 자주 오던 경련도 없어졌다.

식품의 구분과 건강 3

1. 1차 식품(건강식품)

　1차 식품은 순수한 자연의 영양소를 그대로 갖고 있다. 이 식품 속에는 치병에 효과 있는 비타민, 미네랄, 효소 등이 풍부히 들어 있고, 이것을 영양 파손 없이 그대로 섭취하게 되면 인체의 영양 불균형도 없어지고, 영양소의 과잉이나 미량영양소의 부족에서 생기는 질병도 없어진다.

　현대의 난치병이라고 하는 암, 고혈압, 심장병, 당뇨병 같은 성인병은 음식물의 잘못에서 오는 식원병(食源病)이다. 실제로 1991년 미국에서 암으로 사망한 2만 명의 암 발생 원인을 역학적으로 조사한 결과에 의하면, 사망한 사람 대부분은 잘못된 식생활이 주된 요인이었고, 환경이나 오염물질(다이옥신(dioxin), 잔류농약 등)에 의한 원인은 아주 미미했다고 한다.

　음식물의 잘못에 의해 생겨난 병들은 약만으로는 치유가 어렵

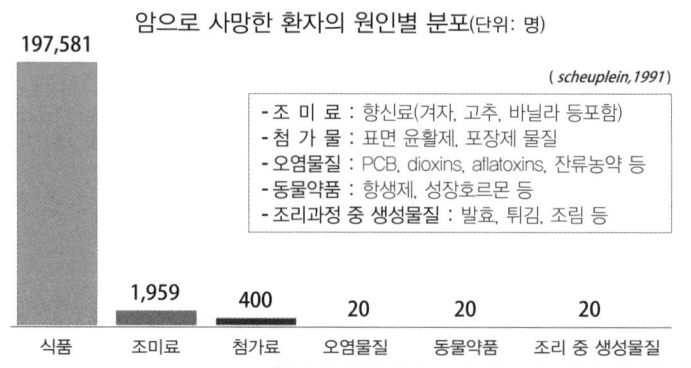

 고, 여기에는 음식물로 다스릴 수 있는 방법도 함께 병행되어야 한다. 이열치열(以熱治熱)이라 하여 열은 열로써 다스린다는 말이 있듯이 음식물의 잘못으로 온 병은 음식물로 고쳐야 한다.

 체내 독소를 단시일(2주일 이내)에 제거하는 방법 가운데 하나는 단식이지만, 점진적인 제거 방법으로는 유기질이 풍부한 토양에서 생산된 1차 식품을 꾸준히 섭취하는 것이다. 1차 식품은 미량영양소의 결핍에서 오는 빈혈, 두통, 우울증 같은 정신질환의 예방이나 치료에도 효과적이고, 체질개선도 된다. 여기에는 비타민B_1과 섬유질이 풍부하기 때문에 이를 섭취하게 되면 변비도 없어진다.

 변비가 심해지면 특히 장이 나빠진다. 성인들의 대장 속에 엉겨 붙어 오래된 숙변(宿便)의 양은 대략 500g에서 1kg 정도이지만, 변비가 있고 장이 나쁜 사람은 1~2kg까지 되는 경우도 있다. 숙변이 많으면 피부가 거칠어지고 여드름, 기미 등이 잘 생기며, 장내 발효와 부패과정에서 발생하는 독소는 두통, 고혈압, 당뇨 등 성인병을 유발시키기도 한다.

토양과 식품과의 관계

토 양	식품구분	건강상태
옥토(유기질함량 3% 이상)	1차 식품	아주 건강함(최고의 컨디션)
보통토양(유기질함량 2~2.9%)	2차 식품	반건강인(특별한 병은 없지만 건강에 이상이 있는 사람)
박토(유기질함량 1~1.9%)	3차 식품	만성질환(항상 약으로 생활하는 사람)

신경통은 칼슘과 칼륨이 부족해진 산성체질에서 많이 오게 되고, 현대의 난치병인 류마티스 관절염('류마티스 관절염은 고칠 수 있는 병' 참조)에도 1차 식품 위주의 식생활을 할 때 건강에 많은 도움을 얻을 수 있다.

1차 식품은 건강인들이 먹을 때는 질병을 예방하는 식품이지만, 병자가 먹을 때는 치료제가 되기도 한다.

1차 식품을 평소에 섭취하고 있는 사람은 피로를 느끼지 못하고 체내에 독소가 없어서 감기도 잘 걸리지 않는다. 또한, 불의의 사고나 수술을 받았을 때 완치기간이 단축되고, 치료 효과가 다른 사람에 비해 빠른 것은 1차 식품 섭취로 인해 자가치유능력이 강해졌기 때문이다.

세계 3대 장수지역으로는 러시아 남부 코카서스산맥의 그루

식품 구분의 예

식품구분	식품명	조 건
1차 식품	현 미	미량영양소가 풍부하여 장기간 섭취 시 건강을 지켜주는 식품
2차 식품	백 미	쌀눈이 떨어진 미량영양소가 없는 칼로리 식품으로서 성인병을 유발시킬 수 있는 식품
3차 식품	색소첨가과자	인공색소를 첨가하여 장기간 섭취 시 인체에 여러 가지 해를 줄 수 있는 식품

식품의 구분 조건

식품구분	식품분류	조 건	식품 예
1차 식품	건강식품	· 무농약 식품	보리, 밀, 감자, 율무, 미나리, 채소 등
		· 영양파손 없이 섭취 가능한 식품	현미, 생수, 상추, 쑥갓, 호박, 콩, 미역, 파래, 꿀, 화분, 양조식초, 된장, 김치 등
		· 퇴비가 들어가야 성장하는 작물	마늘, 감자 등
2차 식품	영양식품	· 1차 식품을 먹고서 자란 육류	쇠고기, 닭고기, 돼지고기, 우유, 달걀 등
		· 1차 식품의 영양소를 파괴시킨 식품	백미, 흰 밀가루, 끓인 물, 농축꿀, 흰설탕 등
		· 농약을 많이 사용하는 작물	고추, 사과, 벼 등
3차 식품	유해식품	· 2차 식품을 가공하면서 방부제나 인공색소를 첨가한 식품	인공색소가 든 육가공식품, 흰 밀가루에 색소가 첨가된 과자류, 색소첨가 음료수 등
		· 미량영양소가 없거나 합성된 식품	합성조미료, 합성식초, 합성간장, 소주 등
		· 미량영양소가 없고 방부제가 든 식품	인스턴트식품(면류), 색소첨가 음료수 등

지야(Georgia)·아브하지야(Abkhazia) 지역, 파키스탄의 훈자(Hunza) 마을, 에콰도르의 빌카밤바(Vilcabamba) 마을을 꼽는다.

이 지역들은 해발 1,000~2,000m에 속해 있는 고산지대로서, 모두가 자작농을 하기 때문에 토양도 아주 비옥한 지역이다.

이곳 주민들은 주곡인 밀도 1등품, 2등품으로 구분해서 먹는 것이 아니라, 통밀을 빻아서 그대로 먹고, 우유도 열을 가하지 않은 생우유를 마신다. 그루지야 지방은 특히 꿀벌을 많이 치는 곳이다. 그들이 꿀을 먹을 때는 꿀, 화분, 밀랍 그 자체를 그대로 씹어 먹는다.

이 지역은 1차 식품을 먹는 것이 생활화되어 있고, 죽을 때는 병사가 아닌 자연사가 많은 곳이다.

(1) 1차 식품 - 마늘

마늘은 3.3㎡(1평)당 보통 한 접(100개)씩 생산하므로 소득 면에서는 벼 수확보다 3~4배의 수익이 있고, 마늘을 수확한 뒤에는 벼를 재배할 수 있어 땅의 활용도를 높일 수 있다.

벼는 산성토양에 강한 작물이지만, 마늘은 산성토양에 약하다. 마늘이 안 되는 토양이라도 석회를 뿌려 중성토양(pH6.0~7.0)으로 만든 뒤 퇴비만 많이 넣어 주면, 한랭한 북부지역을 제외하고는 어느 지역이나 재배가 가능하다.

마늘을 재배하려면 마늘 종자를 심은 밭이랑이 안 보일 정도로 발효된 완숙퇴비(完熟堆肥)를 많이 넣어 줘야 한다. 마늘은 비료만으로는 재배가 되지 않고, 퇴비가 들어가야 뿌리가 굵어지는 작물이다.

마늘재배 논과 벼재배 논의 토양 성분 비교(필자가 경작한 논)

구 분	유기질 (%)	pH	P_2O_5 (ppm)	치환성 염기(me/100g)			SiO_2 (ppm)
				Ca	Mg	K	
마늘재배(2모작) 논	3.3	5.8	510	8.5	4.8	1.07	134
벼 재배(1모작) 논	1.7	6.0	93	6.8	3.2	0.26	111

[영천군농촌지도소 검사자료]

마늘은 유기질 함량이 높은 토양에 퇴비를 많이 넣고 심어야 굵게 자란다. 마늘을 경작하고 있는 토양의 유기질 함량은 보통 3% 이상이어서 비옥한 토질은 대부분 마늘 경작지이다. 이런 토양에 재배하는 마늘은 가을에 파종하여 이듬해 6월에 수확하므로 병해충의 피해가 적어서 농약 살포도 많아야 1~2회이고, 때로는 농약 사용 없이도 수확할 수 있는 작물이다.

농약의 오염이 적고 풍부한 퇴비 속에서 성장하는 마늘이 인체에 안 좋을 수가 없다. 특히 우리나라 마늘은 일본산 인삼보다도 게르마늄 성분의 함량이 더 높다.

일본의 마늘요법연구가 가토 요시오(加藤良夫) 선생은 그의 저서 『기적의 마늘 치료법』에서 "마늘은 교통사고를 제외한 모든 병의 치료제로 사용될 수 있을 만큼 효능이 매우 광범위하다."고 했다.

영국 영양재단의 소장이었던 마이클 터너(Michael Turner) 박사도 학술 보고서에서 "마늘을 정기적으로 먹을 경우 혈액응고를 방지하여 심장병이 예방된다."고 발표하였다.

고려대 의대 예방의학과 차철환 교수팀은 "54마리의 실험용 흰쥐를 대상으로 사료와 함께 카드뮴과 마늘을 먹여 실험한 결과 마늘이 중금속중독물질인 카드뮴(cadmium)을 해독하는 작용을 한다. 이것은 마늘에 함유된 알리신(allicin)과 시스테인이란 아미노산이 중금속과 결합하여 배설을 촉진시키기 때문이다."라는 실험 결과를 1984년 학계에 발표했다.

제2차 세계대전 말기부터 종전 후에 걸쳐 일본에서 발생했던 '이타이이타이병'도 광산의 폐수에 함유되어 있던 카드뮴 때문으로 밝혀졌다. 카드뮴이 체내에 축적되면 폐기종, 골연화증, 뼈의 변형과 골절 외에 고환암 등도 생기게 된다.

퇴비의 유기질을 많이 흡수한 마늘에 들어 있는 알리신은 강한 살균·항균 작용 외에 혈액순환촉진, 소화촉진, 당뇨병과 암 예방에도 효과 있는 것으로 알려져 있다. 알리신이 비타민B_1과 결합해 만들어지는 알리티아민(allithiamine)은 신진대사를 촉진해 피로회복과 체력증진에도 효과가 있다.

알리신은 정자의 수를 증가시킬 뿐 아니라 혈관을 확장시켜 혈

마늘과 양파의 영양성분 비교(가식부 100g당)

성분 식품명	칼로리 (kcal)	단백질 (g)	지질 (g)	탄수화물 (g)	섬유소 (g)	회분 (g)	무기질				비타민			
							칼슘 (mg)	인 (mg)	철 (mg)	나트륨 (mg)	칼륨 (mg)	B_1 (mg)	B_2 (mg)	니아신 (mg)	C (mg)
마 늘	126	5.4	0.1	23.2	1.0	1.5	15	164	1.9	3	664	0.15	0.32	0.4	28
양 파	34	1.0	0.1	8.4	0.4	0.4	16	30	0.4	2	144	0.04	0.01	0.1	8

* 양파는 비료만으로 재배가 가능한 작물

[자료: 식품성분표 7개정(농촌진흥청 농촌자원개발연구소, 2006)]

액순환을 원활하게 하여 발기를 촉진하는 작용도 한다. 또 성기능을 촉진하는 스코르디닌(scordinin)이라는 효소가 함유되어 있어서 일시적인 최음(催淫) 효과만이 아니고, 지속적인 효과가 있는 것이 특이하다. 이러한 이유로 승려들에게는 마늘이 금기 식품으로 되어 있다.

배추김치를 담글 때 마늘을 많이 넣고 담그면, 우리 몸에 부족한 미량영양소의 일부를 마늘에서 얻을 수 있다.

양봉인들 사이에 널리 알려진 민간요법 가운데 "꿀 1되에 마늘 300g을 넣고 잘 밀봉하여 땅속에 5개월간 묻어 두었다가 꺼내 식전에 두 순가락씩 섭취하면 위염을 고친다."는 말이 있다.

마늘의 약성과 꿀의 약리작용을 보아서 터무니없는 얘기는 아니라고 여겨지므로 위염으로 고생하는 환자는 한번 시도해볼 만하다.

(2) 1차 식품 – 된장

중국 『삼국지-위지동이전(魏志東夷傳)』에 "고구려에서는 장양(藏釀: 장담그기, 술빚기)을 잘한다."는 기록이 있는 것으로 보아, 우리 민족은 삼국시대 이전부터 된장을 담아 먹었던 것으로 추정된다. 이처럼 오랫동안 사랑받아온 된장은 오늘날에도 우리의 식생활에서 빼놓을 수 없는 식품이다.

우리 민족이 육식을 하지 않고도 건강할 수 있었던 것은 현미잡곡밥과 된장의 힘이었다. 된장은 콩이 주원료이고, 그 외에 밀과 보리쌀이 들어간다.

콩은 단백질이 풍부하여 '밭에서 나는 쇠고기'로 불리지만, 혈관질환을 유발하지도 않고, 몸에 좋은 불포화지방산이 많이 함유되어 있어 우리 몸에는 오히려 쇠고기보다 더 좋은 식품이다. 쇠고기는 많이 먹으면 성인병을 유발할 수 있지만, 콩에 들어 있는 리놀산과 리놀렌산은 고혈압, 동맥경화 및 뇌졸중 예방에 효과가 있어서 성인병에도 도움이 되는 식품이다.

콩에 들어 있는 이소플라본은 유방암을 예방하고, 골밀도를 높여 뼈를 튼튼하게 하는 성분이다. 또 혈당저하에 효과 있는 피니톨(pinitol)이 들어 있어 당뇨환자에게도 좋다.

콩으로 만든 된장이 발효될 때는 비타민B와 칼슘, 아미노산 등은 없어지지만, 그 대신 효소는 많아진다.

노란콩과 된장의 영양성분 비교(가식부 100g당)

성분 식품명	칼로리 (kcal)	단백질 (g)	지질 (g)	탄수화물 (g)	섬유소 (g)	회분 (g)	무기질					비타민			
							칼슘 (mg)	인 (mg)	철 (mg)	나트륨 (mg)	칼륨 (mg)	B_1 (mg)	B_2 (mg)	니아신 (mg)	C (mg)
노란콩	400	36.2	17.8	30.7	5.0	5.6	245	620	6.5	2	1340	0.53	0.28	2.2	0
된 장	161	17.4	8.2	11.7	3.6	12.5	84	208	2.5	3748	647	0.04	0.12	1.2	0

[자료: 식품성분표 7개정(농촌진흥청 농촌자원개발연구소, 2006)]

된장에는 누룩균과 효소, 박테리아 이외에 자연 항생물질도 들어 있다. 예전 농촌에서는 연장에 다쳐 피라도 나게 되면 당황하지 않고, 어른들은 으레 묵은 된장을 헝겊에 싸서 상처에 붙여 주는 것이 치료의 전부였다. 지금의 의학지식으로 보면 비위생적이고 야만적인 행동이었지만, 상처는 화농 되지 않고 잘 나았다.

필자가 살았던 마을 주민들 중에 네다섯 명이 상처 난 부위에 된장 붙이는 것을 봤지만, 부작용으로 고생하는 사람은 한 사람도 보지 못했다. 나은 자리에 흉터는 남더라도 상처만은 깨끗이 나았다. 이런 경우는 필자만이 아니고, 농촌에 오래 살았던 사람이라면 어린 시절 직접 경험했거나 아니면 구경이라도 했을 것이다. 묵은 된장이 효과가 더 좋은 것은 된장이 발효되는 과정에 항균성분의 효소균이 더 많이 증식되기 때문이다.

간장을 뜨고 남은 메주건더기로 담근 된장은 메주의 성분이 간장으로 빠졌기 때문에 맛과 영양분이 적지만, 메줏가루에 밀이나 보리, 볶은 콩가루 등을 넣고 띄워(발효) 만든 막장은 1차 식품 중에서도 양질의 영양식품이다.

소금을 많이 넣어서 된장이 너무 짜면 된장의 고유 맛을 느끼지 못한다. 생된장으로도 능히 먹을 수 있을 정도로 짜지 않아야 한다.

된장에 수분이 적어서 굳어졌을 때는 메주콩을 삶을 때 나오는 메줏물을 넣으면 잘 굳지 않는다. 여기에 고추씨나 마른고추를 빻아서 넣으면 고추씨에 많이 들어 있는 칼륨 성분이 성인병을 예방하는 좋은 영양소가 된다.

이렇게 만든 된장으로 찌개를 끓이면 그 맛은 일품이다. 된장의 영양가를 더 높이고 맛있게 먹으려면 생된장에다 밥물을 몇 순가락 떠 넣고 깨소금을 조금 넣으면 상추쌈에는 두말할 것도 없고, 그대로 먹어도 일류에 속하는 영양식품이 된다.

이 글을 읽는 독자 가운데는 남자가 시시콜콜 한 것까지 다 안다고 할지 모르겠지만, 필자는 여름 한 철 내내 이 된장만 갖고 20년 동안 살아온 사람이다.

여름에 인가도 없는 깊은 산골짜기에 벌통을 가지고 들어가면 싸리꽃이 질 때까지 보통 2개월은 그곳에 있게 된다. 교통이 불편한 곳(울산시 울주군 두서면 내와리 탑골)에 갔을 때는 10km를 걸어 나와야 시장을 볼 수 있었다(현재는 교통이 좋아졌음). 이런 곳에서는 부식을 자급자족하는 것이 상책이다. 천막을 친 다음 날에는 제일 먼저 50㎡(15평) 정도의 땅을 갈아 거기에 갖고 간 무씨와 배추씨를 뿌려두고 10일 정도 지나면 파릇파릇한 무청 잎을 먹을 수 있었다.

배추에는 비타민과 미네랄 성분이 적어 뒷맛이 없고 싱겁지만, 무청을 된장에 푹푹 찍어 먹으면 그 맛은 일품이다. 그 속에는 비타민과 미네랄이 많아서 씹으면 씹을수록 입안에 감도는 고소한

무청과 배추의 영양성분 비교(가식부 100g당)

성분 식품명	칼로리 (kcal)	단백질 (g)	지질 (g)	탄수화물 (g)	섬유소 (g)	회분 (g)	무기질				비타민			
							칼슘 (mg)	인 (mg)	철 (mg)	나트륨 (mg)	칼륨 (mg)	베타카로틴 (μg)	B_1 (mg)	B_2 (mg)	니아신 (mg)	C (mg)
무 청	19	2.0	0.2	4.5	1.0	1.5	249	35	3.0	36	273	2210	0.05	0.10	0.6	75
배 추	10	0.9	0	3.0	0.7	0.5	37	25	0.5	32	239	1	0.06	0.03	0.5	17

[자료: 식품성분표 7개정(농촌진흥청 농촌자원개발연구소, 2006)]

뒷맛이 있다.

천막에 찾아온 사람들에게 볼품없는 반찬에다 까칠한 현미밥을 내어놓으면 처음에는 이런 밥을 먹고 어떻게 생활할 수 있는지 의아해하는 기색이 역력히 보인다. 그러나 한 숟가락 뜨고 밥맛을 느끼면 밥 한 그릇은 금세 뚝딱 비우고, 반 그릇을 더 부탁한다. 이것은 필자만이 아니고 모두가 그렇게 먹는데 집에 와서는 그 맛을 느끼지 못했다. 맑은 공기 속에서 맛있게 먹는 음식은 소화가 잘 되지만, 긴장되고 우울한 생활 속에서 식사를 하면 소화가 잘 안 되는 것은 위샘에서 분비되는 염산과 소화효소인 펩신의 분비가 적어져 소화에 지장을 주기 때문이다.

분비되는 소화액도 사람의 감정에 따라 달라지므로 유쾌하고 즐거운 식사를 하면 소화액의 분비가 촉진되어 소화능력을 높여준다. 기분이 안 좋고 마음이 언짢을 때는 식사를 하지 않는 것이 오히려 건강을 위해서는 더 좋은 방법이다.

예전에 우리의 된장 문화에 찬물을 끼얹는 보도가 한번 있었다. 1969년 미국의 데이비드 실(David J. Seel) 박사가 메주의 곰팡이에서 분비되는 아플라톡신(Aflatoxin)이 암을 유발하는 발암물질이기 때문에 한국인의 위암발생이 높다는 연구 내용이 시사주간지 타임지에 발표되자 된장을 좋아하는 많은 사람들에게 긴장감을 주었다.

이 연구는 박사가 조사했던 위암환자들이 정상인보다 된장을 선호하고 있고, 먹었던 된장 중에 아플라톡신을 생성하는 초록 누룩곰팡이가 발견되었다는 원시적인 역학조사를 토대로 한 잘못된 연구결과였지만, 세계적인 잡지에 실리면서 한국의 전통식품인 된장이 암을 유발하는 식품으로 왜곡된 것이다. 된장은 자연 발효하기 때문에 곰팡이가 생길 수 있지만, 발효 숙성 단계에서 발암물질이 대부분 제거되고, 콩 단백질이 발효되면서 암모니아가 생성돼 아플라톡신을 파괴하기 때문에 암을 유발하지 않는다.

당시 이 보도로 인해 된장이 일시적이나마 발암식품 취급을 받기도 했다. 그러나 '우리 조상들이 먹고 건강했다면 그것이 바로 건강식품이다.' 라는 필자의 생각을 바꾸지는 못했다. 된장만을 먹었던 옛날 농촌에는 오히려 암환자가 없었다.

이후 된장에 항암물질이 들어 있다는 반증의 연구결과가 나왔다. 이것을 발표한 사람은 일본 도호쿠(東北)대학의 기무라 슈이치(木村修一) 교수였다. "된장에 들어 있는 지질성분 중 지방산에틸에스테르(FAEEs)가 강력한 발암억제효과를 갖고 있다."고 했다. 특히 된장국 한 그릇에는 한 끼의 식사에서 섭취되는 발암물질의 작용을 억제할 수 있는 양이 함유되어 있다. 된장에는 7~8%의 지질이 함유되어 있으며, 이 지질 가운데 6%가 항암작용을 하는 지방산에틸에스테르이다. 이 성분이 된장 전체에 0.5%나 들어 있다.

이 성분은 발암 억제작용이 매우 탁월해서 된장국 한 그릇에 들어 있는 10mg(1밀리그램은 1천분의 1그램)의 지방산에틸에스테르는 가장 강력한 발암물질의 하나인 벤조피렌 5μg(1마이크로그램은 1백만분의 1그램)의 발암작용을 완전히 막아낼 수 있다.

사람들은 고기를 태우면 발암물질이 생긴다고 탄 고기 먹는 것을 모두 꺼린다. 그러나 쇠고기 1kg을 완전히 태워도 벤조피렌은 1μg밖에 생기지 않는다. 된장국 한 그릇은 쇠고기 5kg을 새까맣게 태웠을 때 나오는 발암물질을 해독시킬 수 있는 위력이 있다. 된장을 즐겨 먹는 사람은 발암물질인 벤조피렌에 대해서는 걱정하지 않아도 된다.

지방산에틸에스테르가 콩에서는 검출되지 않고 된장에서만 검출된 것은 콩에서 분리된 지방산과 효모에 의해서 만들어진 에틸알코올이 결합할 때 생겨난 것으로 기무라 슈이치 교수는 추정하고 있다.

된장은 니코틴 제거에도 탁월한 효과가 있으므로 애연가들은 된장국을 많이 먹는 것이 좋다.

(3) 1차 식품 - 양조식초

필자의 조부께서는 79세에 돌아가셨지만 6·25전쟁만 없었더라면 더 오래 사실 수 있었던 어른이었다. 피난 중에 다리에 부상을 입으시고 2년간 고생하시다가 돌아가셨지만, 부상을 당하기 전까지는 주사 한 대 안 맞으셨고, 병을 모르고 지냈던 분이다.

조부께서 특별히 좋아하셨던 반찬 가운데 하나가 초장이었다. 초장 한 가지만 있어도 밥 한 그릇을 다 잡수셨고, 때로는 초장에 밥을 비벼서 잡수시던 모습은 지금도 생생히 기억하고 있다. 조부께서 건강하실 수 있었던 비결은 남보다 식초를 많이 잡수셨던 것에 있었다고 여긴다.

필자의 양봉장이 있었던 오룡마을(경북 영천시 고경면 오룡2리)의 최명호 씨 조모께서는 연세가 91세인데도 청력, 시력, 치아까지 모두 좋았고, 집안의 자질구레한 일들은 잠시도 쉬지 않고 도와주고 있었다. 하루는 그 집에서 식사를 하면서 "할머니께서는 혹시 신 음식을 좋아하지 않습니까?"하고 여쭤봤더니 "내가 신 음식을 좋아하는 줄 어떻게 아느냐?" 하면서 도리어 반문하셨다. "신 것을 좋아하는 사람들 가운데 장수하는 사람들이 많아서 여쭤본 겁니다."고 대답했다.

그 할머니께서는 남들이 먹지 못할 정도의 신 음식을 좋아하시기 때문에 신 김치는 모두 할머니 차지라고 했다. 할머니가 좋아하는 김치는 너무 시어서 필자는 도저히 먹을 수 없었다.

예로부터 우리 선조들은 '소염다초(少鹽多酢)'라 하여 짠 음식은 적게 먹고, 신 음식을 많이 먹는 것을 건강의 비결로 꼽았다. 식초는 체내에 있는 젖산과 같은 노폐물을 제거하고 소화작용을 도우며, 대장 내 각종 유해 세균의 번식을 억제하는 역할을 한다.

신맛을 내는 식품은 대개 산성이므로 김치나 식초도 산성식품이라 생각하기 쉽다. 그러나 김치의 주원료인 채소에 함유된 칼륨, 구리, 철분, 나트륨 등의 미네랄성분이 젖산과 같은 산성물질을 제거하고, 체액을 알칼리성으로 만드는 역할을 하기 때문에 알칼리성식품에 속한다.

식초도 산성을 띠고 있지만 몸속에 들어가면 알칼리성으로 바뀌는 알칼리성식품이다. 식초 중에서도 과일을 발효시켜서 만든 사과식초나 감식초는 과일의 미네랄성분이 녹아있어서 알칼리성 식품이지만, 빙초산이나 초산을 주원료로 하는 합성식초는 산성식품이다.

식초가 몸에 좋다고 해서 이것을 너무 마셔 위장을 버려놓은 사람도 여럿 보았다. 위가 약하거나 위산과다인 사람이 식초를 많이 마시면, 위산분비를 더욱 촉진시킨다. 그러나 채소무침

알칼리성식품과 산성식품

알칼리성식품		산성식품	
식품의 종류	알칼리도(度)	식품의 종류	산도(酸度)
미역	260.0	달걀노른자	19.2
다시마	40.0	현미	15.5
표고버섯	17.5	다랑어(참치)	15.3
시금치	15.6	닭고기	10.4
바나나	8.8	뱀장어	7.5
토란	7.7	돼지고기	6.2
상추	7.2	땅콩	5.4
당근	6.4	치즈	4.3
딸기	5.6	밀가루	3.5
감자	5.4	새우	3.2
양배추	4.9	맥주	1.1
무	4.6	아스파라거스	0.1
호박	4.4		
고구마	4.3		
연근	3.8		
오이	2.1		
양파	1.7		

[자료: 알칼리성식품의 효용 - 일본여자영양대학 출판부]

에 넣어서 먹는 정도는 별 문제가 없다. 알칼리성인 채소는 위액 분비를 억제하는 작용을 하기 때문이다.

식초는 살균작용도 한다. 밥을 상온에서 오래 보관하려고 할 때는 식초를 약간 뿌려두면 살균능력이 있는 아세트산(초산)이 대장균이나 포도상구균을 사멸시켜 부패가 진행되는 것을 막아 준다.

효소 가운데는 비타민B_1만 골라 파괴하는 효소도 있다. 그 효소가 아뉴리나제(aneurinase)라는 효소이다. 이 효소가 많이 들어 있는 식품은 고사리, 재첩, 미꾸라지, 게, 잉어, 붕어, 조개 등이다. 비타민B_1이 든 음식물과 같이 먹을 때는 식초를 뿌려서 먹으면 효소는 식초에 약하기 때문에 비타민B_1을 파괴하는 일이 없다.

합성식초는 3차 식품으로서 인체에 유해하지만, 곡류나 과실로 만든 천연 양조식초는 1차 식품으로서 인체에 유익한 식품이다.

정신적으로나 육체적인 피로에 지쳐 있는 샐러리맨들이나 수험생들은 4~5도의 양조식초 2숟가락(10~15cc)과 꿀 3숟가락을 물 100cc 정도에 타서 하루 1~2회 마시면 피로를 풀어주는 데는 아주 효과적이다.

2. 2차 식품(영양식품)

2차 식품은 열량영양소(3대 열량영양소: 탄수화물, 지방, 단백질)는 많지만, 그 영양소를 분해·합성하여 인체에 필요한 에너지로 바꿔주는 역할을 하는 미량영양소는 부족한 식품이다.

비옥한 토양의 영양과 태양, 공기의 기운을 받고 성장한 식물에는 모든 영양소가 골고루 함유되어 있고, 이것을 먹는 초식동물이나 잡식동물은 여기에서 에너지를 얻는다. 야생동물은 우리 안에서 가둬두고 키우는 가축에 비해 단백질 함량은 낮지만, 그 대신 비타민과 미네랄의 함량은 높다.

'태양의 영양소'라고 하는 엽록소를 먹지 않고 성장한 동물은 단백질과 지방 함량은 높지만, 비타민B 성분은 적기 때문에 육식을 많이 섭취하는 사람들은 피로를 많이 느끼게 되고 성인병의 발생빈도도 높다.

2차 식품을 위주로 먹는 사람들도 평균 수명은 유지하지만, 대개 한두 가지의 만성질환을 갖고 있다. 그렇다 보니 질병에 걸리게 되면 투병기간도 길어지고 남다른 고통도 더 겪게 된다.

(1) 2차 식품 - 백미

쌀은 오랫동안 먹어도 질리지 않고, 영양 면에서도 다른 곡류에 비해 손색이 없을 뿐 아니라 우수한 단백질도 갖고 있다. 단위면적당 생산량은 밀이나 보리보다도 높고, 수전경작(水田耕作)으로 수확하는 작물이어서 다른 작물보다 퇴비나 비료를 덜 주어도 잘 되는 작물이다.

쌀을 주식으로 하는 민족은 한두 끼 밥을 먹지 못하면 며칠은 밥을 먹지 못한 것처럼 여겨질 정도로 쌀에 대한 애착심이 강하다.

쌀 역시 그만한 대가를 주기에 부족함이 없다. 밥 한 공기(백미밥 210g)에는 탄수화물이 70g 들어 있고, 여기에서 얻을 수 있는 열량은 285kcal이다. 하루 세끼 밥에서 얻어지는 열량이 850kcal 정도 되므로 일상 업무에는 어려움이 없을 정도이다.

같은 중량에서 열량은 백미나 현미나 비슷하다. 그러나 구분도쌀이나 십분도쌀은 도정하는 과정에 배아(胚芽)와 쌀겨층이 완전히 제거되었기 때문에 많은 미량영양소가 버려진다. 백미를 현미와 비교하면 칼슘은 33%, 비타민B_1은 52%, 니아신(niacin)은 58%, 섬유질은 무려 89%나 적은 생명력을 완전히 잃은 쌀이다.

현미의 쌀겨와 쌀눈에는 피틴산(phytic acid)이라는 중금속을 해독하는 물질이 들어 있다. '현미와 백미의 수은 함유량과 체내 잔류량' 표를 보면 현미가 백미보다 수은 함유량은 2배 정도가 많지만, 수은 배출량은 현미가 70배나 높아 현미를 먹는 사람은 체내 수은 잔류량이 훨씬 적은 것으로 나타났다.

현미는 도정을 최소화했기 때문에 농약과 수은의 잔류량은 백미보다 높지만, 독소와 중금속을 흡착해서 배출하는 피틴산과 섬

현미와 백미의 수은 함유량과 체내 잔류량

구 분	현 미	백 미
수은 총 함유량	0.09ppm	0.04ppm
배설물 내 수은량	0.075ppm	0.001ppm
체내 수은 잔류량	0.015ppm	0.039ppm
수은 배설률	83.3%	2.5%

(검사기관: 일본 오사카위생시험소)
[자료: 『지금의 식생활로는 빨리 죽는다』 이마무라 고이치(今村光一) 저]

유질은 현미에 많이 함유되어 있기 때문이다.

현미에 적당한 온도와 습도를 맞춰주고 암세포를 배양하려고 해도 현미에는 베타시스테롤이라는 항암물질이 들어있어서 배양이 되지 않는다. 그러나 같은 조건의 백미에서는 암세포가 무한히 증식된다.

농촌에서 현미밥과 보리밥을 먹을 때는 암환자도 없었고, 당뇨환자도 없었다. 그런데 백미 위주의 식생활을 한 지 10년이 못 되어 마을에서 누가 돌아가셨다 하면 암일 정도로 질병이 증가했다.

탄수화물을 대사시키는 데는 비타민B_1이 절대적으로 필요하다. 백미에는 이런 영양소가 없다 보니 불완전대사가 이뤄져서 몸에는 젖산과 같은 산성물질이 축적되면서 피로가 생긴다. 산성토양에서는 작물이 잘되지 않듯이 우리의 몸도 능률적인 몸이 되지 못하고 일을 좀 하고 나면 다음 날에도 피로가 풀리지 않아 일어나기가 어려워진다. 주말에 쉬어도 월요일이면 도리어 정신적·육체적으로 더 피곤해지는 '월요병'도 실상은 백미를 지속적으로 섭취하는 사람에게 찾아오는 증상이다.

월요병을 호소하는 사람들은 모두 백미 애호가들이기 때문에 그 원인을 먹는 식사에서는 찾지 않고 다른 원인으로 돌려버린다.

백미는 섬유질을 말끔히 없애 버린 쌀이다. 섬유질은 아무 영양가도 없고, 잡균이 우글거리는 장에 들어가도 잘 썩지 않는 물질이다. 그러나 장의 연동운동을 촉진시켜 배변을 원활하게 하고, 대장벽에 붙어 있는 찌꺼기를 흡착해서 배출하는 중요한 역할을 한다.

백미에는 섬유질과 비타민B_1이 거의 없다. 그렇다 보니 옛날에는 많지 않았던 변비가 지금은 농촌에도 많아졌다.

집집마다 신경통이나 두통 환자가 많아진 것도 백미 위주에서 얻은 산성체질에다 미네랄과 비타민의 부족 때문이다. 성인병인 암, 당뇨병, 고혈압, 동맥경화증 같은 환자들이 늘어난 것도 체내에 독소가 많아졌기 때문이다. 백미만 계속해서 먹게 되면 피는 맑지 못하고 탁해진다. 여기에서 얻어지는 부산물이 40대 이후만 되면 찾아오기 시작하는 성인병이다.

백미만을 먹으면 위가 처지는 위하수증(胃下垂症)도 많아진다. 백미에는 소화효소인 아밀라아제도 적고, 조효소제인 비타민B_1도 적어서 많이 먹으면 위에 부담을 더 주게 되고, 소화에도 그만큼 지장을 준다.

매일 정백식을 하면 몸에 산독증이 많아져 두뇌 활동도 저하된다. 입시를 앞둔 가정에서 자녀뿐만 아니라 부모까지도 두통, 불면증, 위장질환 등의 증세가 나타나는 '고3병'을 앓는 것도 알고 보면 백미를 늘 먹는 집에서나 올 수 있다.

월간 『건강다이제스트』 주필을 역임했고 영어학자이자 자연건강전문가였던 안현필(安賢弼) 선생은 질병을 일으키는 근본 원인이 백미에 있다는 것을 밝히기 위해 사재를 털어가면서 소책자를 만들어 무상으로 배포하기도 했다.

"백미만 추방하면 병원마다 만원을 이루는 환자도 줄일 수 있고, 식량도 3분의 1이 절약되므로 쉽게 자급할 수 있어 비싼 수입쌀의 도입도 없게 된다. 이것을 정부가 권장하면 도리어 반감을 살 수 있기 때문에 국민이 자발적으로 나서서 실천할 때 참운동이 된다."고 하였던 분이다.

필자는 먼저 교도소와 군대에서 백미를 추방하고 현미식으로 바뀌어야 한다고 주장하는 사람이다. 그러나 아무리 좋은 방안이라도 계몽되기 전에 실천하면 반감을 살 수 있다. 이렇게 되면 도리어 백미식보다 못해진다. 기분이 나쁘거나 억지로 식사를 하면 위액의 분비량이 적어져서 소화에 지장을 주는 역효과가 나타날 수 있기 때문이다.

교도소 재소자들에게 교정강의(矯正講義) 10시간보다 현미밥 한 끼가 더 낫다는 것이 필자의 주장이다.

백미에는 성격을 차분하게 해주는 망간과 마그네슘, 니아신(비타민B_3) 같은 성분도 없고, 두뇌에 산소 공급을 줄이는 산독증 때문에 성격까지도 나쁘게 만든다.

현미식을 하고 미네랄과 비타민이 많이 든 보리밥을 먹을 때는 가정생활이 어렵더라도 형제간에 우애가 있었고, 부모를 부모로 대접할 줄도 알았다. 그런데 백미식 10년이 못 되어 농촌에서도 아름답던 형제간의 우애가 사라지고, 부모를 학대하는 자식들까지 늘어났다. 핵가족화로 인한 가족 간의 연대의식 상실과 사회적인 문제에서 오는 원인도 있겠지만, 그것보다 더 큰 원인은 미량영양소가 없는 백미생활로 인해 차분하고 느긋한 마음 대신에 신경질적이고 강박해지는 성격으로 변했기 때문이다.

1차 식품을 위주로 생활하고 있는 지리산 밑의 청학동이나 히말라야 산중의 훈자 마을은 우리가 정제하지 않은 전곡(全穀, whole grain)을 먹었을 때와 같이 형제들 간에 우애가 있고, 가정들은 모두가 화목하다.

건강을 지켜주는 현미식은 1차 식품이지만, 백미는 2차 식품에 속한다.

(2) 2차 식품 - 우유

우유는 영양학적으로 우수한 식품이지만 영유아들에게는 모유보다 못한 식품이고, 성인병을 앓는 사람이나 암환자에게는 병적세포(病的細胞)를 확대시키므로 권장할 수 없는 식품이다. 또 몸에 열이 있거나 편도선염을 앓는 어린이들에게는 우유를 마시지 못하도록 하는 의사들도 있고, 아토피환자에게도 금하는 경우가 많다.

포유동물이 생산하는 젖은 종족 번식을 위해서 태어난 새끼들의 먹이이다. 여기에는 어미의 지능과 성격, 품성까지도 닮을 수 있는 영양소도 함께 들어 있다.

돼지는 다산종이어서 새끼를 키우는 데는 단백질이 많아야 하므로 돼지의 젖에는 모유보다 단백질이 4.7배가 많고, 개는 체구보다 많은 새끼를 낳기 때문에 젖의 분비량은 적으나 단백질의 함량은 모유보다 6.7배나 많다. 빨리 성장하는 동물일수록 젖 속의 단백질함량이 높다.

돼지의 젖은 새끼돼지에게 개의 젖은 강아지에게 가장 알맞은 젖이고, 우유는 송아지를 키우는 데 가장 적합하게 만들어진 젖이다.

사람의 경우 신생아의 평균 몸무게는 3~3.5kg이고, 20년이 지나도 평균 체중은 55~77kg밖에 되지 않는다. 그러나 송아지는 태어나면 벌써 35~45kg이나 되어 신생아의 10배가 넘고, 2년이 지나면 성인 체중의 7~8배로 성장하게 된다.

동물 젖에 함유된 단백질 비교

구 분	단백질 함량(%)
사람(모유)*	1.1
말(마유)	2
산양(산양유)*	3.1
소(우유)*	3.2
돼지(돈유)	5.2
개(견유)	7.4

*표시자료: 식품성분표 7개정

우유류(모유, 우유, 산양유)의 영양성분 비교(가식부 100g당)

성분 식품명	칼로리 (kcal)	단백질 (g)	지질 (g)	탄수화물 (g)	섬유소 (g)	회분 (g)	무기질					비타민			
							칼슘 (mg)	인 (mg)	철 (mg)	나트륨 (mg)	칼륨 (mg)	베타카로틴 (μg)	B_1 (mg)	B_2 (mg)	니아신 (mg)	C (mg)
모유	65	1.1	3.5	7.2	–	0.2	27	14		15	48	12	0.01	0.03	0.2	5
우유	60	3.2	3.2	4.7	0	0.7	105	89	0.1	55	148	12	0.04	0.14	0.1	1
산양유	63	3.1	3.6	4.5	–	0.8	120	90	0.1	35	220	0	0.04	0.14	0.3	0

[자료: 식품성분표 7개정(농촌진흥청 농촌자원개발연구소, 2006)]

소는 빨리 성장하는 대신 수명은 20년에 불과해서 사람보다 60년이 짧다. 빨리 성장하려면 양질의 단백질이 요구되고, 골격을 형성하는 뼈가 튼튼해지고, 외부의 적과 싸울 때 필요한 무기인 뿔이 자라려면 칼슘은 절대적으로 필요하다. 이러한 원인 때문에 우유는 모유보다 3배나 많은 단백질과 4배나 많은 칼슘을 갖고 있다.

소는 주인의 말을 몇 가지 정도 알아들을 수 있는 지능밖에 없다. 이랴(앞으로), 워(정지), 어디(오른쪽으로), 저라(왼쪽으로) 이 정도의 말만 듣고 움직여도 영리한 소에 속한다. 이런 말을 알아들었던 소는 쟁기를 끌었던 소였지만, 이제는 쟁기질을 안 한 지가 오래되어서 이런 말을 알아들을 줄 아는 소는 강원도 오지에나 있을까? 지금은 거의 없다시피 하다.

요즘 소들은 체격은 커도 말을 알아듣지 못하기 때문에 사람이 앞에서 고삐를 잡고 끌어야만 일을 시킬 수 있다. 소의 지능은 몇 마디 알아들을 줄 알면 충분하므로, 두뇌작용에 필요한 요오드, 비타민C, 망간, 레시틴 같은 영양소는 극소량만 우유에 들어 있

모유와 우유의 포화지방산과 불포화지방산 비교

(단위: g/100g)

성분 식품명	주요 포화지방산			주요 불포화지방산		
	팔미트산	미리스트산	스테아르산	올레산	리놀레산	리놀렌산
모유	20.5	5.5	6.8	36.4	15.0	2.1
우유	30.4	9.3	14.9	28.6	3.4	0.3

* 포화지방산은 과하면 콜레스테롤 수치를 높여 동맥경화의 원인이 되지만, 불포화지방산은 콜레스테롤 수치를 낮추는 역할을 한다. 모유는 우유보다 포화지방산 함량은 낮고 불포화지방산 함량은 더 높다.

[자료: 식품성분표 7개정(농촌진흥청 농촌자원개발연구소, 2006)]

다. 여기에 들어 있는 칼슘도 송아지 성장에 좋은 영양소는 될 수 있어도 동물보다 몇 배나 더 정교한 사람에게까지 적합한 칼슘이라고는 할 수 없다.

어린아이들이 너무 일찍 걸으면 커서 걸음걸이가 좋지 않고, 신체 구조상 다리가 휘거나 키 성장에 나쁜 영향을 미치기 때문에 대개 첫돌이 지나서 걸음마를 시작한다. 사람은 송아지처럼 빨리 걷지 않기 때문에 모유에는 우유보다 단백질도 적고 칼슘의 함량도 적은 것이다.

그러나 인간은 만물을 다스릴 수 있는 지능이 필요하므로 모유에는 우유보다 탄수화물이 배나 더 들어 있다. 모유에 있는 탄수화물은 주로 젖당으로서 이것이 분해될 때는 포도당과 갈락토오스(galactose)가 된다. 갈락토오스는 사람의 뇌 신경세포를 구성하는 주요성분 중의 하나이다.

뇌에는 탄수화물과 산소가 결부될 때 글루탐산(glutamic acid)을 분해·합성시킬 수 있는 에너지가 나온다. 그러나 송아지는 사람만큼 두뇌신경에 세포를 형성할 필요가 없으므로 우유에 든

모유와 분유(우유)를 먹고 자란 어린이의 차이점

모유로 키운 어린이	분유(우유)로 키운 어린이
남에게 주기를 좋아하고 친구가 많다.	욕심이 많아서 혼자 갖기를 원한다.
무분별한 행동은 잘 하지 않는다.	때로는 엉뚱한 행동을 잘 한다.
신체는 약해도 잔병치레가 적다.	신체는 비대한데 잔병치레가 많다.
깊은 사고력을 갖고 있다.	깊은 사고력이 떨어진다.
지구력은 떨어져도 일은 능률적으로 한다.	묵묵히 일하는 지구력은 강하다.

* 이 내용은 필자가 모유와 분유를 먹고 자란 어린이들을 관찰하며 작성한 것임.
 (분유(우유)에는 소의 성품이 많음)

탄수화물은 모유보다 질도 떨어지고 함량도 적다.

모유에는 우유보다 두뇌에 필요한 미량영양소가 더 들어 있고, 병원균을 막을 수 있는 면역성 물질도 더 함유되어 있기 때문에 적어도 생후 6개월까지는 모유를 먹이는 것이 좋다.

모유는 두뇌발달뿐만 아니라 인격 형성에도 도움을 주므로 모유는 인간에게 1차 식품 중에서도 가장 우수한 1차 식품이다.

우유는 송아지에게는 1차 식품이 될 수 있어도 인간에게는 2차 식품밖에 될 수 없는 식품이다.

3. 3차 식품(유해식품)

3차 식품은 체내에서 물질대사를 통해 에너지를 생성할 때 필요한 비타민, 미네랄, 효소는 없고, 그 대신 인공색소나 합성보존료 같은 화학물질이 첨가된 식품이다. 이러한 식품은 다량 섭취하거나 장기간 먹으면 인체에 해를 줄 수 있다.

3차 식품을 위주로 한 식생활을 1년간 지속하게 되면, 영양의 불균형과 유해물질로 인해 신경계통이나 두뇌계통의 질환을 갖게 된다. 헤모글로빈의 부족으로 빈혈이 생기고, 칼슘과 마그네슘, 망간, 니아신의 결핍에 의해 두통이 생기며, 유해물질로 인해 정신적인 문제도 나타난다.

식품첨가물 중에서 방부제 역할을 하는 산도조절제에는 각종 화학물질이 혼합되어 있고, 인공향료도 수십 가지의 화학성분이 섞어져서 만들어진다. 그 외에 수많은 인공첨가물이 함유된 3차 식품을 과다 섭취하면 우리 몸에 나쁜 영향을 미치게 된다.

진열대 위에 오래 두어도 변질하지 않는 식품을 만들려면 방부제를 넣어야 하고, 소비자의 눈길을 끌기 위해서는 인공색소도 첨가된다.

3차 식품은 산업이 발달하면서 생겨난 식품들이다. 식품공업이 발달한 나라일수록 심장병, 고혈압, 암, 류마티스 관절염 환자가 많고, 이런 질병보다 더 많은 것이 정신질환이다. 하버드의대 조사 결과에 의하면 미국에서 정신질환(불안장애와 우울증 포함)을 앓는 사람이 전체 성인의 26.4%나 된다고 했다(2004년).

청소년 범죄가 해마다 늘어나고 성격마저 포악해지는 원인 중의 하나는 3차 식품의 섭취 증가에 있다. 대학 입시 재수생들 가운데 절반이 두뇌질환을 갖고 있는 것도 2차 식품을 위주로 한 식생활과 3차 식품의 과다섭취에 의한 결과이다.

(1) 3차 식품 - 백설탕

예전에 모 제당회사(製糖會社)의 중견간부 되시는 분과 한 사무실에서 장시간 설탕에 대해 담론한 적이 있었다. 그분은 "우리나라의 1인당 연간 설탕소비량은 아직 세계 평균(20kg)의 절반 정도인 10.2kg에 불과합니다. 미국(36kg)에 비하면 3분의 1정도이고, 세계에서 가장 많이 소비하는 쿠바(66.6kg)에 비하면 6분의 1밖에 안 됩니다." 그 후 필자가 알아본 바로는 아프리카의 자이레(현 콩고)는 2.7kg, 우간다는 1.4kg이었다.(국제설탕협회(ISO) 자료에 의하면 2005년 한국인의 1인당 설탕 연간 소비량은 26kg이며, 일본은 18.8kg, 미국은 31.3kg, 유럽은 36.5kg이다.)

"백설탕을 만드는 과정에서 표백제는 일절 사용하지 않으며, 원당(原糖)을 세척, 용해하고 활성탄(숯)을 이용한 탈색·정제공정을 통해 희게 하고 있습니다. 쌀을 더 도정하면 백미가 되듯이 원당의 불순물을 모두 제거한 것이 백설탕이므로 인체에 해롭지 않습니다."고 했다.

"정제한 백설탕과 정제하지 않은 흑설탕(사탕수수 즙액을 그대로 졸여서 만든 설탕)을 먹었을 때 미각적으로 오는 감각 차이

가공 당류의 영양성분 비교(가식부 100g당)

성분 식품명	칼로리 (kcal)	단백질 (g)	지질 (g)	탄수화물 (g)	섬유소 (g)	회분 (g)	무기질					비타민			
							칼슘 (mg)	인 (mg)	철 (mg)	나트륨 (mg)	칼륨 (mg)	베타카로틴 (μg)	B_1 (mg)	B_2 (mg)	니아신 (mg)	C (mg)
산당화엿	293	0.1	0	75.7	0	0	1	1	0.2	2	4	0	0	0	0	0
사탕(박하)	376	0	0	97.1	0	0	1	1	0.1	3	1	0	0	0	0	0
백설탕	387	0	0	99.9	0	0	3	0	0.3	2	3	0	0	0	0	0
갈색설탕	385	0.1	0	99.4	0	0.2	18	0	0.5	8	62	0	0	0	0.1	0
흑설탕	376	0.2	0	97.0	0	0.6	32	3	0.7	19	147	0	0.02	0.01	0	0

*백설탕은 사탕수수 원당을 정제한 것, 갈색설탕은 백설탕에 당밀을 추가한 것, 흑설탕은 갈색설탕에 카라멜 색소를 첨가한 것

[자료: 식품성분표 7개정(농촌진흥청 농촌자원개발연구소, 2006)]

는 없습니까?" 하고 물어보았다.

"사탕수수나 사탕무에서 짜낸 즙액을 끓여서 만든 흑설탕이 구수한 맛과 향이 더 풍부합니다."

"그것은 미량영양소가 들어 있다는 중요한 증거입니다. 저는 농사를 직접 경작하고 있는 사람이어서 채소를 먹어보면 퇴비를 넣고 경작한 것인지, 아니면 화학비료만 주고 경작한 것인지 분별해 낼 수 있습니다."

"그것을 어떻게 알아낼 수 있습니까?"

"퇴비를 넣고 경작한 채소에는 화학비료만 주고 경직한 채소보다 배나 많은 미네랄이 들어 있습니다. 퇴비를 넣고 경작한 채소를 씹으면 섬유질이 많아 좀 질긴 감은 있지만, 씹히는 식감이 좋고 구수한 뒷맛이 있습니다. 그것보다 쉽게 알 수 있는 것은 현미밥은 밥솥 뚜껑을 열면 구수한 맛이 강하게 풍기지만, 백미밥에는 그러한 것이 적습니다."

백설탕 100g의 열량은 387kcal이다. 사람이 에너지를 발산할 때는 에너지대사를 돕는 보조영양소인 비타민B_1이 필요하다. 이 영양소가 백설탕에는 없기 때문에 심장, 신장, 간, 신경조직 등에 축적되어 있던 비타민B_1을 빼앗아 가므로 이러한 기관의 기능을 약화시킨다. 그리고 칼슘이 필요할 때에는 치아나 골격에서 빼앗아 간다. 이런 원인으로 아이들의 치아에 충치가 잘 생기고, 뼈가 약해져 골절상을 잘 입는다.

피로할 때 설탕물을 마시면 순간적으로 피로가 풀리는 것 같지만, 시간이 지나면서 더 피곤해진다. 그것은 간에 글리코겐으로 저장되었던 당분이 필요에 따라 조금씩 방출되고, 미량영양소가 없는 백설탕은 많이 저장시킬 필요가 없어서 도리어 그것이 줄어들기 때문이다.

　백설탕을 많이 먹는 가정의 아이들은 대부분이 충치를 갖고 있다. 그러나 사탕수수 산지에 사는 어린이들은 매일 사탕수숫대를 씹으면서 단물을 빨아 먹지만, 이들에게는 충치가 없다고 한다. 백설탕에는 다른 영양소가 거의 없지만, 사탕수수 즙액에는 미네랄과 비타민 같은 천연 영양소가 파손 없이 그대로 들어 있기 때문이다.

　자연환경의 파괴는 지구온난화와 생태계의 혼란을 일으키듯이 식품이 자연의 본질을 상실했을 때 인간에게 돌아오는 것은 고통스러운 질병뿐이다.

　교육과학기술부가 2008년 초중고교 학생 7만여 명을 대상으로 실시한 정신건강 선별검사 결과에 의하면, 12.9%가 정밀검진이 필요한 것으로 나왔다. 정밀검진이 필요하다는 것은 우울, 불안, 주의력결핍과잉행동장애(ADHD), 비행, 인터넷 중독, 섭식장애 등 정서나 행동에 문제가 있다는 것을 뜻한다. 학년이 올라갈수록 정밀검진이 필요한 학생들이 늘어난 것은 입시 부담으로 인한 스트레스와 불규칙한 식습관, 3차 식품의 선호가 주된 요인이다.

　오래전 자료이지만, 경북대 보건대학원 이성국(李誠國) 교수팀이 사설학원에서 수강 중인 남자재수생 544명을 대상으로 조사한 보고서에 의하면 남자재수생의 절반 이상이 피로, 우울증 같은 정신질환을 앓고 있었다. 그 중 22.8%가 불규칙한 식생활의 잘못에서 온 것으로 나타났다.

　불규칙한 식생활을 하는 학생들은 대부분 매점에서 콜라나 빵으로 식사로 때우는 경우가 많았다. 탄산음료 한 캔에 들어 있는 당의 함량은 약 20~30g이나 되고, 파이나 빵의 설탕 함량도 10%가 넘는다.

음식을 통한 칼슘과 인의 적절한 섭취 비율은 1:1~2:1일 때 효과적이다. 이 비율일 때 인이 칼슘의 흡수를 도와 뼈를 튼튼하게 만든다. 그러나 탄산음료나 설탕이 많이 든 식품을 많이 섭취하게 되면 체내에 있는 칼슘(알칼리성)을 빼앗아 가서 인(산성)이 과잉상태가 되기 때문에 칼슘과 인의 균형이 깨어지면서 산성체질이 된다.

설탕의 과도한 섭취는 혈액 내의 칼슘 농도를 저하시키고, 유해물질을 만들어 혈액의 균형을 잃게 하므로 당뇨병, 고혈압, 고지혈증, 동맥경화증 같은 질병의 발생률을 높일 뿐 아니라 류마티스 관절염과도 무관하지 않다.

설탕에 관해서는 "인류의 건강을 해치려고 악마가 준 선물이며, 그가 보낸 충실한 심부름꾼이다." 이렇게 혹평하는 학자들까지 있다.

입시 공부에 열중하는 자녀를 보면 애처롭기도 하고 측은한 생각이 드는 것은 부모들의 한결같은 마음이다. 그러나 피로에 지쳐가면서 공부하는 자녀들에게 조금이라도 도움을 준다고 설탕을 많이 넣은 식품이나 음료를 공급하는 것은 오히려 건강을 해치는 결과가 된다.

이때 꿀물에다 현미식초나 사과식초를 타서 마시게 하는 것은 피로를 빨리 푸는 한 방법이지만, 실천해보라고 권해도 선뜻 시행하는 사람은 적다.

(2) 3차 식품 - 화학조미료

우리가 매일 먹다시피 하는 화학조미료(글루탐산나트륨(MSG))가 두뇌발달에 좋은 물질로 여기고, 한때 너무 과잉 섭취하는 경우도 있었다. 이것은 일본 게이오대학 의대교수인 하야시 다카시 박사가 1958년 그의 저서 『두뇌』에서 "아지노모토(MSG가 주성분인 화학조미료)를 먹으면 머리가 좋아진다."고 했기 때문이다. 의대 교수이자 뇌 생리학자의 주장이었기 때문에 많은 사람들이 믿고 따라 먹었다.

일본의 한 여자 약사는 태어날 아기를 천재로 만들려고 임신기간에 매일 많은 양의 화학조미료를 섭취했는데 이로 인해 결국은 정신지체아를 낳게 되었다는 일례까지 있다.

한때는 두뇌에 좋다고 여겼던 글루탐산나트륨(MSG)이 반(反)영양물질로 인체에 해롭다는 것은 근래에 와서야 밝혀졌다. 그러나 우리가 먹는 인스턴트음식마다 MSG로 만든 화학조미료가 함유되어 있다 보니 그 맛에 길들여진 현대인의 미각이 화학조미료의 소비를 증가시키고 있다.

1964년 우리나라 국민 1인당 일일 화학조미료 소비량은 0.316g이었지만, 2002년에는 3.9g으로 증가하였다. 세계보건기구(WHO)와 미국식품의약국(FDA)이 설정한 섭취허용량 6g에는 아직 못 미치고 있으나 1964년도에 비해 1일 소비량이 12배 이상 늘어난 것을 비교한다면 그 수치에 도달하는 일도 그리 멀지 않을 것으로 보인다.

'소비자문제를 연구하는 시민모임'이 유니세프(UNICEF)의 지원을 받아 2개월간(1985. 9~11) 150가구를 대상으로 화학조미료 섭취량을 조사한 바에 의하면 "조사대상 가정의 19%가 세계보건기구 허용기준치를 초과하였고, 허용기준치의 3배가 넘는 16.16g까지 섭취하는 가정도 있었다."고 했다.

세계보건기구는 지난 1972년부터 어린이의 하루 화학조미료의 섭취허용량을 3g으로 규제하고, 생후 1년 이내 영아의 섭취는 금지하는 등 엄격한 규제를 권하고 있다.

60년대 후반부터 화학조미료 섭취 증가로 인체에 이상증세가 발생하면서 화학조미료의 인체 유해성에 대한 논란이 대두하기 시작했다. 1968년 중국계 미국인 의사인 '로버트 호만 곽(Robert Ho Man Kwok)' 씨가 뉴욕에 있는 한 중국 음식점에서 음식을 먹고 난 후 목과 등, 팔이 저리고 마비되는가 하면 구토를 하고 현기증으로 노곤해지는 증상을 보였다. 2시간이 넘게 괴로움에 시달렸던 그는 의학전문지에 이 사실을 기고했고, 이후 비슷한 일을 겪었다고 주장하는 사람들의 의견이 잇따랐다.

이 증상은 「중국음식점 증후군(CRS, Chinese Restaurant Syndrome)」이라고 명명됐고, 중국 음식 제조 과정에 사용된 화학조미료의 MSG 성분이 원인인 것으로 추정되었다.

워싱턴대 의대 정신과 교수인 존 올니(John W. Olney) 박

국내 화학조미료 생산량 및 1인당 하루 화학조미료 소비량 추이

[단위: 톤(t)]　　　　　　[단위: g]

연 도	화학조미료 생산량	연 도	1인당 하루 화학조미료 소비량
1999	70,386	1964	0.316
2000	95,742	1974	1.9
2001	96,641	1984	3.4
2002	101,426	2002	3.9
2004	109,251		
2006	112,022		

[자료: 통계청]　　[자료: 대전충남녹색연합]

사의 실험결과에 의하면 "생후 얼마 되지 않은 생쥐에게 MSG를 체중 1kg당 0.5g의 비율로 피하주사하면 뇌세포가 부풀거나 신경세포가 파괴된다."고 했다. 이것은 피하주사뿐만 아니라 경구투여에도 같은 현상이 일어났고, 생쥐, 토끼, 어린 원숭이를 대상으로 한 모든 실험에서 MSG가 중추뇌신경 조직을 파괴하는 민감성을 보였다. 어린이 이유식에는 조미료를 사용하지 않는 것이 좋고, 두뇌를 많이 사용하는 사람일수록 화학조미료를 될 수 있는 한 섭취하지 않는 것이 좋다.

오늘날 학생들의 시력이 급격히 나빠지는 원인은 어디에 있는가?

식당 중에서도 유달리 음식 맛이 좋은 곳이 있다. 이 중에는 대다수가 천연조미료 대신 화학조미료를 사용해서 맛을 내고 있다. 그렇다고 보면 적은 양을 사용해서 맛을 내는 것이 아니라 많은 양을 사용해서 맛을 낸다고 볼 수 있다.

직장인들이나 대학생들의 경우 화학조미료를 많이 넣은 식당 음식을 하루 한두 끼 계속 사 먹다 보면 시력도 나빠지고, 건강에도 좋지 않은 영향을 미치게 된다.

친지의 아들이 갑자기 안경 낀 것을 보고 "자네 언제부터 안경 썼는가?" 했더니 "하숙하고 1년이 지난 뒤부터였습니다."라고 대답했다.

"그 집 음식 맛이 좋아서 내내 그 집에 있었구나."
"네"
"그 집 학생들 가운데 반은 안경을 썼지?"
"그것은 왜요?"

"그 집에서 많이 사용한 화학조미료가 자네에게 안경을 끼게 했을지 모르니 하숙집을 다른 데로 옮기라."고 일러준 적이 있다.

오늘날 초등학생들의 시력이 급격히 나빠져서 얼마 떨어져 있지 않은 벽시계 숫자를 못 알아보는 것도 TV와 컴퓨터, 만화책 탓으로만 전가하고 있다. 거기에도 일부 원인이 있겠지만, 그것보다 더 큰 원인은 식생활의 잘못에 있다.

옛날에는 80대 노인이 호롱불 앞에서 돋보기안경도 쓰지 않고 물레에서 잣은 굵은 실을 바늘귀에 꿰는 것을 보았고, 밤늦게까지 호롱불 밑에서 베틀에 앉아 베를 짜는 여인들도 보았다. 호롱불의 밝기가 약해서 눈이 나빠진다면 옛날 사람들은 모두 눈이 나빴을 것이다.

농촌에서 안경을 끼는 학생들이 급격히 늘어나기 시작한 것은 80년대에 들어와서부터 이다. 이러한 현상을 소득수준이 향상되었기 때문에 안경 착용이 늘어났다고 말할 수 있을까?

시력을 저해하는 3차 식품을 먹지 않고, 1차 식품 위주의 식생활로 바꾸면 장시간 TV를 보고 컴퓨터를 사용하거나 독서를 아무리 많이 해도 시력은 나빠지지 않는다는 것이 필자의 지론이다.

눈이 소비하는 영양소만큼 필요한 영양소를 공급하지 못하기 때문에 소비와 공급의 균형이 깨어지면서 시력이 나빠진 것이다. 필자는 이것을 지리산 밑에 있는 청학동(「청학동의 식생활」 참조)에 가서 재확인할 수 있었다.

시력을 좋게 하는 데는 불고기 한 접시보다는 유기질이 많은 토양에서 생산된 당근 한 개가 더 유효하고, 백미밥 열 그릇 먹는 것보다 현미밥 한 그릇이 더 낫다. 고기 한 덩어리보다는 오히려 채소 한 접시가 암이나 당뇨, 성인병에는 더 유익하다는 사실을 알아야 할 것이다.

일류대학의 학생들 가운데 절반이 안경을 쓰고 있다. 안경을 쓴 것이 수재형(秀才型)으로 보일 수도 있지만, 식생활을 개선하면 아이들에게 얼굴에 반이나 차지하는 커다란 안경은 씌우지 않아도 될 것이다.

어린아이들이 시력이 나빠져서 안경 쓰는 것을 TV나 컴퓨터, 만화책의 책임으로 전가할 것이 아니라 잘못된 식생활로 인해 생긴 부작용임을 깨달아야 할 것이다. 식생활이 바뀌지 않으면 앞으로 가면 갈수록 안경 낀 학생들은 더욱 늘어날 수밖에 없다.

(3) 3차 식품 - 인스턴트식품(instant食品)

바쁘게 생활하는 현대인들에게는 식생활 유형도 빠르게 변하고 있다. 바쁜 생활에 맞추기 위해 간편한 인스턴트식품과 패스트푸드를 자연스럽게 찾다 보니 해를 거듭할수록 이런 식품의 소비량은 더욱 증가하고 있다.

우리나라에서 처음 인스턴트식품을 개발하기 시작한 것은 63년 삼양식품이 일본으로부터 기술을 도입하여 라면을 생산한 것이 첫 시초였다. 지금은 라면 한 종류뿐 아니라 다양한 인스턴트식품들이 나오고 있어서 많은 사람들의 구매 욕구를 자극하고 있다.

이런 현상은 비단 우리나라에만 국한된 것이 아니라 세계적인 추세이다. 이렇게 될 수밖에 없는 것은 국민소득의 증가와 함께 레저활동이 활발해졌고, 시간을 절약하기 위해 간편한 조리를 원하는 주부들이 많아지면서 가공식품의 소비가 늘어났기 때문이다. 이런 식품의 수요는 산업이 발달하고 소득이 향상될수록 증가하게 된다.

60년대 뜻있는 학자들 중에 "사람들이 편리만을 찾아, 가공식품이 지금과 같은 추세로 발전해 가면 어머니의 구수한 된장 맛도 잃게 되는 날이 올 것이다."고 한 것이 얼마 지나지 않아 현실화되었다. 모든 것이 이러한 방향으로 나아가다 보면, 얻어지는 이익보다 도리어 잃는 것이 더 많아질 수 있다.

어머니들끼리 햇장을 담그고 나서 장맛이 들 무렵 누구 집 장맛이 더 좋은가 비교하며 나눠 먹던 정(情)도 핵가족화, 아파트화 되고부터는 없어지고 있다.

여기에 부식마저 인스턴트화 된다고 하면 "우리 엄마 된장찌개 맛이 최고야!" 하면서 엄마의 음식 솜씨를 자랑하는 자식들은 얼마나 될까? 장맛처럼 따뜻하고 훈훈한 가정의 분위기도 점차 사라질 것이다.

70년대만 해도 가정마다 음식의 특성이 살아 있었는데, 그러한 음식의 맛이 화학조미료에 밀려나고부터는 어느 집이고 음식 맛이 거의 대동소이(大同小異)해졌다.

오늘날 부모의 맞벌이 때문에 식사를 패스트푸드나 인스턴트 식품으로 때우는 중·고등학생들이 매년 급증하고 있다. 가공식품을 좋아하는 학생일수록 문제아가 되는 확률이 높고, 두뇌의 기능도 저하된다.

산패된 기름으로 조리한 음식일수록 산성체질을 더 유발할 수 있고, 성격마저 난폭해질 수 있다. 그렇지만, 어머니가 차려주는 음식을 먹고 성장한 자녀들은 은연중에 어머니의 사랑을 느끼게 되고, 어머니의 정을 받아먹고 자란 자식은 어긋난 길로 빠지려야 빠질 수 없는 자식이 된다.

　백미가 현미보다 영양학적으로 못하지만 그래도 인스턴트식품보다는 나은 식품이다. 반찬은 백미에서 얻을 수 없는 영양소를 다소 보충할 수 있다. 인스턴트식품은 학생들에게 정서적인 면에서도 좋지 않을 뿐 아니라, 영양학적인 면에서도 좋지 않다. 이러한 식품은 건강식인 1차 식품이 아니고, 장기간 섭취했을 때 질병을 가져다줄 수 있는 3차 식품이다.

　저명한 영양학자인 독일 킬대학의 발터 펠드하임(Walther Feldheim) 박사는 그의 논문에서 "서구사회에서 영양과잉과 과체중이 사회 문제화 되는 근본원인은 냉동가공식품과 통조림이 서구인의 식생활을 바꿔놓았기 때문이다. 인스턴트식품의 등장으로 음식마련이 손쉬워진 것도 한 원인이다. 서구인들은 총열량의 50%를 지방에서, 20%를 설탕에서 취하는 나쁜 식습관을 갖고 있다."고 했다.

　인스턴트식품은 천연식품과 비교하면 비타민, 미네랄 등이 부족하다. 1982년 일본 후생성 조사에 의하면 학생들이 즐겨 먹는 햄버거, 어묵 등은 집에서 직접 조리해 먹는 천연식품보다 단백질, 비타민, 칼슘, 칼륨 등이 모두 부족하다는 결과가 나왔다.

　이에 앞서 1980년 도쿄 초등학교 학생들을 대상으로 조사한 결과에 의하면 맞벌이 부모를 둔 어린이들 중에서 영양결핍자가 많았다. 이들 대부분이 하루 2회 정도는 인스턴트식품을 즐겨 먹고 있어서 영양적으로는 불균형 상태였다. 이들의 부모들은 누구보다 교육수준이 높고, 부족함이 없는 좋은 환경에서 생활하고 있었지만, 그런데도 비행소년들이 많았다. 인스턴트식품을 좋아하는 학생치고 산성체질이 아닌 자가 없고, 산성체질을 가진 사람치고 성격 좋은 사람 또한 없다.

인스턴트식품을 장기 보존하기 위해서는 방부제, 살균제, 산화방지제를 쓰고, 맛을 내기 위해서는 합성감미료를 다량 첨가할 수밖에 없다고 한다. 그뿐만 아니라 시각적 효과를 높이려고 합성착색료를 쓰는 것은 보통이고, 이 밖에도 표백제, 인공향료, 피막제(皮膜劑) 같은 인공첨가물도 사용한다.

인공첨가물은 관계기관의 허가를 받고 있지만, 장기간 먹었을 때는 부작용이 생길 수 있고, 두뇌에도 나쁜 영향을 준다. 그래서 인스턴트식품은 두 얼굴을 가진 3차 식품이다.

4. 식생활과 정신건강

혈액 내 산과 알칼리의 평형이 깨어져 체액(體液)이 산성화되면, 산소가 부족하게 되어 전 세포에 충분한 영양공급이 되지 못한다. 특히 산소량을 많이 요구하는 두뇌에 젖산과 같은 노폐물이 많은 혈액이 순환하게 되면 가장 민감한 반응을 일으키게 된다. 거기에서 오는 증세가 두통, 우울증, 불안, 강박감 같은 것들이다.

뇌의 무게는 체중의 2%에 불과하지만, 약 140억 개의 뇌신경세포로 구성되어 있고, 인체 산소 소모량의 20%를 차지할 만큼 대사기능이 활발하다. 이때 산소공급이 잠시만 중단되어도 실신

상태가 되고, 여기에서 2~3분만 더 지속되면 생명을 잃게 된다.

산성체질에서는 아무리 노력해도 충분한 양의 산소가 공급되지 않는다. 두뇌를 맑게 만들어 기억력을 높이려면 무엇보다 약알칼리성체질을 만들어 주는 것이 중요하다. 2·3차 식품을 선호하게 되면 칼슘, 칼륨, 마그네슘, 비타민B_1 등이 부족해지면서 혈액의 산성도(酸性度)를 높이게 된다.

혈액의 산성도가 높아지면 먼저 끈기가 부족해진다. 그리고 머리가 무겁고, 기억력도 나빠진다. 이뿐만 아니라 판단하는 분별력까지 흐려지고, 때로는 순간적으로 폭발하는 감정을 억제하지 못해 자신도 모르는 사이에 큰 실수를 하기도 한다.

질병의 70% 정도가 산성체질 때문에 오는 것과 같이 범죄의 발생도 70%가 산성체질에서 오고 있다. 범죄자들에게 통밀을 그대로 빻아 먹이거나 현미를 먹였을 때 재범률이 낮아진다는 사실은 외국의 연구사례에서 찾아볼 수 있다.

1980년 미국 버지니아주 소년원은 수감된 청소년들에게 백설탕을 제한하고 흰빵과 백미 대신에 검은 빵과 현미를 먹였다. 그리고 가공식품보다는 신선한 자연식품을 주고, 고당분·고지방 식품 대신 균형 잡힌 영양식품으로 바꾸어 급식을 시행했다. 그 결과 폭력과 반항적 태도, 규칙 위반 등 반사회적 행동이 48%나 감소하였다고 한다.

범죄자들은 환경이 몹시 어렵거나 아니면 부유한 가정에서 더 많이 발생하고 있다. 그 원인은 가정환경이 나빠 가출하는 청소년들은 음식물을 고루 섭취할 기회가 적어 2차 식품보다는 3차 식품의 섭취가 자연히 많아진다. 부유층 자녀들도 집에서 만들어 주는 음식을 하루 세 끼 다 챙겨 먹는다면 비행청소년은 다소 적어질 수 있다. 그렇지만, 그들은 고단백질, 고칼로리 음식만이 제일 좋은 것으로 알고 벌레마저 싫어하는 십분도의 흰쌀에다 한 달이 지나도 곰팡이조차 피지 않는 빵을 즐겨 먹는다. 고기도 미량영양소가 많이 들어 있는 내장보다는 붉은 살코기의 육질을 좋아하고, 칼슘이 들어 있는 작은 생선을 통째로 먹기보다는 큰 생선의 흰살을 더 좋아한다. 이런 습성들이 산성체질을 만들고 있다.

거기에다 합성보존료, 착색제, 표백제 같은 것이 들어 있고, 설탕이 많이 들어간 3차 식품을 먹이는 것은 비행청소년들을 만드는 데 친절한 안내자 역할을 한다고 보면 된다.

그들의 범죄를 다루는 수사관들은 대부분이 평범한 생활자들이다. 그들은 아무것도 아쉬울 것 없는 부잣집 자녀들이 무엇 때문에 그런 범죄를 저질렀는지 이해할 수 없다고 고개만 갸웃거리는 것도 사실은 산성체질을 모르기 때문이다.

그 원인을 식품과 연관 지어 밝혀 놓은 책들은 거의 없다시피 한다. 그리고 '자연식'이라는 글자만 보아도 히스테리를 일으키는 의사들이 많고, 식품과 성격을 연관시키면 사이비 학설로 인정받을 정도로 외면당하고 있다. 이것은 현재만이 아니고 과거에도 그러했다.

'비타민의 개척자'라 불리는 영국 해군의 군의관 제임스 린드(James Lind)는 당시 영국 해병 사이에 만연한 괴혈병을 레몬과 오렌지 주스로 치료한 후 왕립의학회에다 자신의 시험결과(『괴혈병에 관한 논문(A Treatise on Scurvy)』)를 발표하였으나 병의 완치 원인을 명확히 규명하지는 못했고, 그 당시 모든 질환의 원인은 세균에 의해오기 때문에 식품으로서는 병을 고칠 수 없다는 의학계의 통념 때문에 도리어 의사들로부터 비웃음의 대상이 되었다. 그렇게 수모를 당한 지 수십 년이 지나고, 그가 죽은 다음 해인 1795년에 가서야 린드의 실험이 옳았다는 것을 인정하게 되었다.

미국 하면 국력으로도 세계 최대의 강국일 뿐 아니라 단백질섭취량이나 열량섭취량에서도 세계 일등이고, 가공식품의 소비 면에서도 일등 국가이다.

지금 개발도상국이나 중진국에서는 최대 선진국인 미국의 식생활을 모방하려고 서로 경쟁하고 있고, 일부 상류층에서는 답습한 지 오래이다. 이러한 일류국가 미국이 불행하게도 정신질환자가 많기로 세계에서 일등이고, 범죄율도 세계적으로 높다. 이것은 그들이 매일 먹는 2차 · 3차 식품과도 무관하지 않다.

5. 자살과 식생활

자녀를 둘만 낳고 그만두려고 했는데 필자의 실수로 늦게 딸아이 하나를 더 얻었다. 음력 정월 보름날, 아이들이 산에 달구경하러 올라갔을 때 낳은 딸이다.

그 아이의 둘째 오빠가 "우리가 달구경 하러 갔을 때 태어났으니 이름을 '달님' 이라 부르자!" 해서 호적 명은 따로 지었지만, 집에서는 '달님' 이라고 부르게 되었다.

우리 식구는 모두 음치여서 노래를 잘 부르는 사람이 없는데 이

딸만은 곧잘 노래를 불러 가정 분위기 조성에 좋은 활력소가 되었다. 이 딸아이가 알고 하는 말인지 아니면 싫다는 말의 표현인지는 모르지만 "나 죽어버린다."는 말을 서슴없이 한 적이 있다. '만 세 살짜리가 죽음이라는 것을 알고 하는 말은 아니겠지?' 하면서도 그렇지 않은 것 같았다.

"달님이가 죽어버리면 할머니, 엄마, 아빠, 오빠들 모두가 달님이 죽었다고 엉엉 울 건데…."라고 하였더니 "날 그렇게 좋아해?" 할 때, 죽음을 모르고 하는 말은 아닌 것 같았다.

TV에서 연기자가 피를 흘리면서 일어나지 못하면 "저 사람 죽었지?"라고 묻는 것을 보면 '죽음'을 분명히 알고 있다는 말이다. 세 살짜리 아이가 "죽어버린다."라는 말을 서슴없이 내뱉는 세상에 자살자가 없다면 도리어 이상할 것 같다.

둘째아들이 초등학생일 적에 속이 상하면 신경질적으로 "죽어버리면 되잖아!"라는 말을 할 때는 그것이 비록 무심결에 뱉은 말이겠지만, 부모의 가슴을 철렁하게 하였다.

편식으로 심한 산성체질이었던 이 아이는 성격이 내성적인 편이었다. 그러면서도 보기와는 다른, 확 일어나는 불같은 성격도 갖고 있었다. 때로는 자기 형과 싸워서 분을 억제하지 못하면 돌을 던져 유리창을 깨는 일도 한두 번이 아니었고, 아버지가 있어 그런 행동을 못할 때는 맨발로 마당에 뛰어나가 고함을 지르면서 한참 뛰고 나면 제풀에 꺾여 잠잠해지기도 했다.

이 아이는 때에 따라서는 충동적인 행동을 할 수도 있을 거라는 판단을 하고, 그런 성격을 고치고자 "화분 한 숟가락(3g)씩 먹을 때마다 돈을 100원씩 주겠다."고 했지만, "화분에서 비릿한

풀냄새가 나서 도저히 먹을 수 없다."며 잘 먹지 않았다.

순간적 감정에 의해 자살할 수 있는 사람은 산성체질이다. 체내에 미량영양소가 부족하면 정신적으로 안정되지 못한다. 이런 사람에게는 능히 올 수 있는 일이다.

자살자는 후진국에서는 거의 없고, 선진국일수록 더 많이 발생하고 있다. 후진국 식사는 1차 식품으로써 자연식에 가까운 음식이다. 이들은 곡물도 덜 도정된 것을 먹다 보니 쌀은 현미이고, 밀은 알곡 전체를 빻아서 누런색을 띠는 거친 통밀가루이다. 어디 그뿐인가. 값비싼 육류는 먹을 수 없어서 값싼 채소만을 먹는다. 물도 끓이자면 연료비가 들기 때문에 찬물(생수) 그대로를 마신다.

우리 조상들이 미네랄과 비타민이 많은 보리밥과 채소를 먹고, 사과껍질도 깎아 버리는 것이 아까워서 그대로 먹었던 60년대 이전에는 농촌에 자살자가 없었다. 미량영양소가 없는 정백한 쌀밥과 산성식품인 육류를 많이 먹기 시작한 70년대 후반부터 농촌에도 자살자가 늘어났다. 그것도 오랫동안 고뇌의 눈물을 많이 흘리다가 막다른 기로에서 선택하는 '숙고형 자살자'가 아니라 폭발적인 순간의 감정을 억제하지 못해 일으키는 '돌발형 자살자'들이다.

돌발형 자살자 가운데 한 사람인 O씨는 농촌의 부잣집 3대 독자로 그의 부친은 지방 유지이다. 그의 부친이 아들보고 농약을 빨리 치고 오라고 거듭 재촉하였더니 한번 시키면 될 일이지 신경질 나게 몇 번 시킨다고 논에 뿌리려고 두었던 농약을 마시고 결혼한 지 1년 만에 자살했다. 그 외에도 자살자들은 여럿 있었고, 병원에 가서 목숨을 건진 사람도 몇 사람이나 된다.

두뇌에서의 비타민B와 아세틸콜린의 결여, 망간, 마그네슘, 칼슘, 아연 같은 미네랄의 부족과 인이 많은 곡류, 황이 많은 단백질 음식섭취 등으로 말미암아 체액이 산성으로 변하면서 느긋함과 침착성이 부족하여 이런 일들이 일어난다.

두뇌에 필요한 영양소는 부족하고 그 대신 두뇌 에너지의 소모가 많아지면 식물에 최소량의 법칙(最少量-法則, 식물의 생산량(수량)은 가장 소량으로 존재하는 무기성분에 의해 지배받는다는 법칙)이 있듯이 두뇌에도 '영양소 최소량의 법칙'이 있어서, 정신적으로도 불안과 우울증이 생긴다.

80년대에 들어와서는 우리의 식생활이 너무나 급변했다. 구분도·십분도의 백미에 보리 혼식은 없고, 반찬도 오랫동안 보관할 수 있는 햄, 소시지 같은 가공식품이 많아졌다. 한 끼 식사를 고칼로리의 패스트푸드로 해결하는 청소년들이 늘어났고, 당이 많이 든 음료수와 인스턴트식품을 하루에도 몇 번씩 먹고 있다.

패스트푸드와 인스턴트식품 같은 고칼로리·저영양의 정크푸드(junk food) 섭취가 많아지면서 돌발형 자살자들이 늘어났다. 시험성적이 떨어졌다고 자살하는 학생이 있는가 하면, 부모에게 꾸지람 한번 듣고 아파트에서 뛰어내려 자살하는 학생도 있다. 20대의 일류대학 졸업자가 사법고시에 한번 낙방했다고 자살하고, 부모가 용돈 적게 준다고 자살하는 외동아들도 있다. 이런 사람들은 피가 아주 탁해져서 급격히 뇌에 변화를 줄 수 있는 산성 체질자들이다.

숙고형 자살자는 그렇지 않다. 사업에 실패하여 많은 사람들에게 피해 준 것을 괴로워하면서 그들을 대할 면목이 없는 사람이거나, 오랫동안 병고에 시달리면서 가족들에게는 큰 짐이 된다는 미안함에 힘겨워하는 사람, 또는 사랑하는 애인을 잃고 눈물로 지새우는 고뇌자들이 대부분이다. 이들은 식생활의 개선이나 영양개선보다는 심리요법이나 종교에 전념하는 것이 가장 좋은 처방이 될 수 있다.

우울증 환자가 많이 발생하고 자살률이 높은 북유럽(스웨덴, 노르웨이, 핀란드 등)국가들도 2차 식품인 육식을 좋아하는 민족이고, 대표적인 선진국인 미국도 2차, 3차 식품뿐만 아니라 패스트푸드를 가장 많이 먹는 국가이다. 미국 질병통제예방센터(CDC) 자료에 따르면, 미국인의 자살률은 평균적으로 10만 명당 10~11명 수준이다. 우리나라도 이런 선진국형 식생활이 생활화되면서 우울증 환자가 증가하고 자살률도 늘어나고 있다. 우리나라의 자살률은 1987년 인구 10만 명당 9.9명이었으나 2009년에는 28.4명으로 늘어 OECD 국가 중 1위이다. 이는 헝가리(19.6명), 일본(19.4명)보다도 높고, OECD 국가 평균(11.2명)보다 2.5배나 높은 수치이다.

토양의 노후화와 2차, 3차 식품의 섭취가 증가하면 자살률도 계속 늘어날 수밖에 없다.

돌발형 자살자를 막는 방법은 건전한 사고와 올바른 정신을 갖게 해야 하는데 그 방법으로는 무엇보다도 후진국형인 1차 식품의 식생활이 중요하다.

농축꿀과 비농축꿀 4

1. 농축꿀과 비농축꿀

 한 직종에 오랫동안 종사하다 보면 그 직종의 특성에 대해서는 누구보다 잘 알게 되고, 그중에서 한두 가지의 잘못된 부분도 찾게 된다. 그렇다 해서 이 잘못을 외부에 누설하는 것은 그 분야 종사자의 본분이 아니며, 취해야 할 행동도 아니다. 그 잘못도 시일이 지남에 따라 자체적으로 해결되는 수가 많기 때문이다. 그러나 그 잘못된 부분이 시정되지 않고 확산될 때에 문제가 생긴다. 그것이 생산과정에서 필연적으로 오는 것이기 때문에 현실적으로 어쩔 수 없다고 체념해 버리면 잘못된 방법이 정당화될 수도 있다. 이것이 정당화되기 전에 필자가 밝히려고 하는 것이 바로 '농축꿀'이다.
 "수분이 많은 것보다 농축해서 수분이 적은 꿀이 도리어 낫다."라고 공공연히 말하는 양봉업자가 있는가 하면, "농축꿀보다는 나쁘지만, 소비자의 기호에 맞추려면 어쩔 수 없다."라는 말로 소비자를 거론하며 억지로 합리화하려는 업자들도 있다. 이러한 사실을 명백히 밝힐 것인가 하고 필자는 많은 고심을 해왔다. '팔은 안으로 굽는 법인데, 20년간이나 양봉업으로 밥을 먹은 사람이 어떻게 그럴 수 있는가?' 하는 업자들도 틀림없이 있을 것이다.

필자가 수년간 연구한 것은 건강과 직결되는 문제들이었기 때문에 순수한 학문적인 견해에서 밝히기로 마음은 먹었지만, 그래도 한 번 더 재고해 볼 여지가 있는 문제였다. 이 문제를 상의하려고 경북 영천에서 전남 광주에 사는 최대봉(崔大鳳, 유밀농원 봉독산업(주) 대표, 전 한국양봉협회 부회장) 선생을 만나러 1984년 9월 광주를 찾았다.

최 선생은 봉산요법(蜂産療法)에 대해서 오랜 연구를 하신 분이고, 양봉업계에서는 보기 드문 지성인으로 손꼽히는 분이다. 필자와는 오래전부터 친교를 갖고 있다.

장시간 담론 끝에 "농축꿀이 정당한 꿀로 인정되는 이 모순은 누가 밝혀도 밝혀야 할 문제이고, 꿀의 소비가 점점 줄어드는 것도 결국 농축해서 꿀의 효력을 떨어뜨린 것이 주원인이다."는 그의 의견에 필자도 동감했다.

순수 천연벌꿀이 아닌 사양벌꿀(꿀벌이 설탕을 먹고 저장하여 생산한 꿀)을 판매할 때는 양심에 가책을 느끼는 사람들이 많지만, 농축꿀을 판매하는 것에는 아무런 가책을 느끼지 않고 오히려 그 꿀이 낫다고 주장하는 사람들도 있다. 이러한 사실을 언제까지 덮어만 둘 것인가 하고 고심하다가 광주에 다녀와서 이것을 밝히기로 마음을 굳혔다.

지금까지 꿀에 대해서는 진짜꿀인지 가짜꿀인지 하는 것에만 신경을 썼지, 농축꿀인지 비농축(非濃縮)꿀인지에 대해서는 아무도 관심을 두지 않았고, 또 농축꿀, 비농축꿀이라는 말조차 들어본 적이 없는 일반 소비자들에게는 이런 문제를 제기하는 것이 소비자들을 곤혹스럽게 하는 것이 되겠지만, 꿀을 건강식품으로 만들려면 이 문제는 누가 밝혀도 밝혀야 할 문제이다.

자연적인 방식으로 관리가 되고 생산되었다 해도 그 뒤에 인위적인 방법으로 영양이 파손된다고 하면 이것은 건강식품이 될 수 없다. 천연, 즉 본연의 자연성을 잃은 식품은 치병에 효과가 있는 건강식품이 아니고, 단순히 생명유지를 위한 영양식품이 되어 버린다. 비농축꿀은 건강식품이 될 수 있지만, 농축한 꿀은 영양식품밖에 될 수 없다.

필자는 농축한 석 되의 꿀보다 비농축꿀 한 되가 더 낫다고 본다. 이것은 야올스키라는 학자가 '끓이지 않은 생수는 끓인 물보다 3배 이상의 효과가 있다'고 한 것을 근거로 말한 것이지만, 실지 치병 효과면에서는 그보다 더 높은 효과를 내고 있다.

그럼 비농축꿀이란 무엇인가? 벌이 꽃에서 채취한 화밀(花蜜) 속에는 자당(蔗糖) 성분도 많지만, 수분이 50%나 함유되어 있다. 이것을 꿀벌의 위 속에 넣어서 오는 가운데 일부가 탈수되고 밀방(蜜房)에 저장된 후에도 선풍작업(扇風作業)에 의해 수분이 증발된다.

화밀의 자당 성분이 인버타제(invertase)라는 효소에 의해서 과당과 포도당으로 전화되고, 꿀에 방부제 역할을 하는 개미산(formic acid)이 어느 한도에 이르러 꿀의 활성이 최고조에 달하게 되면 꿀이 가득 들어있는 방을 밀랍으로 밀개(蜜蓋)한다.

이러한 꿀은 수분이 최대한도로 배제된 상태여서 아무리 오랫동안 보관해도 꿀의 변질이 없으므로 구태여 인위적인 방법을 동원해가면서 농축시킬 필요가 없다. 이러한 꿀이 질 좋은 상품(上品)의 꿀이다.

벌집에 어느 정도의 꿀이 채워지면, 벌들은 식량이 확보되었다는 안도감 때문에 수밀력(收蜜力)이 다소 떨어진다. 이것을 방지하고, 채밀량(採蜜量)을 높이려 하다 보면 덜 완숙(完熟)된 꿀을 채밀하게 된다. 이러한 꿀은 수분이 많아 묽을 수밖에 없고, 꿀이 적게 들어오는 상황에서 채밀해도 꿀은 묽다. 이것은 벌들이 장기간 저장할 필요성이 없으므로 힘들여가면서 수분을 제거하지 않기 때문이다.

같은 날 채밀해도 꿀의 반입이 없는 이른 아침에 채밀하는 꿀은 밤사이에 선풍작업이 이루어져서 농도가 진하지만, 오전 10시가 넘어서 채밀하면 그날 벌이 가져온 꿀이 있어서 자연적으로 묽다.

꿀에 이물질이 한 방울도 안 섞였어도 수분이 21% 이상 함유되어 있으면 식품공전 기준규격에 부적합한 꿀이 된다. 이런 꿀에는 수분이 많아 자체적으로 발효되면서 변질될 수 있다. 특히 싸리꿀이나 유채꿀은 수분함량이 기준치 미만이어도 간혹 발효되어 괴어오르는 수가 있다.

이렇게 되었을 때 상품적 가치를 잃게 되고 소비자들로부터 외면을 당한다. 이것을 막고자 효소를 사멸시키는 방법과 인위적으로 수분을 빼내는 농축방법이 이용된다. 수분함량이 높은 꿀이라도 농축기에 넣고 가동하면 외관상으로는 질 좋은 꿀이 되어 나온다.

　농축시킬 때 40℃ 이하의 저온에서 농축이 이뤄진다고 하면 꿀의 영양에는 큰 이상은 없다. 그러나 현재 농축이 40℃ 이하에서 안 되고 있다는 데 문제점이 있다.

　꿀의 분자구조를 분해하려면 먼저 55℃ 이상의 온도로 높여야만 꿀은 물과 같이 분해상태가 된다. 이렇게 된 꿀을 진공 농축기에 넣고 50℃~60℃ 온도에서 4시간만 가동하면 수분함량 20% 미만에 외관상으로도 질 좋은 꿀이 되어 나온다.

　벌통 안에서 벌에 의해 자연적으로 수분이 증발되지 않고, 인위적인 방법으로 수분을 증발시킨 것이 농축꿀이다.

2. 미국 백화점 꿀은 대부분 농축꿀

　꿀에 수분함량이 많으면 발효될 수 있지만, 화분이 많이 들어 있어도 화분에 들어 있던 효소의 촉매작용에 의해 발효가 되면서 괴어오를 수 있다.

　단맛과 약간 산미(酸味)가 있는 싸리꿀을 8월 말경에 채밀하여 천막 곁의 드럼통에 담아두었다가 뚜껑을 열었더니 산(酸) 성분 때문에 꿀이 부풀어 올라 넘쳐흐른 적도 있었다. 이런 꿀은 병에 담아두었다가 마개를 열면 꿀이 넘치게 된다. 한 고객은 "옷장 속에 꿀병을 놔뒀다가 꿀이 흘러넘쳐 옷이 엉망이 되었다."고 말하기도 했다.

　우리나라 사람들은 이런 경험을 하면 '다시는 그 양봉원 꿀을 안 사 먹어야지.' 하면서 그냥 넘어가는 것이 보통이다. 그러나 합리적이고 개인주의가 강한 미국에서는 손해배상 문제까지 나오기 때문에 포장하는 꿀은 채밀 즉시 70℃에서 효소를 사멸시킨 뒤 포장해서 출하하고 있다.

국내에 수입되는 꿀도 모두 농축꿀이다. 농축하지 않는 상태에서 드럼통에 넣어 장기간 배로 운송하면 도중에 꿀이 발효되어 드럼통이 터질 수도 있기 때문이다.

국내에서 포장해서 유통되는 꿀 가운데 어느 정도가 농축된 꿀인지 확실한 통계가 없어 정확한 수치는 알 수 없지만, 80~90% 정도는 되지 않을까 하는 것이 필자의 추측이다. 필자가 TV에서 꿀에 관한 방송을 본 것이 세 번이었는데 모두가 농축한 꿀이었다. 수분이 적은 꿀이 좋다고 홍보되어 있어서 소비자들은 될 수 있는 한 농도가 진한 꿀을 찾는 경향이 많다.

꿀이 소비(巢脾: 벌집)에 채워지면 바로 채밀하는 양봉꿀을 1년에 한 번 뜨는 토종꿀과 같이 수분함량 19% 이하로 낮추기는 어렵다. 양봉꿀의 수분함량은 보통 20~22.5% 사이이다. 21%의 수분이 함유된 한 드럼(약 200ℓ)의 꿀을, 19%로 낮추었을 때 나오는 수분의 양은 7ℓ밖에 되지 않는다. 이 적은 양 때문에 소비자들의 기호에 맞추려고 꿀을 농축하게 되면 꿀의 활성은 모두 죽게 된다.

수분이 너무 많아서 물꿀이라고 부르는 꿀은 한 말(18ℓ) 농축시키면 한 되(1.8ℓ)의 물이 나온다. 이러한 꿀은 엄밀히 말해서 꿀이 아니고 화밀이다. 이 같은 꿀은 활성이 떨어지고, 여름에 유리병에 넣어 두면 변질되는 꿀이다.

건강에 좋은 꿀은 비타민, 미네랄, 효소 등이 풍부하게 들어 있고, 이러한 성분들의 상승작용에 의해 우리 몸에 도움을 줄 수 있는 꿀이다. 효소를 죽여서 판매하고 있는 꿀은 효과가 없다 보니, 이런 꿀로 실험한 미국에서 "꿀도 설탕보다 나을 게 없다."라는 연구결과가 나오는 것도 이 때문이다.

　농축시키지 않은 꿀은 예로부터 생약(生藥)으로 취급해 왔고, 지금도 농촌의 나이 많으신 어른들은 '꿀'이라 부르지 않고 '생약'이라 부르고 있다. 1980년대 들어와서 농축꿀이 범람하고부터 꿀은 별 효과가 없다는 것이 일반화되어감에 따라 꿀이 1차 건강식품에서 2차 영양식품으로 격하되어 가고 있다. 양봉을 했던 사람의 입장에서 볼 때 정말 안타까운 일이다.

3. 농축한 꿀은 죽은 꿀

　일부 효소는 45℃에서도 쉽게 파괴되어 활성을 상실하지만, 대부분의 효소는 55℃ 이상이 되면 파괴되며 한번 파괴된 효소는 다시 재생되지 않는다. 효소는 산에도 약하지만, 열에는 더욱 약하다. 사람의 체온이 42℃ 이상 올라가면 생명을 잃게 되는 것도 체내에 있는 효소가 사멸됨으로써 모든 기능이 마비되기 때문이다.

　세포나 효소는 모두 아미노산이 연결되어 만들어진 단백질의 덩어리이다. 갓 잡은 고기의 조직은 연하지만, 거기에 열이 가해지면 조직 구조가 딱딱해지는 것은 열에 의해 효소가 파괴되어 구조 배열이 축소되었기 때문이다.

　효소가 파괴될 때는 효소의 활성을 도와주는 비타민C나 산소도 모두 파괴된다. 산소가 없는 상태에서는 불도 점화가 안 되듯이 영양소에서도 산소가 없으면 ATP(adenosine triphosphate,

에너지대사에 매우 중요한 역할을 하는 고에너지원)의 형태로 생체에 이용되는 것은 불과 3%에 지나지 않는다.

  효소 혹은 조효소(Coenzyme), 비타민C, 산소 등 모든 영양소를 파괴해 놓은 농축꿀이 치병에 효과 있는 건강식품으로서의 가치 있는 꿀은 결코 될 수 없다.

  필자가 아는 모 초등학교 교감선생님은 한쪽 폐를 잘라낸 재기불능의 몸이었지만, 자신이 직접 양봉을 하며 채밀한 꿀을 먹고부터는 건강을 회복하여 이후 교단에서 열심히 학생들을 가르치셨다. 만일 그때 그 교감선생님이 농축한 꿀을 먹었다면 그러한 효과는 얻지 못했을 것이다. 또한, 필자의 큰아들이 죽음의 문턱에서 꿀 한 되로 회생했는데 그때 농축한 꿀을 먹였다면 그와 같은 기적적인 효과는 얻지 못했을 것이다.

  필자가 열을 가해 농축한 꿀과 비농축꿀을 동일시하는 사고방식을 가졌더라면 평생 류마티스 관절염에서 벗어나지 못했을 것이고, 원고지 3매의 글만 써도 아파했던 팔을 지금까지 여전히 갖고 있을 것이다.

  1차 식품만이 치병에 효과 있는 식품이라는 것을 알았을 때 필자의 병을 고칠 수 있었다. 비단 류마티스 관절염만이 아니라 필자보다 더한 난치병도 고칠 수 있다고 본다.

  필자가 탐방하였던 '우라 생식촌'에서는 한 끼에 콩 35g, 채소 400g, 그 외 솔잎, 당근 등만 먹고서도 건강하게 활동하고 있었지만, 그 양을 화식으로 해서 먹는다고 하면 2개월도 버티기 어려울 것이다.

  비농축꿀은 벌이 가져다준 건강식품이지만, 농축한 꿀은 인위

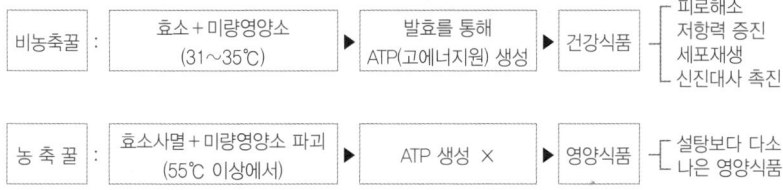

적으로 활성을 완전히 죽여 놓은 꿀이다. 이런 농축꿀은 벌을 모독하는 꿀이다. 시각적인 만족과 법 기준에 맞추다 보니 어쩔 수 없이 농축시키게 되었다고 하겠지만, 엄연히 활성을 죽여 놓았기 때문에 2차 식품인 영양식품에 불과하다.

같은 종류의 농축꿀과 비농축꿀을 나란히 두고 맛을 보고 구별하라고 하면 쉽게 구분하겠지만, 그렇지 않고서는 전문가가 아니면 어렵다. 같은 식물의 꽃이라도 생산지역에 따라 색깔과 맛에도 차이가 있기 때문이다.

향기 없는 꿀에 피나무꿀만 조금 섞어도 향기 좋은 꿀이 되고, 맛과 향이 약한 꿀에 밤꿀을 10%만 혼합하면 향도 강해지고 목을 타고 넘어갈 때 쓴맛이 감돈다. 백황색인 아카시아꿀에 개화기가 같은 복분자꿀이 조금 들어가도 연한 노란색으로 변하고, 겨울에는 결정이 된다. 또한, 아카시아 개화 말기에 채밀되는 족제비싸리꿀이 섞여도 꿀의 색깔은 붉어진다. 꿀의 거품도 처음에는 있지만 몇 개월이 지나면 없어지고, 아카시아꿀의 향기도 6개월이 지나면 떨어진다.

시각, 청각, 미각, 후각, 촉각 같은 인간의 오감(五感)으로 품질을 평가하는 관능검사(官能檢査)가 있듯이 피부감각 하나로도

비농축꿀과 농축꿀의 차이점

비농축꿀	농축꿀
꿀 본연의 향기를 갖고 있다.	꿀의 향기가 적다.
순한 꿀에도 뒷맛에는 약간의 자극성이 있다.	꿀의 독특한 향기와 자극성이 적다.
꿀 본연의 색깔이 있다.	장시간 농축했을 때 색깔이 붉어진다.
약간의 거품이 있다(오래되었을 때는 없음).	거품과 밀랍 같은 이물질이 없다.
인위적인 냄새가 없다.	3시간 이상 고온에서 농축했을 때 약한 화근내(탄 냄새)가 난다.

꿀의 품질을 알 수 있다. 한증막에 들어가서 땀을 뺐을 때는 땀구멍이 확장되어 있다. 이때 꿀 20g 정도로 전신 마사지를 한 후 10분쯤 지나서 씻어 내면 비농축꿀은 피부에 탄력을 주고 윤기가 나도록 곱게 해주지만, 농축꿀에서는 그런 효과가 다소 떨어진다.

4. 화청(火淸)에 대한 반론(反論)

아래의 내용은 농업고등학교 교사로 재직하면서 벌을 키우시는 분이 "꿀에 간혹 있는 발효를 막기 위해서는 가열을 하는 것이 좋다."는 내용의 글을 양봉인들의 월간지인 『양봉계(養蜂界, 동아양봉원 발행)』1972년 9월호에 발표한 데 대하여 필자가 10월호에 반론으로 썼던 글로써 여기에 옮겨 싣는다.

『양봉계』 9월호에 실린 유○○ 선생님의 '양봉과 국민보건'이란 글에서 "꿀에는 비타민C가 들어 있지만, 이것은 다른 채소에서도 얻을 수 있고, 벌이 수분을 가져올 때는 시궁창의 오염된 물도 가져오므로 병균에 오염될 가능성이 있으며, 배설물에까지

접근하므로 전염병의 매개원이 될 수 있다. 또한, 생꿀에는 바이러스가 존재할 수도 있다."는 근거를 들며 "생청(生淸)은 좋지 않고 화청(火淸)이 좋다."고 했다. 이러한 내용의 글에 대해 양봉인의 한 사람으로서 반론을 제기하지 않을 수가 없었다.

현대 과학이 발달하여 영양학적 분석은 많이 되었어도 그것이 인체에 미치는 생리학적인 반응이라든지, 미량 원소의 기능까지 밝혀내는 데는 아직 미흡한 점이 있는 것으로 안다.

꿀을 영양학적으로 분석한 것을 보면 콩의 영양가에도 도저히 따라갈 수 없다. 그러나 꿀은 고대 그리스에서는 '제신(諸神)의 음료', 고대 로마에서는 '하늘의 이슬'이라 여겨져 왔고, 중국에서는 '불로장생의 영약', '백화(百花)의 정액(精液)'으로 알려져 왔다. 그리고 서양에서는 '행복의 사자(使者)'라고 불렀던 것은 단순한 영양가나 미량 원소 몇 가지로 일컬어진 것이 아니라 그만한 진가가 꿀 속에 숨겨져 있기 때문이다.

(1) 꿀에는 살균력이 있다

미국 콜로라도 농과대학의 샤켓(W. G. Sackett) 박사는 여러 세균을 벌꿀에 배양하는 실험에서 복막염, 늑막염, 화농성 농양과 같은 병증을 일으키는 박테리아는 모두 다 죽었고, 이질균은 10시간, 파라티푸스균은 24시간, 티푸스균은 48시간 이내에 사멸되는 놀라운 사실을 발견하였다.

현대 의학의 발달로 장티푸스는 쉽게 고칠 수 있게 되었지만, 암피실린, 클로람페니콜 같은 항생제가 나오지 않았을 때는 꿀만 가지고도 고쳤다는 옛날 문헌을 찾아볼 수 있다. 실제로 체험한 일이지만, 약으로 쓰겠다고 꿀을 얻으러 오는 마을 사람들을 종종 볼 수 있었다.

몸이 피곤하면 구강염(口腔炎)이 잘 발생한다. 이러한 염증은 모두가 균에 의해 일어나는 것으로, 여기에 항염증제 연고를 바르면 쉽게 나을 수 있는데도 필자를 찾아오는 데는 그만한 이유가 있다.

이러한 질환에 꿀이 제일이라고 믿는 사람들은 현대의 의학지식을 습득한 젊은 사람들이 아니고, 연세가 많은 노인들로서 과거에 효과를 보았던 경험이 있고, 실제 꿀을 바르면 낫기 때문에 꿀을 얻으러 오는 것이다.

필자도 구강염을 꿀로 고친 경험이 있다. 산골 양봉장(養蜂場)에 있을 때 생긴 일인데 입안이 헐어서 밥도 먹을 수 없을 정도였다. 혀 옆에는 하얀 염증과 함께 가운데가 움푹 패인 궤양까지 생겨서 맵고 짠 음식만 들어가면 고통이 심했다. 이런 상태까지 된 것은 약국이 6km나 떨어져 있었고, 교통이 불편한 곳인데다가 장마철이어서 하루 이틀 늦어지다 보니 그렇게 되어 버렸다.

일주일간 고생하고 난 뒤에야 마을 사람들이 입안이 아플 때 꿀을 얻으러 오던 일이 생각났다. 떠 놓은 꿀이 없어서 꿀이 든 벌집을 하나 뽑아서 탈지면에 묻혀 아픈 부위에 하루 3회씩 이틀 동안 발랐더니 깨끗이 나았다.

(2) 꿀은 비피더스균을 증식한다

많은 사람들이 대기오염이나 세균에 대해서는 공포증을 가질 정도로 민감하게 반응하고 있다. 국립수의과학검역원 같은 기관에서 "우유 1cc 속에 대장균이 얼마 나왔다."라는 발표만 해도 우유의 소비는 급격히 줄어들 정도이다.

지금 우리가 한번 숨을 들이마시는 공기 속에는 많은 세균이 들어 있고, 가정마다 사용하고 있는 행주 속에도 대장균 수가 너무나 많아서 발표하기조차 부끄러울 정도라고 한다.

균 가운데 결핵균, 장티푸스균, 이질균 같은 것은 무서운 균에 속하지만, 무해한 균도 있어 오히려 도움을 주는 유산균, 근류(根瘤) 등의 박테리아는 우리 생활에 없어서는 안 되는 균들이다.

우리 몸에 이로운 균 중에서도 특히 비피더스균(Bifidobacteria)은 사람의 건강과 밀접한 관계가 있어서, 스트레스가 쌓이거나 질병에 걸리면 이 균이 감소하여 설사를 유발한다.

꿀은 장내 유해세균을 억제하여 질병에 대한 저항력과 항균력을 지닌 비피더스균의 증식을 돕는다. 『백만인의 의학(김상문 편저/동아출판사 刊)』 109쪽에 있는 '벌꿀과 인공영양아'라는 글을 인용하면,

"소화기 계통의 질병에 대한 저항력에는 아직 모유영양아(母乳營養兒)*를 따르지 못하고 있다. 그 원인은 모유영양아의 대장 내에 많이 번식하고 있는 비피더스균이라는 세균과 중요한 관계가 있는 것으로 여겨진다. 이 균에는 대장균, 이질균, 티푸스균 따위의 번식을 억제하는 힘이 있다. 인공영양아(人工營養兒)**가 배탈이 잘 나는 것은 대장균 등이 많고 비피더스균이 적은 것이 큰 원인이라고 생각된다. 그러므로 인공영양아의 대장 내에서

---

* **모유영양아(母乳營養兒)**: 태어난 후 적어도 3개월 동안 모유만을 먹고 자란 어린아이
** **인공영양아(人工營養兒)**: 태어난 후 우유, 분유 등 모유 이외의 음식을 먹고 자란 어린아이

비피더스균을 증식케 하는 방법이 연구되고 있다. 현재 가장 좋다고 생각되는 방법은 우유에 설탕 대신 꿀을 7% 이상 넣는 일이다. 꿀은 비피더스균의 번식을 돕는 성질을 가지고 있기 때문에 우유에 꿀을 넣어서 기른 아기는 배탈이 잘 나지 않는다.

꿀이 비피더스균의 번식을 돕는 이유에 대해서는 명확히 알려지지 않지만, 꿀이 가진 성질을 잘 이용하면 이질이나 소화불량증 등을 고칠 수 있다. 이질 환자에게 2~3일 동안 꿀만 먹이고 다른 음식물을 공급하지 않으면 곧 나아버린다."고 했다.

이것도 꿀의 활성이 그대로 살아 있는 비농축꿀에서만 그러한 효능이 있는 것이지 가열해서 꿀의 영양이 파괴된 농축꿀에서는 그러한 효능을 얻을 수 없다.

(3) 가열은 영양소를 파괴한다

꿀에는 복합적인 비타민B와 C가 일부 들어 있는데 양이 적다고 해서 가볍게 여겨서는 안 된다. 약을 복용할 때 적은 양의 약 하나가 안 들어감으로써 기대했던 효과를 얻지 못하는 경우가 있다. 그것은 적은 양의 약이라 할지라도 다른 약과 함께 투여했을 때 상호작용에 의해 약효가 증강되어 더 큰 효과를 나타내기 때문이다.

꿀에서는 효소를 빼놓을 수는 없다. 효소는 타 물질에 화학작용을 가하여 각종 물질을 끊임없이 변화시키는 기계의 윤활유와 같은 역할을 체내에서 하고 있다. 효소는 특히 열에 약해 45℃에서도 파괴되는 효소가 있는가 하면, 55℃ 이상이 되면 정지상태가 되거나 아니면 파괴되고, 70℃에서는 10분 안에 거의 모든 효소가 파괴된다.

현재 국제생화학·분자생물학연합(IUBMB) 효소위원회(Commission on Enzymes)에 등록된 효소는 1,770종류(1972년, 1992년—3,196종류의 효소가 등록됨)에 이르고, 인체에 함유된 효소만도 1,200여 종류나 된다. 이것이 위, 장, 간장, 심장, 폐, 신경 등 각기 다른 곳에서 다른 역할들을 하고 있다.

유 선생은 재래종인 토종꿀을 채밀할 때는 가열해서 뜬다고 했지만, 제가 알기로는 토종꿀을 뜰 때 열을 가하지 않는다. 토종꿀 중에서 '생청(生淸)'은 가열하지 않고 뜬 꿀이다. 그 방법은 그릇 위에 가는 채반을 놓고, 벌집을 부숴 그 위에 올려놓고 따뜻한 방안에 하룻밤 정도 두면 꿀이 그릇에 흘러내린다. 채반에 남은 벌집은 한약을 짜듯 삼베에 싸서 짜면 된다. 다 짜고 남은 찌꺼기를 뜨거운 물에 타서 꿀물(蜜水)로 마시기도 한다.

그리고 생청을 내리고 남은 벌집을 전기밥솥에 보온상태로 해서 녹이거나 50℃ 정도의 중탕으로 가열해서 녹이는 '화청(火淸)'이 있다. 그러나 고온에서 오랜 시간 가열하면 전화당이 파괴되어 꿀맛이 나빠지고, 비타민, 미네랄, 효소 등이 파괴되기 때문에 잘 사용하지 않는 방법이다.

필자가 여름철에 벌통을 갖다놓는 곳에는 토종벌통이 수십 통이 있지만, 벌집을 가열해서 채밀한다는 소리는 듣지 못했다.

(4) '나의 인격을 판다'는 신조로

처음 양봉을 시작했을 때 "누구는 벌써 꿀을 떴다."는 말을 들으면 흡사 패자가 된 듯한 기분이 들어 남들처럼 빨리 채밀을 하기도 했고, 또 벌집에 어느 정도의 꿀을 채워두면 일을 하지 않는 벌의 습성을 생각해서 꿀이 적당량 채워지면 숙성되기도 전에 채밀하는 경우도 있었다.

숙성이 덜 된 꿀을 채밀하다 보면 거품이 잘 내려가지 않고, 2~3일 동안 거품을 걷어내기도 했다. 그렇게 해도 거품이 있을 때는 물을 부은 이중솥에다 넣고 열을 가해 거품을 방지하기도 했다. '이렇게 해서 판매하는 꿀을 상품(上品)의 꿀이라고 할 수 있을까? 이것을 구입한 사람은 좋은 꿀을 샀다고 만족할 수 있을까?' 자문(自問)했을 때, 덜 숙성된 꿀을 채밀한 것이 후회스럽기도 했다.

그 사람이 생산해서 판매하는 상품은 상품 자체만을 판매하는 것이 아니라 그 사람의 인격까지 판매하는 것이다. 양봉인들이 생산하는 봉산물도 마찬가지이다. 이것은 양(量)의 문제가 아니고, 질(質)이 더욱 중요시되어야 할 문제이다.

지금 일본에서는 녹즙에 대한 효능이 알려지면서 붐이 일어나고 있고, 우리나라 대도시에서도 녹즙동호회까지 생겨나고 있다. 이것은 가열된 식품보다 가열하지 않은 생식이 좋다는 증거이기도 하다.

이러한 때에 화청이 좋다는 것은 꿀의 가치를 저하시키는 것이 된다. 이것이 생산자에게는 좋을지 모르지만, 소비자를 위한 참 방법은 아니다. 소비자가 진정으로 원하는 것은 인위적인 방법이 가해지지 아니한 자연 그대로의 꿀, 즉 순수한 천연벌꿀만을 요구한다는 사실을 우리 양봉인들은 명심해야 할 것이다.

- 『양봉계(養蜂界)』 1972년 10월호 투고 내용(내용 일부 수정) -

5. 해결방법

 채밀한 꿀의 수분함량이 높을 때, 농축기를 사용하지 않고도 농도를 진하게 하는 방법이 있다. 입구가 큰 용기에 꿀을 붓고 검은 천으로 덮고서, 햇볕이 잘 쬐는 날 뚜껑을 열어두면 자연증발에 의해 수분함량을 1~2% 정도는 낮출 수 있었다. 이 방법을 1개월 동안 실시하면 밀폐된 용기에 담아둔 꿀보다는 향기가 다소 떨어지지만, 농축한 꿀과는 비교할 수 없을 정도로 진한 향을 갖고 있다.

 필자가 용기의 뚜껑을 열어놓고 3개월간 그대로 놔뒀던 아카시아꿀과 농축한 아카시아꿀의 향기를 비교해 본바 농축꿀과는 비교가 되지 않을 정도로 비농축꿀의 향기가 좋았다.

 소군(小群) 양봉업자들이 생산한 적은 양의 꿀이 농도가 묽었을 때는 자연증발법을 이용해 농도를 높일 수 있다. 그러나 대량생산하는 이동양봉업자들은 이 방법을 실시하기가 어렵기 때문에 손쉬운 농축기를 이용하게 된다.

 농축기를 사용하더라도 40℃ 이하에서 농축된다고 하면 꿀 본연의 향기를 가질 수 있고 영양소의 파괴도 많지 않겠지만, 농축기 중심 온도가 42℃ 정도라면 꿀이 직접 닿는 용기 표면 온도는 무려 75~80℃나 되므로 꿀의 영양소는 자연히 파괴된다. 꿀의 농축은 완전무결한 물리적인 방법에 의해 농축이 이루어지지 않은 한 벌통 속에서 벌에 의해 농축되는 그 이상의 좋은 방법은 없다.

 농축꿀이 건강식품이 될 수 없다는 인식이 소비자들 사이에 확산되면, 비농축꿀만 100% 거래되는 건 다소 어렵다 하더라도 지금처럼 농축꿀이 범람하지는 않을 것이다.

　소비(巢脾, 벌채)가 10매(枚) 들어가는 단상(單箱)벌통 속에 12,000~16,000마리의 벌 수효를 갖고 농도가 진한 꿀을 생산하기는 어렵다. 그러나 10매의 소비에다 20,000~25,000마리의 벌을 부착하면 달라진다. 단상벌통 위에 10㎝ 높이의 가상(假箱)벌통을 얹어서 내부의 공간을 넓히면 분봉열(分蜂熱)*도 해결되고 강군이 만들어지면 놀고먹는 내역봉(內役蜂)보다는 일 잘하는 외역봉(外役蜂)이 많아져 다량의 채밀을 할 수 있을 뿐 아니라, 수분증발도 잘 되므로 꿀의 질도 좋아진다.

　원주의 백형수(강원밀봉원) 선생은 수년 전부터 가상벌통을 이용하여 누구보다도 질 좋은 꿀을 생산하고 있다. 필자가 단상벌통에서 완전히 숙성한 꿀을 채밀하는 데는 많은 어려움을 겪었지만, 백형수 선생이 『양봉계』를 통해 발표했던 가상벌통을 이용하고부터는 간단하게 해결할 수 있었다. 싸리꽃 유밀 때 가상벌통에 25,000마리의 벌만 부착시키면 단상벌통 채밀 때보다 배의 양을 채밀할 수 있었고, 꿀의 질도 좋게 할 수 있었다.

　지금은 질 좋은 꿀을 생산하는 방법으로 벌통을 2층 이상 포개어 놓는 계상(繼箱)벌통이 많이 사용되고 있다.

　소비자들이 농축꿀이 나쁘다는 인식을 하고 질이 좋은 비농축꿀만을 구입하려고 할 때 불량 꿀을 생산해서 싼값으로 넘기려는 양봉업자도 점차 없어질 것이다.

---

* **분봉열(分蜂熱)**: 봉세가 강해져서 벌통 내 공간이 비좁아질 때 분봉하고자 하는 증세

6. 산후에 좋은 벌꿀

(1) 꿀과 호박

임산부가 태아에게 충분한 영양소를 공급하기 위해서는 평소보다 더 많은 영양소를 섭취해야 한다. 그렇게 해도 태아가 성장하면서 미량영양소의 필요량은 더 늘어난다. 태아기(胎兒期, 임신 2개월에서 출산 전까지)에 소화기관의 활동이 시작되고, 골격과 근육이 발달하면서 뇌세포의 형성도 거의 이루어지기 때문에 이 시기에는 영양소를 많이 필요로 한다.

미네랄, 비타민, 단백질 같은 조절영양소를 태아에게 많이 빼앗긴 임산부는 피로감이 겹친다. 이때 꿀을 섭취하면 위에 부담을 주지 않고 빨리 흡수된다. 꿀은 벌이 위에서 일단 전화(轉化)시켰기 때문에 췌장의 인슐린이라는 호르몬 없이도 체내에 흡수되어 피로를 풀어주는 데 빠른 효과를 가져다준다.

꿀에는 비타민과 미네랄이 들어 있고, 비농축꿀에는 효소가 다량 들어 있어서 조혈작용을 하는 데 촉매역할을 해주고, 그 외에

꿀과 호박의 영양성분 비교(가식부 100g당)

성분 식품명	칼로리 (kcal)	단백질 (g)	지질 (g)	탄수화물 (g)	섬유소 (g)	회분 (g)	무기질					비타민				
							칼슘 (mg)	인 (mg)	철 (mg)	나트륨 (mg)	칼륨 (mg)	베타카로틴 (μg)	B_1 (mg)	B_2 (mg)	니아신 (mg)	C (mg)
꿀	294	0.2	0	79.7	0	0.1	2	4	0.8	7	13	0	0.01	0.01	0.2	3
늙은호박 (생것)	27	0.9	0.1	7.5	0.8	0.5	28	30	0.8	1	334	712	0.07	0.08	1.5	15
늙은호박 (삶은것)	25	1.7	0.1	6.9	1.2	1.0	7	32	0.3	0	494	7077	0.02	0.02	0.2	15

[자료: 식품성분표 7개정(농촌진흥청 농촌자원개발연구소, 2006)]

많은 영양물질이 들어 있어서 이를 도와주고 있다.

『동의보감』에서 꿀(白蜜)의 약성을 찾아보면 "오장을 편안하게 하고 기를 돋우며, 비위를 보강하고 통증을 멎게 하며 독을 푼다. 여러 가지 병을 낫게 하고 온갖 약을 조화시키며 비기(脾氣)를 보한다. 또, 이질을 멎게 하고 입이 헌것을 치료하며 귀와 눈을 밝게 한다."고 되어 있다.

산후에 먹을 때는 잘 익은 누런 호박에다 꿀을 넣고 중탕을 만들어 먹는 경우가 많다. 호박을 끓여서 그 물에다가 꿀을 타서 먹는 것은 좋지만, 꼭지 부분을 잘라내고 그 속의 씨를 꺼낸 뒤 거기에다 꿀을 넣고 같이 끓여서 먹는 것은 꿀의 활성을 죽이는 것이 되므로 꿀의 효과를 얻기는 어렵다.

호박에는 체내에서 비타민A로 전환되는 베타카로틴과 비타민 B, C가 많이 들어 있어서 겨울철 부족하기 쉬운 비타민 공급원으로는 최고의 식품이다. 베타카로틴은 강력한 항산화성분으로 항암작용에도 도움이 된다. 또, 이뇨작용에 효과가 있어 부기를 빨리 빠지게 한다. 늙은 호박일수록 독소를 제거하는 물질이 많이 들어 있는 것으로 알려져 있다.

호박에 풍부한 영양성분을 볼 때 '동짓날 호박을 먹으면 중풍에 걸리지 않는다.'는 옛말이 근거 없는 속설이라고는 여겨지지 않는다.

도시에 사는 젊은 며느리나 딸이 임신하여 해산달이 가까워져 오면 시골에 사는 부모는 미리 호박부터 준비한다. 호박은 냉한 곳에 두면 잘 썩기 때문에 겨울에는 따뜻한 방에 두어야 하는데 너무 더워도 빨리 썩는다. 이렇게 애지중지 보관했던 호박을 이고 산후조리를 위해 찾아갔을 때 "호박보다 더 좋은 게 많은데 뭐 하러 힘들게 가져왔느냐?"고 한다면, 그 말 한마디가 시골 노모의 마음을 정말 아프게 만든다. 그런 호박이 들어왔으면 감사히 생각하고 먹는 것이 좋다. 호박에는 풍부한 영양소가 들어 있고, 더 먹었다 해서 해로울 것도 없다. 산모와 노모를 위해서도 다 좋은 일이다.

가정이 밝고 산모의 마음이 너그러우면 젖을 빠는 아기 역시 마음이 너그러운 아이로 자라게 된다.

(2) 꿀과 율무

필자가 율무(한약명: 의이인(薏苡仁))를 알게 된 것은 1965년도에 모 한의사가 쓴 '율무로 습성 류마티스 관절염을 고쳤다.'는 글을 읽고부터였다.

필자는 건성이었지만 같은 종류의 병이었기 때문에 건성에도 효과가 있지 않을까 하는 생각을 하고 그때부터 율무를 먹으면서 자료도 모으고, 수년간 직접 재배도 했다. 이러한 경험을 토대로 『양봉계』 1974년 8월호에 '벌꿀과 율무의 약리작용'이라는 글을 기고하기도 했다.

관절에 심한 통증이 올 때마다 율무 끓인 물에 꿀을 타서 마시면서 아스피린 2알을 같이 복용했더니 통증이 빨리 해소되었고, 신약에서 오는 위장장애도 없었다.

율무의 약리작용을 알고서는 산후 회복에 꿀과 함께 먹게 했더니 그 효과가 정말 좋아서 산모들에게 주려고 계속 비축하기도 했다. 율무의 강한 약리작용으로는 이뇨작용과 청혈, 진통, 소염작용이 있다. 또한, 면역증강과 항종양효과도 있어서 암환자에게 권장되는 식품이다. 현미밥에 율무를 넣어 먹으면 좋은 암 예방식이 될 수 있다.

강한 이뇨작용으로 체내에 불필요한 수분과 노폐물을 빼주므로 체중감량, 부종제거에 도움을 주고, 진통·소염작용이 있어 여드름, 근육통, 신경통, 류마티스 관절염 등에도 효과가 있는 것으로 알려져 있다. 율무는 잎과 줄기가 수숫대와 같이 강해서 병해도 없다 보니 파종해서 수확기까지 농약을 일절 사용하지 않는 무농약 식품이다.

산후에는 몸조리도 중요하지만, 몸에 쌓인 독소를 빨리 풀어주는 것도 중요하다. 산후에 율무를 꿀과 같이 먹으면 얼굴이 붓는 것도 없어진다. 산후 끝에 많이 오는 팔, 다리의 관절이 아픈 산후통(産後痛)도 산독(産毒)을 빨리 풀어주지 못한데다가 산모가 섭취한 미량영양소가 태아에게 많이 빼앗겨 산모에게는 칼륨과 같은 미네랄이 결핍되었기 때문에 오게 된다.

필자가 다녔던 교회의 여자 성도 한 분이 초산을 하면서 진통(陣痛)시간이 길었던지 출산 후에도 허리 통증이 너무 심해서 병원에라도 가야 할 처지였다. 교통이 불편한 시골인데다 넉넉한 집도 아니었기 때문에 차를 불러서 병원에 한번 갔다 오려 해도 경제적인 부담이 커서 쉽게 갈 수가 없었다. 필자는 율무와 꿀을 좀 주면서 이것을 달여 먹고, 그래도 계속 아프면 병원에 가라고 권했는데, 두 번 달여 먹고 허리 아프던 것도 없고 산후통도 깨끗이 없어졌다.

필자는 20년 동안 산모에게는 "호박 대신에 율무 끓인 물에 꿀을 타서 먹어라."고 권해왔고, 먹어본 사람들에게서 한결 좋아졌다는 이야기를 수없이 들을 수 있었다. 또 "산후에 율무와 꿀을 먹고서 산전(産前)에 아팠던 신경통까지 없어졌다."는 말도 몇 사람에게서 들었다.

섭취방법은 아주 간단하다. 율무 30~40g(수북이 한 움큼)을 주전자나 솥에 물 두 그릇 정도 부어서 한 그릇이 되게 달인 후 그 물에다 꿀을 타서 하루 세 번 정도 나누어서 일주일만 먹으면 얼굴 부기도 빠지고, 산모들에게 많은 팔, 다리 아픈 증세도 없어진다. 혹 산모에게 위염이라도 있다면 가벼운 위염 정도는 이것만으로도 낫게 된다(반드시 비농축꿀 사용).

5 머리를 맑게 하는 화분(花粉)

1. 두통과 화분(花粉)

일반적으로 두통을 호소하는 사람들은 병원에 가서 진찰을 받아보아도 특별한 증세는 나타나지 않는다. 그렇다 해서 계속 아픈 것도 아니다. 간간이 아프고 기분이 상하거나 언짢아지면 머리가 무거워진다. 그것이 좀 심하면 잠시라도 안정을 취하고 난 뒤에야 활동할 수 있는 사람들이 우리 주위에서도 늘어나는 추세에 있다.

통증이 심한 분들은 임시방편으로 진통제를 복용해서 진정시킨다. 약으로 진정시켜야 할 정도로 아프지도 않으면서 머리가 무거운 분들은 물체를 보아도 똑바로 보지 못하고 강한 햇빛 아래서 사물을 보는 것처럼 눈을 찌푸리며 본다. 그 모습은 마치 시력이 약한 분들이 보는 것과 같다.

눈을 찌푸리다 보니 이마에는 석 삼(三)자 주름이, 미간에는 내천(川)자 주름이 생겨 남들보다 나이가 더 들어 보인다. 이 탓에 30대 초반인 사람도 40대로 보이는 수가 많다. 이러한 것은 남성들보다는 여성들이 많고, 여성들 중에서도 30~40대의 중년층이 많다. 이것은 매월 정기적으로 하는 생리와도 밀접한 관계가 있다.

현대인들 대여섯 명 중 한 사람은 빈혈이나 두통 증세가 있다. 신체상으로는 건강하여 아무 병이 없는 것 같은 데도 가벼운 두통을 느끼는 사람들이 너무나 많다 보니 이런 증상은 아예 병으로도 여기지 않을 정도다.

사람의 모든 기관 가운데 가장 중요한 부분은 뇌다. 뇌의 무게는 1.2~1.4kg(일반 성인기준)으로 우리 체중의 2%에 불과하지만, 인체 전체 산소 소모량의 20%를 차지할 만큼 중요한 기관이다. 뇌가 가진 모세혈관은 근육보다 무려 200배나 많다.

두뇌는 신체 부위에서 가장 중요한 기관이기 때문에 일상 섭취하는 영양 가운데 아무것이나 무조건 받아들이는 것은 아니다. 뇌에서 두꺼운 장벽이 형성되어 있어서 유효성분 일부분만을 공급하고 있다. 신체적으로는 가장 중요하면서도 영양 결핍이 많은 부위가 두뇌다.

두뇌에서 오는 질환은 미네랄과 비타민의 결핍에서 온다고 분자교정의학(分子矯正醫學, Orthomolecular Medicine)에서는 밝히고 있다. 미네랄 가운데 가장 필요로 하는 것은 인체구성의 약 3%를 차지하는 칼슘(Ca), 인(P), 칼륨(K), 나트륨(Na), 유황(S), 염소(Cl), 마그네슘(Mg) 등이 있고 비타민은 B_1, B_2, B_6, B_{12}, 엽산, 비오틴 등이 있다. 인체를 구성하는 미네랄의 수만도 50여 종이나 되는데 이 가운데 한두 가지만 부족 되어도 두뇌에 이상이 올 수 있다는 것이 분자교정의학의 학설이다.

현재 우리나라의 정확한 정신질환자 수는 파악되지 않고 있다. 다만, 보건복지부가 1만 2,849가구의 18~64세 성인을 대상으로 시행한 '정신질환실태 역학조사 결과(2006년)'를 보면 일 년 동안 한 가지 이상의 정신질환(알코올사용장애, 불안장애, 우울증, 정신병적장애 등)을 경험한 적이 있는 인구의 비율은 17.1%로서 18~64세 성인 6명 중 1명꼴이고, 평생 동안 한 가지 이상의 정신질환을 경험한 인구의 비율은 30%로 나타나 성인 3명 중 1명은 정신건강 문제를 경험하는 것으로 나타났다. 특히 우울증 증세를 보이는 사람들은 갈수록 급증하는 추세에 있다.

현재 경작하고 있는 토양은 산성토양인데다 미량영양소의 부족과 유기질의 부족으로 노후화되어 있어서 토양에 있어야 할 광물질의 함량도 너무나 낮다. 이것이 오늘날 두통, 빈혈, 우울증, 정신질환을 많이 일으키는 근본 원인이 되고 있다.

필자가 이러한 정의를 내릴 수 있었던 것은 일반 경작지의 꽃에서 벌이 채취한 화분을 섭취해서는 두통이나 빈혈에 효과가 나타나지 않았지만, 부식토의 함량이 다소 높은 과수원(2.5~3.0%)의 과실수 꽃에서 벌이 채취한 화분에서는 어느 정도 효과가 있었고, 과수원보다 더 유기질이 풍부하게 함유된 산지의 꽃에서 채취된 화분에서 더 좋은 효과를 얻을 수 있었기 때문이다.

화분은 꽃의 성분에 따라 인체에 미치는 영향이 다르고, 토양과도 밀접한 관계를 갖고 있다. 일반 경작지의 화분보다는 산지(山地)의 화분이 좋고, 풍매화 화분보다는 충매화 화분이 더 우수하다. 이런 것을 적절하게 사용하면 화분으로도 만병을 다스릴 수 있다.

　서구에서는 화분을 장기섭취하면 모든 병을 다스릴 수 있다는 개념이 보편화된 지가 오래고, 특히 여성의 피부건강과 남성의 전립선질환 치료 및 만성질환으로 인한 체력회복에 널리 애용되고 있다. 미국의 영양학자 파보 에이롤라 박사가 쓴 책 가운데는 만성병 처방에 화분이 많이 이용되고 있다.

　화분은 비료나 합성된 약과 같이 속효성은 적어도 토양에 준 퇴비와 같은 효과를 나타내면서 체질개선과 병에 대한 강한 저항력을 길러주고, 때로는 직접적인 치유 효과도 가져다준다.

2. 두통에 뛰어난 효과

　토양의 노후화와 패스트푸드 및 가공식품의 범람, 지나친 정백식 때문에 체내에 비타민, 미네랄, 효소 등이 부족해지면서 두통과 빈혈, 우울증 환자들이 늘어나고 있다. 이러한 환자들 가운데 만성두통환자는 더욱 견디기 어려워서 잠시라도 진정시키려고 강제적으로 중추신경을 마비시키는 진통제를 복용해서 통증을 억제하거나 늦추는 방법을 시도한다. 그것도 한두 번이 아니고 계속해서 복용하다 보면 처음 복용량으로는 효과가 없어지게 되고, 양은 점점 늘어나게 된다. 이것이 지속되면 흔히 말하는 진통제 내성이 생겨 더 많은 양을 복용해도 통증이 완화되지 않는다.

　오늘날 일반적으로 많이 복용하고 있고, 두통에 잘 듣는 신약들은 말초신경까지 수축시키는 작용을 겸하고 있어 내분비선

화분의 비타민과 미네랄 성분

비타민	함유량(㎍/g)	미네랄	함유량(%)
B_1	9.17	칼 륨	20~40
B_2	18.5	마그네슘	1~12
C	159.0	칼 슘	1~15
D	0.2~0.6	구 리	0.05~0.08
E	0.23 mg	철	0.01~0.3
니아신	184.7	실리카	2.0~10.0
판토텐산	22.0	인(P)	1~20
카로틴(A)	5.0	유 황	1.0
엽 산	6.0	염 소	1.0
		망간(Mn)	1.4

[Vivino et al, 1944.]

에도 지장이 온다. 이로 인해 위장장애뿐만 아니라 간에도 문제를 일으키게 되고, 예민한 신경에까지 장애를 주게 된다.

합성 두통약으로는 근본 치료가 어렵고, 인체에 해를 줄 수도 있다. 그러나 벌이 꽃가루에 꿀과 타액을 첨가한 작은 화분 덩어리에는 이러한 해가 없을 뿐 아니라 뛰어난 효과는 근본적인 치료까지도 가능케 한다.

필자가 양봉업에 종사하면서 화분을 직접 채취하기 시작한 것은 1980년도부터이고(국내에서는 1979년도부터 상품화됨) 화분을 섭취한 후 21년간이나 고생하던 필자의 류마티스 관절염, 둘째아들에게도 발병된 두 발목의 관절염과 경부 림프선염, 친구의 전립선염, 신경통, 요통, 야뇨증, 당뇨, 불면증, 변비, 기미 등 다각적인 면에서 효과를 보아왔다. 그중에서도 가장 효과가 빠르고 확실하게 나타난 데가 두통과 빈혈, 야뇨증, 경부 림프선염 등이다.

저명한 화분(花粉) 연구가인 바인딩(G. J. Binding) 박사가 쓴 『건강과 화분(About Pollen)』 이외의 다수 책에서도 화분이 두통과 빈혈에 효과가 있는 것으로 나와 있지만, 국내산 화분만큼 효과가 있는 것으로 나와 있지는 않다.

국내산 화분도 전부 일률적인 효과가 나타나는 것은 아니라 식물의 종류와 채취지역에 따라서 많은 차이가 나타난다. 방광염에 효과가 있는 광대싸리 화분은 남부지역에서 채취한 것보다는 북부지역에서 채취한 것이 효과가 더 높다.

일반 경작지에서 채취한 화분에서는 두통과 빈혈에 효과를 얻지 못했지만, 낙엽이 누적된 산지의 꽃에서 채취한 화분으로는 60%의 효과를 얻었고, 식물의 약성을 응용하여 붉나무, 복분자, 밤나무, 찔레, 참나무 등의 화분을 적당한 비율로 혼합한 화분에서는 무려 95% 이상의 효과를 얻을 수 있었다.

간혹 효과가 없었다는 사람을 확인해보면 먹다 말다 하여 중도에 포기한 사람이었으며, 하루에 두 번 먹기가 어려우면 한 번이라도 먹으라고 부탁하고 1개월 후에 확인해보면 거의 다 효과를 얻고 있었다.

필자가 1984년 이후부터 화분을 주어서 두통에 효과를 얻지 못한 사람은 영천군 민방위과장과 모 회사에 근무하던 여직원 한 사람뿐이었다. 민방위과장은 잦은 출장 등으로 3개월이 지났어도 1개월분의 양도 섭취하지 못했고, 회사에 근무하는 여직원은 1개월만 섭취하는 바람에 효과를 얻지 못했다. 그 이후부터 될 수 있는 한 2개월분을 권하고 있다.

뇌에 필요한 영양소가 부족해서 온 병에는 그 영양소가 보충되기까지 시일이 걸린다. 배고픈 사람이 첫술에 배가 부르는 것이 아니라 밥 한 그릇을 다 먹었을 때 배가 부른 것과 같은 것이다.

두통에 대한 화분의 효능(30명)

섭취기간	효과를 본 인원	비율(%)
10일	10명	33
30일	15명	50
40일	3명	10
무효	2명	7

* 1984년 화분 섭취자 기준

뇌질환에 의한 두통 이외에는 대부분 효과를 얻었다. 가장 효과가 빠른 사람은 10일이었고, 보통 20일이었으며 가장 늦은 사람도 40일이면 효과가 있었다. 영동고등학교 서무과장은 그의 부인이 보름간 섭취하고 몹시 아파하던 두통 증세가 없어졌다고 했다.

우리나라 토양에는 대량으로 매장된 단일 광물질은 많지 않아도 다양한 종류의 광물질이 함유되어 있다. 이러한 토양에서 재배되는 인삼이 세계적으로 그 효능의 우수성을 인정받고 있듯이 식물에서 생성(生成)된 화분 역시 질적으로는 어느 나라의 것보다도 우수하다고 할 수 있다.

3. 빈혈에 확실한 효과

혈액의 주성분인 적혈구는 빈혈과도 밀접한 관계가 있다. 적혈구 속에는 수분이 70%, 헤모글로빈(혈색소)이 25%, 기타 5%로 구성되어 있다. 이 적혈구의 양이 적을 때는 누구에게나 빈혈이 오게 된다.

빈혈은 혈액 내 적혈구 수와 헤모글로빈 농도를 기준으로 하여 진단한다. 적혈구 수의 정상치는 성인남성은 450만~540만 개/μl, 성인여성은 450만~510만 개/μl로 남녀 모두 혈액 1μl(마이크로리터. 1백만분의 1l)당 적혈구 수가 300만 개 이하면 빈혈을 의심하게 된다. 헤모글로빈 농도는 성인남성은 13g/dl, 성인여성은 12g/dl 미만이면 빈혈로 진단한다.

적혈구의 수명은 평균 120일 정도이기 때문에 매일 120분의 1

은 수명이 다하고, 같은 양만큼 매일 만들어지고 있다. 생산되는 양보다 부족 되는 양이 많아지면 균형이 깨어지면서 빈혈이 오게 된다.

빈혈의 90%는 적혈구 속의 헤모글로빈이 부족해서 일어나는 '철 결핍성 빈혈' 이다. 인체의 구성성분인 철은 태아의 체내에는 약 300mg 정도가 함유되어 있지만, 점차 증가하여 성인의 체내에는 3~5g 함유되어 있다. 체내의 철분 중 65~70%는 적혈구 내의 헤모글로빈을 구성하고 있고, 혈액 내 산소 운반과 세포에서 이산화탄소를 제거하는 일을 한다.

식품을 통한 철분의 흡수율은 5~10%에 불과해 아주 낮은 편이다. 성인남성이 땀이나 소변으로 하루에 배출하는 철분의 양은 1mg 정도이다. 반면 생리를 하는 여성의 하루 철분 배출량은 1.5mg이나 되므로 남성보다 여성이 빈혈에 걸릴 확률이 더 높다. 한국인의 빈혈 유병률은 7.5%로 조사되었는데, 여성이 13.1%로 2.1%인 남성에 비해 월등히 높게 나타났다(2008 국민건강영양조사).

철분의 섭취량은 해마다 감소하고 있다. 그럴 수밖에 없는 것은 현재 늘 먹고 있는 백미밥에 철분 함량이 적기 때문이다.

그러나 보리밥을 즐겨 먹는 사람에게는 빈혈이 없다. 보리쌀은 100g당 1.9mg의 철분이 들어 있지만(통보리는 5.4mg), 백미밥에는 보리쌀보다 5배나 적은 0.4mg밖에 들어 있지 않다. 보리는 토양에 바로 직파하는 작물이지만, 쌀은 수전경작(水田耕作) 하는 작물이기 때문에 토양을 통한 미네랄 흡수력이 떨어진다. 거기에다 도정과정에서도 영양소를 많이 잃게 된다.

이러한 원인 등으로 빈혈 환자는 매년 늘어나고 있고, 심지어

10대 청소년들 가운데 상당수가 빈혈 증세를 갖고 있다. 빈혈은 정도에 따라 증상이 다르지만, 심하면 피부가 창백해지고 누워 있다가 갑자기 일어나면 어지러움을 느끼게 된다. 이런 사람이 부부관계를 하면 가벼운 어지럼증이 생기므로 자연히 부부관계까지 멀리하게 된다.

신체부위에 산소를 운반하는 중요한 역할을 하는 헤모글로빈의 양이 적어지면 적혈구 양도 적어진다. 헤모글로빈은 골수에서 만들어지며, 이는 엽산(비타민M), 비타민B_{12}, 구리 이온(Cu^{2+}) 등으로 합성된다. 어느 한 가지 물질이 형성될 때는 부수적으로 많은 영양소들을 필요로 한다.

빈혈에는 철분이 절대적으로 필요하지만, 그것을 도울 수 있는 보조영양소 또한 필요하다. 빈혈은 대개 철분의 결핍 때문에 오는 것으로 알려져 있지만, 한 임상시험에 의하면 철분만 투여했을 때는 좋은 효과를 얻지 못했다고 한다. 여기에 철분, 엽산, 비타민C를 혼합하여 투여했을 때는 좋은 효과가 있었지만, 그래도 효과를 얻지 못하는 사람이 20%나 있었다고 한다. 그 이유를 알기 위해 이 사람들의 혈구를 조사했을 때 철분이 헤모글로빈으로 변하지 않고 그대로 남아 있었다는 것이 판명되었다. 여기에 비타민B_6를 투여했더니 헤모글로빈의 형성이 훨씬 좋아졌다고 한다. 비타민B_6는 본래 단백질과 헤모글로빈의 합성에 없어서는 안 되는 성분이다. 여기에 필수

빈혈에 배합해 준 화분 종류와 함량

화분 종류	함 량(%)
붉나무 화분	20
밤나무 화분	20
찔 레 화분	20
참나무 화분	20
다 래 화분	20

아미노산의 하나인 메티오닌(methionine)을 추가했더니 더 좋은 효과가 있었다고 했다.

빈혈의 치료와 예방에는 철분, 엽산, 비타민C, 비타민B$_{12}$와 비타민B$_6$ 이외에도 메티오닌이 필요하다는 것이 밝혀졌다. 위에 열거된 영양소는 모두 화분 속에 들어 있는 영양소들이다.

화분은 여러 증상에 효과가 있지만, 그중에서도 뛰어나게 효과를 나타내는 증상이 두통과 빈혈이었다. 빈혈에는 빨리 낫느냐 늦게 낫느냐의 차이가 있을 뿐 대부분이 3~4개월에 완치되었고, 빠른 사람은 1개월 만에도 나았다.

그러나 노후화된 토양의 꽃에서 채취한 화분에서는 그러한 효력이 떨어진다. 특별한 이유 없이 빈혈이 온 것은 토양이나 식물과도 밀접한 관계가 있다. 빈혈은 토양의 노후화와 정백식(精白食)의 식생활에서 왔기 때문에 유기질 함량이 낮은 토양에서 채취한 화분에는 그러한 효과가 없는 것이 당연할 수 있다.

4. 변비는 두뇌의 적

두뇌를 좋게 하려면 변비 있는 사람은 먼저 변비부터 고쳐야 한다. 변비는 가벼운 두통을 일으키고, 기억력과 집중력을 감소시킬 뿐 아니라 만병의 근원이 되기도 한다.

대변이 대장 안에 장시간 정체하면, 나쁜 독소를 그만큼 많이 갖게 된다. 음식물의 영양분이 소장에서 흡수되고 남은 찌꺼기가 대장 안에 정체해 있으면 3분의 2가 잡균의 온상으로 변해간다.

찌꺼기가 매일 배설되지 않고 몸 안에 24시간 더 정체하게 되면, 여기에서 번식하는 잡균의 수는 무려 2조(兆) 마리로 늘어난다. 여기에서 발생하는 일산화탄소가 몸 전체에 퍼지게 되고, 그 독소를 흡수한 혈액은 뇌에도 자극을 주게 된다. 맑고 깨끗한 혈액을 좋아하는 두뇌가 독소가 쌓인 나쁜 혈액을 공급받게 되면 몸이 무거워지고 쉽게 피로해지면서 머리도 맑지 않다.

변비 있는 사람 가운데 육식을 즐겨 하는 사람은 두뇌를 더욱 나쁘게 한다. 대변을 보았을 때 채식을 많이 한 대변은 냄새가 적지만, 육식을 많이 한 대변일수록 냄새가 지독하게 난다. 이것은 가축에게도 마찬가지이다. 소에게 풀만 먹이면 쇠똥에는 냄새가 없다. 그러나 단백질이 많은 곡류를 먹일수록 냄새는 더 난다. 초식동물인 토끼나 염소의 변은 냄새가 거의 안 나도, 잡식동물로서 육류와 곡류를 먹는 개의 변에서는 지독한 냄새가 난다.

단백질의 함량이 높을수록 부패할 때 냄새가 더 난다. 곡물이 썩을 때보다는 고기 썩을 때가 더 독한 냄새를 발산한다. 이것이 창자 속이라고 예외일 수는 없다.

위대한 인물 가운데는 육식 애호가들보다 채식자들이 더 많았다. 특히 유대인 중에 세계의 역사를 바꾼 위대한 인물들이 많이 출생했다. 여기에는 역경에서 일어설 수 있었던 굳은 의지, 선택받은 민족이라는 자부심, 독특한 가정교육, 외국생활에 적응하고자 터득했던 2~3개국어를 구사할 수 있는 외국어 실력 등 이 모든 것이 함께 작용했겠지만, 그들이 다른 민족보다 채식을 많이 한 것이 더 큰 작용을 했다고도 볼 수 있다.

채식을 많이 하면 변비는 없다. 변비가 오는 것은 비타민B_1과

섬유질의 부족, 수분 부족 때문이다. 이 가운데 한 가지가 부족하더라도 두 가지가 충족되면 변비는 자연히 없어진다. 그러나 두 가지가 부족할 때는 변비가 생긴다.

보리밥, 현미밥을 늘 먹으면 변비는 생기지 않는다. 보리쌀에는 백미보다 비타민B_1이 2배, 섬유질이 1.7배 더 들어 있고, 현미에도 백미보다 비타민B_1이 2배, 섬유질은 9배나 더 들어 있다. 이것이 장운동을 촉진시켜 정장작용(整腸作用)을 하므로 변비를 예방하는 효과가 있다.

곡류와 화분에 함유된 섬유질 함량

분류 \ 구분	100g 속에 함유된 섬유질 함량	600g을 기준으로 한 섬유질 함량
통 보 리	2.9g	17.4g
보 리 쌀	0.5g	3.0g
현 미	2.7g	16.2g
백 미	0.3g	1.8g
화 분	4.9g	29.4g

[자료:식품성분표 7개정(농촌진흥청 농촌자원개발연구소, 2006)]

섬유질의 하루 권장 섭취량은 남자 30g, 여자 20g 정도(세계보건기구(WHO)에서는 27~40g)이지만, 현재 우리나라 국민의 섭취량은 여기에 못 미치고 있다. 하루에 섬유질을 25g만 섭취해도 장운동이 활발해지고, 장을 청소해주는 효과가 있어 시원한 쾌변을 볼 수 있다.

매일 대변을 보아도 뒤끝이 시원치 않고 찝찝한 기분이 들면 이것도 가벼운 변비이다. 육식이나 백미식를 선호하면 이런 변비는 자연히 생기게 된다. 변비는 현대병을 일으키는 주범이기도 하다. 장이 맑고 깨끗한 사람은 항상 몸이 가볍고, 피부도 유달리 곱다.

섬유질이 많은 음식물을 먹지 못할 때는 충분한 비타민B_1을 섭취하고, 하루에 생수 1.5ℓ 이상만 마셔주면, 장내 유익균이 증가하고 수분량이 많아지면서 변비는 생기지 않는다.

이 모든 것이 여의치 못할 때는 화분만 섭취해도 가벼운 변비는 없어진다. 변비에는 어떤 화분이든 대부분 효력이 있다. 화분에는 풍부한 비타민B₁과 섬유질이 들어 있기 때문이다. 악성변비일 때는 화분 섭취와 더불어 결명자 20g 정도를 물 0.7ℓ에 넣고 달여 하루에 두세 번 마시면 효과가 있다.

5. 두뇌의 능률을 높이는 화분

두뇌질환은 체내에 독소가 많고 두뇌에 필요한 영양소가 부족할 때 생기는 현상이다. 필자는 이것을 확인해 보려고 일주일 계획을 세우고 금식을 했다. 남들은 3~4일이 지나면 몸에서 배출되는 독소 때문에 지독한 냄새가 나고, 입에서 나오는 구취 탓에 하루에도 몇 번씩 양치질을 해야 한다고 했지만, 필자는 6일과 7일째 아침에 입에서 약간의 냄새가 났을 뿐이다. 찾아온 사람들에게 물어보아도 나쁜 체취는 조금도 느낄 수 없다고 했다. 이것은 다른 사람들보다 필자의 몸에 독소가 적었다는 증거이다.

평소에도 머리는 항상 맑은 상태였지만, 금식 3~4일째는 머리가 더 맑아져 영계(靈界)와도 접촉할 수 있을 것 같은 기분이 들 정도였다. 옛날 수도사들이 왜 금식을 했는지 그 이유를 충분히 알 수 있을 것 같았다.

금식기간 동안 계속 책을 읽고, 글을 쓴 탓인지 6일째부터 머리가 약간 무거웠고, 7일째에는 가벼운 빈혈 증세가 있었다.

2차 · 3차 식품을 매일 먹게 되면, 피가 탁해지면서 각종 두뇌질환이 생기게 되고, 필요한 영양소가 부족해도 같은 현상이 일어난다.

2차·3차 식품을 매일 먹으면서 하루에 12시간 이상씩 공부나 연구에 몰두하면서도 두뇌에 아무런 이상증세가 없고, 머리가 항상 맑은 상태라고 한다면 이것은 정말 놀라운 일이다. 거기에는 틀림없이 어머니의 정성이나 아내의 지극한 내조로 풍부한 미량 영양소가 든 반찬이 밥상에 늘 올려졌거나 아니면, 특별히 챙겨 먹는 건강식품이 따로 있다고 봐야 한다. 그중에는 알고 먹는 것도 있을 것이고, 모르고 먹는 것도 있을 것이다.

조선 시대 과거에 급제한 인재들 가운데는 몰락한 양반집 자제들이 많았다. 그들의 모친은 대개가 부잣집에 찾아가서 삯바느질을 해주거나 방아를 찧어주고 돌아올 때는 등겨 섞인 쌀이나 쌀눈이 많이 들어 있는 싸라기를 품삯으로 얻어 왔다.

허기진 상태에서 공부하는 자식에게 싸라기밥을 한 숟가락이라도 더 먹여 주려고 애썼다. 그러한 상태가 몸에는 독소가 없는 상태였고, 등겨와 쌀눈이 섞인 그 밥이 두뇌에는 최상의 음식이었다.

몰락한 양반집 자식들은 볼품없는 싸라기밥이 그들에게는 건뇌식이 되어 과거에 급제하는 촉진제가 되었지만, 흰 쌀밥에 좋은 음식으로 포식해 온 부잣집 자식들은 산성체질로 인해 머리가 둔해져 과거에 떨어졌던 것이다. 좋은 결과든 나쁜 결과든 반드시 원인이 있게 마련이다.

두뇌에는 중요한 몇 가지 영양소만 필요한 것이 아니라 지구에 존재하는 모든 원소는 다 요구할 정도로 다양한 영양소가 필요하다. 복합적인 영양소가 함유된 1차 식품을 늘 먹는 사람은 아무리 두뇌를 혹사해도 두뇌의 피로를 모르는 생활을 할 수 있다.

많은 미네랄이 들어 있는 식품이라도 그 미네랄들이 실제로 인체에 흡수될 수 있는 양은 불과 10% 미만이다. 그러나 이것이 가수분해되어 아미노산과 결합한 상태에서는 3~4배의 높은 흡수율을 가져다준다.

화분에는 3%의 미네랄이 들어 있고, 또한 꿀과 효소가 함유되어 있어서 애벌레의 먹이가 되고, 로얄젤리의 원료가 되므로 어느 물질보다 흡수율이 높다.

화분은 소량으로도 높은 효과를 나타낸다. 화분을 연구한 학자들 가운데는 "하루에 3g만 섭취해도 필요한 극소량의 영양소는 모두 얻을 수 있다."고 했다. 그러나 오랜 경험에 의하면 이 양으로는 부족하다.

화분을 섭취했다 해서 두뇌의 기능이 단시간에 좋아지는 것은 아니다. 실제로 그렇게 할 수 있는 물질은 어디에도 없다. 그러나 화분은 머리를 맑게 하여 잡념과 피로감을 없애주고, 한 곳에만 집중할 수 있게끔 두뇌의 기능을 몇 배로 높여 준다.

6. 화분은 두뇌를 좋게 한다

화분은 두뇌를 많이 쓰거나 집중력을 필요로 하는 연구원과 수험생들에게는 더 바랄 수 없을 정도의 좋은 건뇌식(健腦食, Brain Food)이다.

꿀벌이 꽃에서 뭉쳐온 화분은 인간이 필요로 하는 모든 성분이 다 들어 있는 완전식품이다. 화분에는 우리 몸의 신진대사에 필수적인 비타민, 미네랄, 단백질, 탄수화물, 효소, 지방산 등 180여 가지 영양성분들이 들어 있어서 빈혈과 스태미나에도 좋을 뿐 아니라 두뇌와 육체의 피로를 없애면서 면역력을 증진시킨다.

외국에서는 오래전부터 화분이 우울증, 만성피로, 집중력 저하, 기억력 감퇴, 신체적·정신적 허약 등에 효과 있다는 임상결과들이 나와 있다.

우리나라의 화분 산업은 1979년이 시발점이라고 할 수 있지만, 서구에서는 이미 1950년대부터 화분 산업이 발달하기 시작했다. 이 분야에서 앞선 나라가 스웨덴과 프랑스이다. 이들 나라에서는 화분을 주원료로 해서 개발된 신약만도 수십 종에 이르지만, 현재 우리나라에서 생산 중인 화분 첨가 의약품은 D제약의 전립선질환 치료제인 「쎄ㅇ톤」과, C제약에서 만든 자양강장제인 「바이ㅇ톤」만이 있을 뿐이다.

화분은 꽃에 따라 다른 효능들이 있다. 특히 두뇌에 좋은 화분이 있다고 말하면, 대동강 물을 팔아먹은 봉이 김선달 취급받기 십상이다.

현대는 뛰어난 두뇌와 전문지식을 요구하는 경쟁사회여서 하루에 10시간 이상씩 두뇌를 많이 쓰는 전문직 종사자가 많고, 입시생들은 1점이라도 더 얻으려고 최선을 다하고 있다. 그런데도 식생활은 두뇌에 필요한 1차 식품 위주의 식사가 아니고, 2차·3차 식품 위주여서 가벼운 두뇌질환자가 많아졌다.

필자에게는 입시를 준비하는 친척 동생들이 몇 명 있어서 두뇌

기능을 향상시키는 화분들을 혼합하여 "공부하는 데 도움이 될 것이다."고 설명한 뒤 6개월간 섭취케 하였다. 한결같이 "공부 시간에 졸음과 피곤이 없어져 공부에 능률이 오르고, 머리가 맑아져 집중력이 강해졌다"고 한 것은 필자가 섭취해서 얻은 효능과 동일하였다.

필자는 화분이 입시생들에게 주는 효력을 규명하기 위해서 임상자료로서는 최하 숫자인 10명의 학생에게 화분을 먹게 하였다. 선정한 학교는 필자의 집에서 8km 정도 떨어진 영천 시내에 있는 영동고등학교였다. 이 학교는 1984년도 예비고사에서 좋은 성적(최고 314점)이 나와 서울대에 2명이 합격하자 학생들이 더욱 열심히 공부하고 있는 학교였다.

공부에 열중할수록 가벼운 두통은 더 많아질 것으로 보고, 예비고사를 보기 2개월 전에 안상대 교감선생님께 부탁해서 3학년 학생 300명 가운데 학업 성적이 우수한 학생 10명을 추천받아 정확한 기록을 부탁하면서 섭취 효과에 관한 설문조사를 받았다. pH 테스트 페이퍼 검사에서 2명은 산성체질이었고, 8명은 정상이었다.

필자도 학생들 못지않게 공부하고 있지만, 필자에게 없는 증상이 학생들에게 많았던 것은, 필자와 같은 식생활의 개선 없이 공부에 매진하느라 하루에 5시간 이상 수면을 취하지 못하는 상태였고, 예비고사가 두 달밖에 남지 않아 거기에서 오는 중압감도 컸던 것으로 보였다.

화분 같은 자연식품을 3~4개월간 섭취하면 노폐물 제거, 체질 개선 등 매우 뚜렷한 효과가 나타나지만, 2개월만 섭취케 하고 설문지를 받아서 효과가 낮게 나온 부분도 있는 것 같다.

필자가 직접 찾아가서 작성한 설문지를 받으면 정확성이 떨어질까 봐 교감선생님께 의뢰해서 받았기 때문에 어느 정도 정확한 자료였다고 여겨진다.

학생별 증상(10명) (예비고사 2개월 전)   화분을 2개월간 섭취한 결과 (10명)

[단위: 명]

증상 구분	자각증상		섭취 2개월 후 효과		
	심하다	약간 있다	효과가 좋다	약간 효과가 있다	모르겠다
두 통		7	3	3	1
빈 혈		5	3	3	
변 비		2	1	1	
피 로		3	3	2	1
눈의 피로		2	2	3	2
우 울 감		4	1	2	1
민 감 성		6	1	3	3
불 안 감		3	1	2	2
불 면 증		2	2	3	
집중력 부족		4	2	4	1
신 경 질		6	1	4	3
머리가 무겁다		6	5	1	1

* 중복 답변 포함
* 영천시 영동고등학교 3학년을 대상으로 '생화분'을 섭취케 함

6 류마티스 관절염은 고칠 수 있는 병

1. 류마티스 관절염이란?

고대 그리스인들은 류마티스 관절염이 생기는 것은 몸에 독소가 흐르기 때문에 생기는 것이고, 그 독소가 관절에 부착되어 관절이 붓고 아프면서, 심할 때는 잠도 잘 수 없는 통증까지 느끼게 된다고 하여 이 병을 '흐르는 병'이라 하였다.

조선왕조실록을 보면 조선조 임금들의 질병에 관해 서술한 구절이 나온다. 태종은 류마티스 관절염으로 추정되는 '풍질(風疾)'로 고통받았고, 선조는 역절풍(歷節風, 류마티스 관절염)을 앓아 온천치료를 받았다고 한다. 세조와 세종 역시 관절염으로 고통을 겪었던 것으로 기록되어 있다. 조선조 임금들이 관절질환으로 이처럼 고통받았던 것은 운동부족과 극심한 스트레스 거기에다 고지방·고칼로리 음식을 즐겨 먹은 것이 주요 원인이었다고 볼 수 있다.

류마티스는 아직 의학적으로는 확실한 원인 규명이 되어 있지 않아서, 현대의학이 가장 발달한 미국에서도 류마티스 관절염을 고질병(痼疾病)으로 여기고 있다.

류마티스를 고질병이라고 하는 것은 이 병에 걸린 사람 중 3분의 1은 완치가 되지만, 3분의 1은 근본 완치가 되지 못하고 때로는 고통을 느끼면서도 그런대로 활동할 수 있으나 재발률이 높고, 나머지 3분의 1은 고질화된 불치병으로써 항상 고통을 느끼면서 생활을 해야 하기 때문이다. 일상생활에서도 부자유함을 느낄 뿐 아니라 때로는 불구까지 되는 병이다. 필자가 살았던 이웃 마을의 한 40대 주부는 관절이 굳어져 일어서지도 못한 지가 수년이나 되었다.

필자도 1961년도에 이 병에 걸려 4개월 동안 병상에 누워 치료를 받았지만 조금도 효과를 얻지 못했다. 현대의학은 날로 발전하고 있으므로 60년대에 못 고치면 70년대에 가서는 고칠 것이라는 한 가닥 희망을 갖고, 신약과 한약을 병용해 가면서 하루도 거르지 않고 매일 약을 복용해 왔다.

'약 먹기를 포기한다면 영원히 병을 못 고친다.'는 집착 때문에 매일 어떤 약이든지 먹어야만 내 병을 고칠 수 있을 거라는 생각을 놓지 못했다. 약을 먹지 못했을 때는 공연히 뭔가에 쫓기는 것처럼 불안하고 초조해져 견디기 어려울 정도였고, 때로는 헤어날 수 없는 낭떠러지로 떨어지는 기분이 들기도 했다. 그래서 하루라도 약을 먹지 않으면 못 견디는 약에 의존하는 사람이 되어버렸다. 이런 생각은 나 혼자만이 아니고, 고질병으로 고생하는 사람이면 누구나 가질 수 있는 공통된 생각이라고 여겨진다.

류마티스에 대한 확실한 원인만 밝혀졌어도 여기에 대처할 수 있는 특효약이 개발되었겠지만, 발병 원인이 아직까지 명확하게 밝혀지지 않고 있다. 스트레스에 관한 책을 보면 스트레스가 류마티스의 원인이라고 하였고, 산소에 관한 책에서는 산소 부족에서 오는 병이라 하고 있어 책마다 다른 학설들이 나오고 있었다.

현대의학에서는 류마티스 관절염을 우리 몸속에서 방어 역할을 하는 면역체계가 도리어 관절의 활막세포나 조직을 공격해서 관절에 염증을 일으키는 면역체계의 이상에서 오는 '자가면역질환'으로 규정하고 있다. 그러나 그 원인은 어떻게 해서 왔는지 명확하게 밝혀내지 못하고 있다. 다만, 유전적인 요인과 바이러스 감염이나 흡연 같은 환경적 요인 등이 영향을 미치는 것으로 의학계에서는 추정하고 있을 뿐이다.

한때는 부신피질에서 분비되는 호르몬의 부족으로 오는 병이라 하여 부신피질호르몬제가 '앉은뱅이도 고치는 특효약'으로 소개되기도 했지만, 얼마 지나지 않아 치료 효과보다는 부작용이 더 많은 약으로 밝혀졌다.

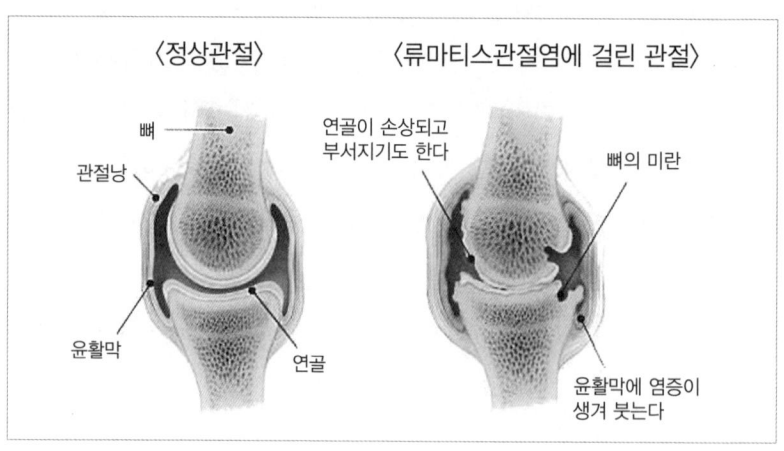

2. 류마티스 관절염의 특징

결핵성 관절염이나 타박상에 의한 관절염은 한쪽 부위에 오지만, 류마티스 관절염은 양쪽 관절이나 양쪽 근육에 오는 것이 특징이다. 양쪽 관절에 동시에 발병하더라도 때로는 시차를 두고 한쪽에 먼저 발병하였다가 수개월 이내에 양쪽에 발병하기도 한다. 필자는 양쪽 무릎 관절이 동시에 발병하였고, 3개월 후에는 양쪽 팔꿈치와 손목 등으로 번져나갔다.

한쪽 부위에 류마티스 관절염이 왔을 때는 반대쪽의 같은 관절에도 대칭적으로 증상이 나타난다. 한쪽 무릎 관절에 왔다가 바로 발목 관절로 옮겨지는 것이 아니고, 반대쪽 무릎 관절에 왔다가 병이 진행됨에 따라 다른 부위로 침범한다. 이렇게 되는 것은 그 부위가 적응되었던 인자가 그와 똑같은 환경을 가진 부위를 찾다 보니 그와 같은 반대쪽 관절을 찾게 된다.

타박상을 입었던 관절 부위가 6개월 전에 완치되었는데 재통증이 있어서 검사를 받아 보니 류마티스 관절염으로 진단이 나왔다는 사람들이 뜻밖에 많았다. 왜 타박상을 입었던 그 부위에 류마티스 관절염이 왔을까? 그것은 평소에 류마티스 인자가 있었지만, 관절이나 근육 부위가 건강했기 때문에 침범하지 못했던 것이다. 그러나 타박상을 입어 조직이 약해지면서 쉽게 침범할 수 있었고, 6개월 정도면 충분히 병소(病巢)를 만들 수 있는 기간이 되어서 발병한 것이다.

류마티스 관절염은 여러 관절 부위로 동시다발적으로 나타나는 경우가 많지만, 더 심하게 사용한 관절에서 먼저 오게 된다. 관절염은 무리해서는 안 되는 병이고, 활동을 전혀 하지 않아도 안 되는 병이다. 활동을 너무 하지 않으면 관절이 굳어지기도 한다.

질병에는 수반되는 증상들이 있듯이 만성류마티스 관절염에도 다음과 같은 자각증상들이 있다.

① 몸이 항상 무겁고 쉽게 피로해진다.
② 다리가 저리면서 쥐가 자주 난다.
③ 관절에 찬바람이 잘 들고 시리다.
④ 아침에 자고 일어나면 관절이 뻣뻣하고 소리가 잘 난다 (조조강직(早朝强直)).
⑤ 통증이 있고, 심할 때는 붓기도 한다.

이 다섯 가지 중 네 가지만 좋아지면 남은 한 가지는 자연히 좋아지므로 관절염은 낫게 된다. 그러나 식생활만 개선했을 때 ①, ②, ③번은 좋아져도 ④, ⑤번의 해결에는 어려움이 있다. 식생활이나 자연요법으로 다른 병들은 고칠 수 있어도 염증을 잡지 못하기 때문에 류마티스 관절염은 잘 고쳐지지 않는다. 하지만 염증만 잡아주면 고질병인 류마티스 관절염도 고칠 수 있는 병이다.

3. 류마티스 관절염은 고질병

오늘날 우리의 식생활에서 단백질과 지방은 물론이고 무기수산(無機蓚酸)도 과잉섭취되고 있다. 여기에다 가공식품의 범람은 우리의 건강을 위협하고 있다. 그 속에는 미량영양소와 섬유질이 부족한 상태이고, 효소까지 죽어 있다. 이런 식품의 과잉섭취가 산성체질을 유발하게 된다. 어떻게 보면 산성체질이 류마티스 관절염의 주범이라고도 할 수 있다.

곡류와 채소를 많이 먹는 동양인들보다는 육식과 가공식을 즐기는 서구인들에게 류마티스 환자가 더 많다. 일본은 류마티스 관절염 환자수가 70~100만 명으로 추산되고(2005년), 미국의 류마티스 관절염 환자수는 일본보다 2~3배 많은 210만 명으로 추정되고 있다(2006년). 우리나라도 이제는 류마티스 관절염 선진국이 되어 전체 인구의 1% 정도(40만~50만 명)가 류마티스 관절염을 앓고 있는 것으로 알려졌다.

필자는 이 병을 21년간이나 앓아왔던 사람이다. 20년이면 강산이 두 번이나 변하는 세월이고, 평균수명의 4분의 1에 해당되므로 결코 짧지 않은 기간이다. 발병 초기 수년 동안은 잠시 서 있기도 힘든 상태였고, 양쪽 무릎관절만 아픈 것이 아니라 팔꿈치까지 아파서 숟가락질하기도 어려웠으며, 아픈 기간 내내 편지 두세 장 쓰는 데에도 불편함을 느껴야 했던 몸이다.

뼛속까지 쑤시면서 아플 때는 흡사 자귀로 뼛조각을 뜯어내는 것 같은 아픔이 찾아와서 이 세상에 태어난 것이 한없이 원망스럽기만 했다. 고통으로 인해 잠을 이룰 수 없었던 길고도 긴 밤에는 흘러내리는 눈물이 베개를 적시기도 했다. 이 병은 잠시 앓다가 낫는 병도 아니고, 발병했으면 완치라는 말이 있어야 하는데 그 말도 들을 수 없는 병이었다. 죽기라도 했으면 좋겠는데 류마티스 관절염으로는 죽지도 않는다. 죽는다면 합병증으로 올 수 있는 심장병으로 죽는 병이라고 한다.

나 스스로 목숨을 끊지 않고 살아남을 수 있었던 것은 자살을 하나님의 주권을 거역하는 행위이자 살인죄로 보는 기독교 신앙 때문이었다. 이것이 오늘 나를 있게 한 것이다. 지금 생각해보면, 모두가 연단을 통한 하나님의 은혜였다는 것을 늦게서야 알게 되었다.

육체적인 고통보다 더 심한 것은 고뇌와 갈등에서 오는 압박감이었다. 지금 와서 생각하면 심한 우울증을 앓고 있었던 것이다. 여기에서 벗어나는 길은 무인지경에 들어가 혼자서 생활하는 것이 최선의 선택이라고 보고, 발병 3년째 되는 1963년 봄에 지리산을 찾았다.

경남 산청군 삼장면, 비구니들의 수행도량으로 유명한 대원사(大源寺)에서 3km 떨어진 초정골이라는 골짜기에 있던 산막에서 3개월간 생활하다가, 단성면(丹城面)에 있는 백운(白雲) 골짜기에 산막이 한 채 있어 그것을 구입해 2년 넘게 생활했다. 이 골짜기에서 6km 안에는 인가도 없고, 4km까지는 논이나 밭도 없는 깊고 긴 골짜기였다. 여기에는 1년 내내 있어도 닭 우는 소리나 개 짖는 소리도 들을 수 없는 그런 곳이었다. 간간이 들려오는 것은 길게 이어지는 고라니의 울음소리뿐이었다.

이곳에서 생활하면서 캐 먹은 약초만도 수 가마니가 되었다. 이러한 덕분에 몸은 좋아졌고, 심성도 깨끗해졌다. 정신이 맑은 상태에서 양서를 읽으면서 '인간이면 이렇게 살아야 하는데….'라는 감동을 느낄 때면 솟구치는 감격을 이기지 못해 때로는 눈물을 흘리기도 했다. '내가 고통 중에 있지만, 이렇게 있는 것도 국가가 있기 때문인데 국가가 나를 필요로 한다면 한 방울의 피도 아끼지 않고 바치겠다.'는 결심을 그때 하기도 했다.

이때 나에게 용기와 희망을 심어주고, 농촌에 정착하게 해 준 것은 서울대 농대 류달영 교수가 쓴 『새 역사(歷史)를 위하여』, 『유토피아의 원시림』, 『인생노우트』 등 주옥같은 저서들 때문이었다.

가장 정직한 흙과 접하면서 보람된 삶을 얻자는 것이 필자의 뜻이었고, 그러는 가운데 나의 건강도 되찾을지 모른다는 막연한 기대마저 갖게 되었다.

농촌에 삶의 터전을 마련하고자 들어온 농사꾼이면 농업에 대한 지식을 풍부히 갖고 일할 때 농민으로서 성공할 수 있다고 여겨져 농업전문서적만도 수십 권을 탐독하게 되었다. 농업에 종사하면서 얻었던 농업지식, 여기에 자연요법과 건강에 관한 지식을 결부시켰을 때 '토양과 인체는 동일하다.'는 체험적 지식을 습득할 수 있었다.

4. 류마티스 관절염은 고칠 수 있는 병

작물이 잘 자라는 토양을 만들려면 퇴비나 비료를 주기 전에 먼저 작물이 잘 성장할 수 있는 중성토양(pH6.0~7.0)을 만들어 주는 것이 우선 과제이다. 뿌리 활착이 잘 안 되는 산성토양에는 아무리 좋은 유기질 비료를 많이 주어도 그것을 분해할 수 있는 미생물이 부족해 작물의 성장이 느리고 수확량도 감소한다.

사람도 산성체질이 된 상태에서는 병도 잘 낫지 않기 때문에 병에 강하고 자연치유력이 높은 약알칼리성체질을 만들어 주는 것이 무엇보다도 중요하다. 그렇게 하려면 수소이온농도(pH)가 높은 칼슘, 칼륨의 공급이 많아야 하고, 체내에 있는 무기수산을 유기수산으로 전환하기 위해서는 비타민B와 C의 공급도 필요하다.

어느 류마티스 관절염 환자가 쓴 체험수기 내용 중에 자신은 무청즙을 몇 개월간 먹고 나았다는 이야기가 있었다. 무청즙은 비타민B와 비타민C(100g 중 75mg 함유)가 다른 어떤 채소보다 많이 들어 있는 알칼리성식품이다. 이것을 꾸준히 매일 섭취하면 산성체질도 알칼리성체질로 변한다.

피로물질인 젖산이 많은 산성체질에서는 산소의 공급량이 부족해서 산소부채(酸素負債, oxygen debt)현상이 일어나 세포에 원활한 영양공급이 어렵게 된다. 약알칼리성체질이 되었을 때는 산성체질과는 반대 현상이 일어난다.

유기수산에 들어 있는 비타민B와 C, 효소 등은 무기수산을 유기수산으로 전환해 준다. 이것은 마치 더러운 물에 맑은 물이 흘러들면 더러운 물이 맑아지는 이치와 같다.

무청즙 100g에서 얻을 수 있는 영양성분은 유기질이 풍부한 토양에서 채취한 화분 몇 g으로 대신할 수 있다.

또 식초나 구연산의 섭취도 체내 독소를 제거하는 한 가지 방법이 될 수 있다. 미국 자연요법의 대가였던 D. C. 자비스(D. C. Jarvis) 박사는 약으로 고치기 어려운 많은 난치병을 버몬트주에서 많이 행해왔던 꿀과 사과식초 건강법으로 치유시켰다. 그가 20년간 버몬트주의 민간요법으로 난치병을 고친 사례집인 『버몬트의 민간요법』은 미국에서 100만 부나 판매되는 베스트셀러가 되었다.

만성류마티스 관절염은 병 독소가 자리를 굳힌 상태이므로 단시일에 낫는 병은 아니다. 그러나 열량만 갖고 있는 백미식이 아닌 미량영양소가 풍부하게 들어 있는 1차 식품인 현미식을 하고, 통경작용이 강한 일부 화분을 혼합하여 꾸준히 섭취하였을 때 몸에 오는 반응은 첫째 몸이 가벼워지고, 둘째는 관절염의 염증에서 나오는 독소가 제거되면서 뻑뻑하던 관절이 부드러워진다.

5. 류마티스 관절염의 병기(病期)

관절염은 관절에 염증이 생겨 통증을 느끼는 질환으로 급성과 만성 등 여러 종류가 있다.

그중에서도 만성적으로 오게 되는 대표적인 것이 근육이나 관절에 오는 류마티스 관절염과 관절의 연골이 손상되어 오는 퇴행성관절염이다.

류마티스 관절염은 모든 관절에서 올 수 있지만, 대체로 양 무릎과 양 팔꿈치에서 발병률이 높고, 그 외에 손목이나 손가락 관절에 다발성으로 오는 것이 보편적이다. 남성보다 여성이 3배 이상 많이 발생하고, 그중에서도 관절에 압박을 많이 받는 비만 여성에게 발병률이 더 높다. 주로 발병하는 연령대는 30~50대이지만 발병 연령층이 점차 낮아지고 있다.

류마티스 관절염은 퇴행성관절염보다는 발생 빈도가 높고, 한두 관절이 아닌 전신에 다발성으로 발생할 때는 고통이 더 심하다. 이때는 화장실에 가는 것도 어려워지고, 연골이 상하여 뼈가 변형

류마티스 관절염의 병기(病期)

병기	초기: 1기	가벼운 증세: 2기	심한 증세: 3기	중증: 4기
엑스레이 결과	뼈의 손상은 없지만, 경한 골다공증은 있다.	골다공증이 있고 연골이 가벼운 파괴가 있다.	골다공증이 있고, 연골의 파괴가 있다.	3기에 골성 강직이 가해진다.
근위축의 이상	없음	관절 주위에 가벼운 염증이 있음	심한 염증이 발생	심한 염증이 광범위하게 발생
관절변형	없음	없음	관절에 이상이 오면서 굽어지는 증세 있음	관절의 변형이 있음
강직	없음	없음	없음	섬유성 또는 골성 강직이 있음
기능장애도	가벼운 불편은 있어도 직장생활은 할 수 있을 정도다.	관절의 불편이 있어서 수시로 약을 복용. 직장생활에서는 결근이 잦아짐	자신의 몸은 지탱할 수 있어도 직장을 가질 수 없는 상태. 계속 약을 복용해야 마음의 위안을 받을 수 있는 상태	항상 누워 있어야 하고, 남의 도움을 받아야 생활할 수 있는 상태. 진통제는 항상 복용해야 할 정도

될 때는 걸음걸이에도 이상이 온다.

필자는 오랫동안 류마티스 관절염으로 고생하였지만, 뼈가 변형되지 않은 상태에서 건강을 되찾게 된 것은 좋은 의사 선생님의 충고로 연골 파괴를 빨리 가져다주는 부신피질호르몬제를 사용하지 않았기 때문이다.

6. 사지가 가벼워져야 관절염이 낫는다

류마티스 관절염은 손가락, 손목관절에 먼저 오는 경우가 많지만, 어디든 약한 부위에서 먼저 온다. 한곳이 심해지면 무릎관절은 말할 것도 없고, 다른 관절까지 아파온다.

다리에 류마티스 관절염이 있으면 통증뿐만이 아니라 다리가 무거워서 계단 오르내리는 것이 너무 힘들어진다. 발을 옮기는 것도 힘들다 보니 마치 다리에 무거운 추라도 매달아 놓은 것처럼 무겁게 느껴졌다. 어떤 환자는 다리에 너무 무거움을 느껴 흡사 땅 밑에서 누가 잡아당기는 느낌이 든다고 했는데 이것이 오히려 적절한 표현 같았다.

이러한 통증이나 무거운 증상은 본인만이 느낄 수 있고, 외관상으로는 잘 나타나지 않는다. 엑스레이(X-ray) 검사를 해도 잘 나타나지 않는 것이 이 병이고, 엑스레이에 나타날 정도이면 관절의 변형으로 인해 정상적인 걸음걸이가 되지 않는다.

류마티스 관절염 환자는 조금 무리했다 하면 밤에는 고통이 한결 더 심해진다. 이때 무거운 다리 밑에 베개만 받쳐도 한결 시원함을 느낀다. 무거운 다리를 심장보다 높이 올려놓으면 정맥혈의 순환이 원활해져서 낮 동안 다리에 고인 혈액이 다시 심장으로 돌아갈 수 있게 되어 독소제거에 도움이 된다.

대부분의 관절염 환자들은 '관절에 통증만 없으면, 이렇게 다리가 무거운 증상도 없을 것인데' 하고 바란다. 관절에 통증이 없으면 다리의 무거운 증상도 없어지는 것은 사실이다. 그러나 통증을 먼저 없애고 다리를 가볍게 하겠다는 치료방법으로는 류마티스 관절염을 고치지 못한다. "모로 가도 서울만 가면 된다."고는 하지만, 고질화된 류마티스 관절염은 무거운 증세를 먼저 없애는 것이 근본적인 치료방법이다.

관절염 환자들은 경험해 보았겠지만, 한증탕에 들어가서 땀이라도 좀 빼고 나면 다리가 가벼워지고, 관절의 통증도 덜해지는 것을 느낀다. 류마티스 관절염은 통증보다 무거운 증상을 먼저 없애는 것이 고질화된 병을 고칠 수 있는 최선의 방법이다. 다리가 무겁고 팔이 무겁다는 것은 사지에 독소를 갖고 있다는 증거이다.

이 독소는 염증이 있는 관절에서 나오기도 하고, 산성체질에서 만들어지기도 한다. 하지만 저항력을 강화시켜주면 염증을 잡을 수 있는 힘을 스스로 갖게 된다.

처음 류마티스 증상이 올 때는 관절부터 먼저 아파지는 것이 아니라 대개 다리와 팔 부위에서 먼저 무거움을 느낀다. 이 독소들이 점차 약한 관절로 집결되어 그곳이 난공불락의 요새 같이 된 것이 류마티스 관절염이다.

모세혈관의 70%가 팔다리에 분포되어 있다. 지체(肢體) 가운데 어느 한 곳이 무겁다는 것은 그 부위의 세포기능이 원활하지 못하다는 뜻이다. 관절의 통증을 없애려고 노력하기 전에 먼저 모세혈관의 기능을 정상적으로 만들어 세포기능을 활성화해주면, 혈액순환이 잘 되면서 차갑던 지체에서 온기를 느끼고, 무겁던 다리가 점차 가벼워진다. 몸이 날아갈 듯 가벼워지면 관절의 통증은 자연히 없어진다.

7. '38년 된 병자'의 병명

베데스다(Bethesda)는 신약성경에 나오는 예루살렘의 성문 곁에 있는 한 연못의 이름이다. 이 연못은 천사가 가끔 못에 내려와 물을 움직이게 하는데, 움직인 후에 먼저 들어가는 자는 어떤 병이든 낫게 된다고 해서 각처에서 많은 병자들이 몰려들었다. 그곳에는 맹인도 있었고, 다리 저는 사람, 혈기 마른 사람 등 각양각색의 병자들이 있었다. 그 사람들을 수용할 수 있는 행각(行閣)만도 다섯 동이나 세워져 있었다.

　이곳에서 가장 오래된 병자는 38년간이나 병마로 고생하고 있던 병자였다. 그는 계속 누워 있어야 했고, 누구의 도움 없이는 한 발자국도 옮길 수 없는 사람이었다.

　예수님은 그 누운 것을 보시고 병이 벌써 오래된 줄 아시고 "네가 낫고자 하느냐?" 하고 인자한 음성으로 물으셨다.

　그러나 그 병자는 "물이 움직일 때에 나를 못에 넣어 주는 사람이 없어 내가 가는 동안에 다른 사람이 먼저 내려가나이다." 하며 자신의 신세를 한탄하듯 말했다.

　불쌍하게 여긴 예수님은 병자를 향해 "일어나 네 자리를 들고 걸어가라"고 하니 그 사람이 곧 나아서 누웠던 자리를 들고 걸어갔다.

　지금까지의 이야기는 요한복음 5장에 나오는 사건이다. 필자는 이 글을 읽을 때마다 '그 병자의 병이 무슨 병이었을까?' 하고 궁금하게 생각했다.

　위장병은 아무리 심하다 해도 걷지 못하거나 누워만 있는 병은 아니다. 악성일 경우에 누워 지내기도 하지만, 몇십 년간 누워 있어야 할 병은 아니다. 항상 누워 있을 정도로 심하면 위암 같은 악성종양일 수도 있지만, 악성종양이면 생존기간은 길어야 2~3년이다.

　걷지 못했다고 하면 관절계통의 질환이다. 퇴행성관절염은 발병된다 해도 중년 이후에 오며, 걷지 못할 정도로 심하게 오는 병은 아니다.

　오랫동안 고생을 하면서도 생명에 지장을 주지 않는 것이 류마티스 관절염이다. 손가락, 발가락 관절에서 시작되어 손목, 발목, 무릎 등 전신 관절에 동시에 발생하기도 한다. 특히 고관절에 심하게 와서 뼈가 굳어졌을 때는 한 발짝도 옮기지 못하고, 평생 누워 지내야 하는 것이 류마티스 관절염이다.

베데스다 연못가의 38년 된 병자의 병명은 필자가 21년간이나 고생하였던 류마티스 관절염이었을지도 모른다는 생각을 하게 된다.

8. 3대째 앓아온 류마티스 관절염

필자가 20년간이나 병을 고치기 위해 갖은 노력을 다했지만, 고치지 못하고 있을 때 둘째아들이 초등학교에 입학하고 몇 달이 되지 않아 다리가 아프다고 했다. 집에서 3km 정도 떨어진 학교를 걸어 다니다 보니 다리가 좀 아프겠지 하고 대수롭지 않게 여겼는데 양쪽 발목이 아프다고 했을 때는 가슴이 철렁했다.

류마티스 관절염은 여러 곳에서 동시에 발생하는 경우도 많지만, 손과 발의 작은 관절과 무릎관절, 발목, 어깨 등에 좌우 대칭적으로 발생하는 특징이 있다. 이것이 심해지면 다른 관절에도 오게 된다.

병원에 데리고 가서 진찰을 받아보니, 짐작했던 대로 류마티스 관절염으로 판명이 나왔다.

'이 아비가 20년간이나 매일 약을 먹고 있으면서도 고치지 못하고 있는데, 하필이면 어린 자식에게까지 이 병에 걸리다니….' 생각할수록 앞이 캄캄해졌다. 앞으로 이 자식에게서 받아야 할 원망을 어떻게 견뎌낼 수 있을까?

필자의 모친으로부터 16세 때 류마티스 관절염에 걸려서 발병 6개월 후 3개월간 뜸을 떠서 고쳤다는 말을 몇 번 들었고, 그 뜸자리는 지금도 볼 수 있다.

'어머니가 관절염에 걸린 병력이 있기 때문에 아들인 나까지 관절염에 걸리게 되었다.'며 많은 원망을 해왔다.

어머니는 발병 1년 안에 고쳤는데도 나는 어머니를 계속 원망해 왔다. 20년간 고치지 못한 사실을 알고 있는 아들이 커서 사리를 분별할 나이가 되었을 때 아버지로 인해 이 병을 앓게 되었다는 그 원망을 나는 어떻게 견뎌 낼 것인가?

심할 때는 10분간 서 있기조차 힘들고 고통스러워 나를 낳아 준 부모가 한없이 밉기만 하였다. 내가 부모에게 했던 이 원망을 아들도 똑같이 이 아비에게 할 것이 아닌가? 내가 부모님께 했던 그 원망을 나는 아들로부터 그대로 다시 받게 될 것이다. 앞으로는 육체적인 고통만이 아니고, 정신적인 고통까지 함께 받아야 하는데 이것을 어떻게 이겨낼 수 있을까? 이것을 생각하니 결혼했던 나 자신이 후회스럽기도 했다.

류마티스 관절염 발병에는 유전적 요인이 60% 정도를 차지하고, 가족 중에 이 병을 앓는 사람이 있으면 그렇지 않은 경우보다 발병 확률이 10배 이상 높은 것으로 되어 있다.

부모가 마른 체형이면 자식도 다른 사람보다 그렇게 될 확률이 높고, 부모가 비만이면 자식도 그렇게 되기 쉬운 것은 부모가 가진 유전인자를 자식이 갖고 태어나기 때문이다. 경제협력개발기구(OECD)의 비만 보고서(2010년)에서는 부모 가운데 한 명이라도 비만일 경우 부모 중에 비만이 없는 경우보다 남자아이의 비만 확률은 3배, 여자아이는 6배에 달한다고 발표했다.

류마티스 관절염도 당뇨병이나 고혈압처럼 가족끼리 물려받을 확률이 높은 '가족력 질환(家族歷 疾患)'으로 알려져 있다. 가족력이 제일 큰 발병요인이 아닌데도 필자의 가정은 3대째 류마티스 관절염을 앓는 불행한 가정이 되었다.

9. 옥토(沃土)가 되는 방법을 인체에 적용

나의 어머니는 뜸을 떠서 류마티스를 고쳤기 때문에 필자도 뜸을 떠보았고, 종합병원에 4개월간 입원하면서 물리치료까지 받아보았지만, 뚜렷한 효과를 얻지 못했다. 그동안 신약, 한약 모두 합쳐 소형트럭 한 대분은 족히 될 정도의 약을 복용했지만 완치되지 않았다.

지금까지 오랫동안 질병을 앓으면서도 건강에 관한 책은 읽지 않았던 것은 '병은 의사가 고치고 약으로 고친다.'는 생각으로 가득 차 있었기 때문에 의학대사전은 뒤져도 건강서적은 읽지 않았다. 자식까지 앓게 되었을 때는 '혹, 다른 길은 없을까?' 하고 생각을 달리하게 되었다.

나의 병은 오래되어 고치지 못하겠지만, 자식의 병은 오래되지 않아 고치게 될지도 모른다는 생각이 들어 농업서적 대신 인체생리학, 영양학, 자연요법, 자연식에 관해 공부하게 되었다. 여기에서 한 가지 공통점을 발견할 수 있었다. 그것이 '토양과 인체는 동일하다.'는 것이다.

작물이 잘 되는 비옥한 토양을 만들려면 먼저 칼슘제인 석회를 넣어서 토양의 수소이온농도를 pH6.0~7.0으로 만들고, 유기질이 풍부하고 부식성이 많은 퇴비를 풍부하게 넣어줄 때 토양은 옥토가 되고, 거기에서 성장하는 작물은 튼튼하게 잘 자란다. 이것은 농사 경험이 있는 사람이면 누구나 아는 사실이다.

'옥토를 만드는 방법을 인체에 적용하면 나와 같은 고질병에도 도움이 되지 않을까?' 하는 막연한 생각이지만 갖게 되었다.

'작물이 잘 되지 않는 메마른 박토(薄土)와 같은 내 몸에 먼저 풍부한 퇴비를 주자. 질소질과 같은 단백질을 많이 공급할 것이 아니라 유기질이 많고 미량영양소가 풍부한 퇴비와 같은 영양소를 내 몸에 공급하면 옥토(沃土)와 같은 건강체가 되지 않을까? 그렇게 되기 위해서는 먼저 자연에 순응하는 인간이 되자.' 이것이 건강을 찾는 비결이라고 생각했다.

이러한 생각은 20년간의 투병생활과 20년간의 흙과 함께한 생활, 거기에다 농업서적과 건강서적 100여 권을 읽은 지식을 결부시켰을 때 얻은 결론이었다.

어디 이것뿐인가. 2년간이나 무인지경에서 생활한 나를 하나님께서는 잊지 않으시고, 선한 길로 이끌어 준 은혜가 있었기 때문에 가능했던 것이다.

10. 류마티스 관절염에서 해방되다

필자가 오랫동안 앓았던 류마티스 관절염을 고친 방법은 의학적 치료나 값비싼 약재가 아니고, 주위에서 쉽게 구할 수 있었던 자가 생산품이라는 것이 특이하다.

  1차 식품의 효능을 확실히 알고 그것을 적절하게 꾸준히 섭취하였기 때문에 고쳐진 것이다.

(1) 생수를 마신다

  관절염의 염증에서 밤새 배출되는 독소는 체내의 관절에 그대로 축적되어서 아침에 일어났을 때 몸을 움직이는 것이 불편하고, 손을 쥐었다 펴기가 힘들 정도로 뻣뻣하다. 이와 같은 증상을 '조조강직(早朝强直)'이라 하며 류마티스 관절염의 주요증상 가운데 하나이다.

  이렇게 체내에 축적된 독소를 제거하는 방법은 아침에 자고 일어나서 밥 먹기 30분 전에 생수 한 컵을 마시고, 식사 2시간 후에는 때에 따라서 마시곤 하였다. 그리고 취침 전에도 생수 한 컵씩 마셨다. 이렇게 마시는 양은 하루에 1.5ℓ가 넘었다.

(2) 백미식 대신에 현미식

  직접 농사를 경작했기 때문에 토양에 퇴비는 많이 넣는 대신 농약은 될 수 있는 한 적게 살포하였다. 볏논의 농약 살포횟수는 보통 8회(1980년도 최고 다수확자는 15회 살포)이지만, 필자의 논은 4회로 끝냈다. 그래도 비료나 농약 시비량이 많은 논보다 수확량은 오히려 더 많았다.

  이렇게 생산된 벼를 도정할 때는 먹을 수 없는 겉껍질만 벗기고 파란 속피질과 쌀눈이 붙어 있는 현미로 해서 먹었다. 이 쌀이야말로 최상의 쌀이요, 최고의 보약이 될 수 있는 쌀이다.

현재 금메달을 따기 위해 땀 흘리는 운동선수들이 먹는 쌀은 농협에서 공급받는 알뜰히 도정한 백미이지만, 언젠가는 필자가 먹는 이런 쌀로 바뀌게 될 날이 분명히 올 것으로 여긴다.

이런 쌀을 먹지 않고서는 인삼이나 녹용을 먹고서도 후반에 가서는 1차 식품을 먹은 상대 선수보다 체력이 빨리 떨어질 수밖에 없다.

백미의 대사 과정에서는 피루브산(pyruvic acid)과 젖산 같은 산성물질들이 혈액과 조직 내에 축적되어 피로감을 유발한다. 그러나 현미에는 비타민B_1이 풍부하여 산화 과정에서 생기는 피로물질을 모두 배출시켜 체내에는 쌓이지 않게 한다.

비타민, 미네랄, 효소 등 자연산 영양소가 풍부한 음식물을 섭취하면 몸은 언제나 최고의 컨디션을 유지하게 된다. 기분에 따라 불규칙적인 곡선을 이루는 컨디션은 백미 섭취자들에게만 있는 일이다. 이런 체력을 갖고 뛰게 되면 얼마 뛰지 못해 체력의 한계를 느끼면서 급격히 피로해진다.

또 육류를 지나치게 많이 먹으면 소화되는 시간이 길어지고, 이로 인해 단백질 분해과정에서 독소가 많이 발생한다.

(3) 화분 섭취

식물에서 가장 영양가가 높은 부분은 꽃 수술에 붙어 있는 꽃가루이다. 농학자들 가운데는 "이스라엘 백성들이 광야에서 먹은 만나가 화분이었다."라고 말하는 학자도 있다.

식물의 성분이 각각 다르듯이 화분의 효능도 식물과 토양, 생산지역에 따라 많은 차이가 있고, 건조방법에 따라서도 달라진다. 필자는 유기질이 풍부한 토양에서 자란 식물에서 벌이 채취한 화분에다 일부지역에서만 채취되는 특수화분을 혼합해 섭취하였더니 3개월 만에 산성체질에서 약알칼리성체질로 바뀌었다.

그리고 꿀(비농축꿀)물에다 양조식초를 타서 간간이 마셨다. 이렇게 3개월 이상을 마시니 팔다리가 가벼워지기 시작했고, 아침에 자고 일어나면 몸이 가벼워졌다.

이것은 체내 독소가 적어졌다는 표시이고, 세포의 기능이 좋아졌다는 반가운 신호였다. 관절의 통증도 서서히 없어지기 시작했다. 아들은 화분 한 가지만 섭취해서 6개월 만에 나았고, 필자는 1년 만에 영원히 벗어나지 못할 것으로 여겼던 21년간의 그 지긋지긋한 투병생활에서 완전히 벗어날 수 있었다.

지난 21년 동안의 과정을 회고해 보면, 농촌에 들어와서 양봉업을 선택한 것이나 그 직업이 내 병을 고치도록 길을 열어주게 된 것, 자식을 통해 건강을 연구하게 된 이 모든 것이 결코 우연이 아니었다. 그리고 20년 전 무인지경의 골짜기 바위 위에서 매일 무릎 꿇고 간구하였던 그 기도를 하나님은 외면하지 않고 늦게나마 응답해 주신 것이다.

필자 가정의 류마티스 관절염 가족력

관 계	성 명	발병연령	병력기간	치료기간	치료방법
모 친	손수연	16세	6개월	3개월	뜸
아 들 (필자)	김해용	20세	21년	1년	현미식, 생수, 화분 섭취, 식초 탄 꿀물을 음용
손 자	김경철	7세	10개월	6개월	현미식, 화분 섭취

나 자신이 건강을 되찾고, 건강에 관한 책을 쓴다는 것이 믿을 수 없는 일로 여겨지기도 했다. 편지 두세 장 쓰기도 힘들었던 몸이고, 그것도 장장 21년간 지속되었던 몸이다. 죽지 않은 한 이 고통과 함께 살아야 할 몸이었는데 그 고통에서 벗어나 하루에도 수십 장씩 원고를 쓰다 보면, 나도 모르게 뜨거운 감격의 눈물이 흘러내려 원고지를 적실 때가 한두 번이 아니었다.

내 가슴이 뜨거워지고, 거기에 뜨거운 눈물까지 더해져 쓰여진 글이라면 상대의 가슴마저 뜨겁게 만들 것이다. 그 이유는 여기에 강한 진실이 담겨 있기 때문이다.

지금의 청소년들은 체격은 예전보다 월등히 커졌지만, 체력은 오히려 약해졌다. 잘못된 식생활 습관이 갈수록 비만율을 증가시키고 있다. 이런 청소년들이 1차 식품을 위주로 해서 섭취하면 나약한 체력이 되지 않을 뿐 아니라 집중력까지 강화된다. 필자의 말이 의심스러우면 6개월 만이라도 실천해 보면 그때는 수긍하게 될 것이다.

11. 화분은 류마티스 관절염에 큰 도움

매일 생수를 마시고 현미식을 한다면 류마티스 관절염 환자는 직접적인 효과는 얻지 못하더라도 간접적인 효과는 얻을 수 있다. 생수에는 각종 미네랄 성분이 들어 있고, 현미에는 섬유질과 미네랄, 비타민B_1 등이 풍부하게 함유되어 있어서 우리 몸의 신진대사를 돕고 피로물질의 축적을 제거하는 역할을 하기 때문이다.

류마티스 환자들은 몸에 피로물질을 많이 갖고 있어서 대부분이 산성체질이다. 산성체질에서는 류마티스 관절염이 잘 낫지 않는다. 그러나 산성체질인 사람이 알칼리성식품을 계속 섭취하게 되면 약알칼리성체질로 개선된다.

화분에는 칼륨이 많이 들어 있어서 체액의 수소이온농도(pH)를 높일 수 있는 알칼리성식품이다. 칼륨은 체액을 구성하는 주요성분으로 세포 내에서 체액의 pH 및 삼투압 조절과 신경전달 작용을 하며 세포기능에 중요한 역할을 하는 영양소이다.

칼륨은 세포내액(細胞內液)에 많이 존재하고, 나트륨은 세포외액(細胞外液)에 많이 존재한다. 이런 균형이 깨어질 때 신경이나 근육의 기능이 나빠지고, 고혈압, 신장병, 심장병, 저혈당증과 같은 질병을 유발하게 된다.

세포의 기능이 약해져서 영양과 산소의 공급을 제대로 받지 못해 다리가 무겁고 저리면서 관절에 통증까지 오는 류마티스 환자가 화분을 계속 섭취하면 30대 초반이나 초기 류마티스는 이것 하나만으로 고칠 수 있다.

필자가 류마티스 관절염을 고친 뒤에 알게 된 서울의 A 여사는 류마티스 관절염을 7년간이나 앓다가 화분을 섭취하고서 고친 사람이다. 그분은 70년대 초 우연히 일본 서적에서 화분이 류마티스 관절염에 좋은 효과가 있다는 글을 읽고 국내에서 화분(국내에서는 79년부터 상품화됨)을 구하려고 했지만 구하지 못하고, 친척을 통해서 일본산 화분을 구해 먹기 시작했다. 그러다가 일본산 채분기를 직접 구입해서 그것을 양봉업자에게 대여해주고, 거기에서 채취된 화분을 먹는 열의까지 보였던 사람이다.

그렇게 하여 화분을 1년 2개월간 섭취하고, 7년간이나 고생하던 류마티스 관절염을 고쳤다고 했을 때 필자는 "복합적인 방법을 취하였더라면 더 빨리 고칠 수 있었을 것입니다."라고 했었다.

이분이 꽃마다 다른 화분의 효능을 알고 선별해서 섭취했던 것도 아니고, 그렇다 해서 생수를 마시고 현미식을 했던 것도 아니다.

필자의 둘째아들이 앓았던 류마티스 관절염을 쉽게 고칠 수 있었던 것도 현미식 효과보다는 화분의 힘이 컸다. 필자가 21년 만에 병을 고쳤던 것도 주된 효과는 화분에 있었고, 뿌리까지 완전히 뽑을 수 있었던 것은 나중에 개발한「류마-21」덕분이었다.

7 봉산물(蜂産物)은 만병을 고친다

1. 봉산물은 만병을 고친다

(1) 다양한 종류의 봉산물

병에 잘 걸리지 않는 야생동물의 생태를 사람이 적절히 응용하면 질병 없는 건강한 생활을 누릴 수 있듯이, 병에 잘 걸리지 않는 꿀벌이 가져온 그 물질을 인간이 잘 활용만 해도 병 없는 건강한 생활을 영위할 수 있다.

꿀벌이 생산하는 물질로는 자연에서 채취한 꿀, 화분, 프로폴리스가 있고, 자신의 인두선(咽頭腺)과 밀랍선(蜜蠟腺)에서 분비하는 로얄젤리와 밀랍이 있다. 이외에 적을 방어하기 위한 봉독(蜂毒)이 있다.

이 중에서 프로폴리스는 최근에 와서 그 성분의 베일이 벗겨지기 시작한 물질로 꿀이나 화분과는 달리 벌이 질병예방용으로 모아 오는 자연항생물질이다. 프로폴리스에 대한 효능을 임상학적으로 밝힌 학자는 덴마크 시장이며 과학자인 아가드(K. Lund Aagaard) 박사와 프랑스의 생화학자 레미 쇼방(Remy Chauvin) 박사였다.

꿀벌이 가져온 여러 물질 속에는 항생작용, 항암작용, 소염작용, 청혈작용, 모세혈관의 기능강화, 세포의 활성작용 등을 하는 다양한 성분들이 포함되어 있다. 이것을 적절히 사용하면 암, 당뇨병, 심장병, 신장염, 간질환, 고혈압, 류마티스 관절염, 동맥경화증, 전립선염, 위염, 위궤양, 악성빈혈, 두통, 불면증, 디스크, 오줌싸개, 손발 저린 증세, 신경통 등 다양한 질환에 효과를 가져다준다.

성인병의 종류는 다양하게 많아도 피만 맑게 하면 낫는다는 것은 동양의학이나 자연요법의 학설이지만, 현대의학에서도 인정하는 학설이다.

성인병을 낫게 하는 원리는 한 가지이지만, 약의 종류는 수천 가지에 이른다. 그러나 의술자는 몇 가지 작용을 적용시켜 병을 낫게 한다. 그것을 크게 나누면 아래와 같이 요약할 수 있다.

- 항균작용: 세균이나 바이러스를 억제하거나 사멸시키는 작용
- 소염작용: 염증을 없애는 작용
- 항암작용: 암세포의 증식을 억제하거나 암세포를 죽이는 작용
- 진통작용: 아픈 것을 가라앉혀 멎게 하는 작용
- 청혈작용: 피를 맑게 하는 작용
- 혈압강하작용: 혈압을 내리게 하는 작용
- 영양공급작용: 영양분을 공급하거나 보충하는 작용
- 소화촉진작용: 소화를 잘 되게 하는 작용

이러한 작용의 물질이 벌통 속에 다 들어 있다고 하면 일반인들은 말할 것도 없고, 양봉인들 조차도 의아하게 생각할 수 있겠지만, 실제 이러한 작용을 하는 물질들이 다 들어 있다. 그것도 경미한 효능이 아니고 강한 효능을 나타내기 때문에 이것을 인간이 적절하게만 잘 사용하면 질병 없는 건강한 생활을 할 수 있다.

(2) 화농성 염증에는 봉침(蜂針)이 최고

손가락 끝에 종기가 나서 곪는 생손앓이는 견디기 어려울 정도로 고통이 심하다. 그래서 "손톱 곪는 줄은 알아도 염통 곪는 줄은 모른다."라는 옛말까지 있다. 이것을 치료하자면 주사를 맞든지, 아니면 2~3일간은 약이라도 먹어야 한다. 그러나 봉침을 1~2회 맞으면 신기할 정도로 잘 낫는다. 여기에는 침을 놓는 경혈(經穴) 자리도 필요 없고 꿀벌을 직접 핀셋으로 잡아서 아픈 부위에 쏘이기만 하면 된다. 다른 부위에 직침(直鍼)으로 그렇게 쏘이면 체질에 따라 양성반응도 올 수 있지만, 염증에는 독성을 흡수하기 때문에 부작용이 없다.

일단 고름집(농양(膿瘍))이 형성되면 효과는 약하다. 그렇지 않으면 생손앓이, 치은염, 다래끼, 종기에는 한두 번으로 완전히 나을 수 있다. 항생제로도 잘 낫지 않는 이런 염증에는 그 효력이 뛰어나 국내 여러 병원에서는 봉독(蜂毒)으로 만든 주사제를 갖고 다양한 염증 질환에 사용하고 있다.

(3) 암, 전립선염, 위궤양도 낫게 한다

비뇨기계통의 질환인 전립선염은 잘 낫지 않는 난치병에 속한다. 그러나 꿀벌은 이 병을 잘 낫게 해준다. 꿀벌이 생산한 화분 가운데도 소염작용이 강한 화분과 프로폴리스를 함께 섭취하면 1~2개월이면 자각증세가 없어지고 3개월이면 낫는다.

1960년 스웨덴 웁살라(Upsala)대 의대의 아스크 웁마르크(Erik Ask-Upmark) 박사는 화분이 전립선염에 대단한 치료가 있다는 연구결과를 발표한 바 있고, 비뇨기 전문의인 레안더(Gosta Leander) 박사는 실험을 통해 화분이 전립선비대와 전립선염에 큰 효과가 있음을 발표하였다.

위염이나 위궤양도 잘 낫지 않고 재발이 잦은 병이다. 그러나 프로폴리스의 효능은 확실하다. 일본 나까시마자연과학연구소의 나까시마 타다타카(中島忠孝) 소장은 1985년 10월 일본 나고야에서 개최된 제30차 세계양봉대회(APIMONDIA) 심포지엄에서, "프로폴리스 섭취로 위염이나 위궤양은 2개월, 축농증은 3~6개월이면 낫고, 소아천식에는 100%의 효과가 있다."고 했는데, 필자 역시 이 말에 동의한다. 프로폴리스를 단독으로 섭취했을 때보다 꿀, 화분, 프로폴리스를 혼합한 것을 섭취했을 때 더 뛰어난 효과가 있었다.

프로폴리스가 식중독 및 장염에 좋다는 것을 70년대 중반부터 알았고, 꽃가루 알레르기(花粉症)와 비염에도 좋다는 것은 80년대에 와서 알게 되었다.

암은 현대의 난치병이다. 하지만 봉산물의 뛰어난 항암효과는 계속 밝혀지고 있다. 1858년 프랑스 의사인 데자르딘(Desjardins)이 봉독(蜂毒)을 사용하여 류마티스성 질환을 치료한 효과를 최초로 학술논문에 발표한 후 암, 통풍, 신경통 등 다양한 질환에 효과가 있다는 연구논문이 발표되었으며, 피부암과 악성피부염을 봉침요법으로 고쳤다는 사례도 『양봉계』에 여러 번 게재된 바 있다.

최근에는 프로폴리스가 항종양(抗腫瘍)작용과 항암작용을 한다는 연구 결과가 많이 발표되었다. 여기에 항암작용을 하는 현미식까지 적용하면 더 좋은 효과를 얻을 수 있다.

(4) 정력을 좋게 하는 봉산물

사업능력과 정력은 비례한다. 정력이 약하면 사업도 위축되고, 가정도 화목하지 못하다. 오늘날 급증하는 이혼사유 가운데 성적 갈등이 적지 않은 것은 부부간의 성관계가 가정에서 중요한 문제임을 보여준다.

이러한 부부문제 때문인지 몰라도 우리나라 남성들은 유달리 정력제(보신제)를 선호한다. 개, 뱀, 개구리, 노루 피, 해구신(海狗腎) 등 정력에 좋다 하면 뭐든 가리지 않고 찾기 때문에 이대로 내버려두었다가는 멸종되지 않을까 하는 우려마저 든다.

정력에 어떤 것이 또 좋다고 하면, 그것 역시 멸종될 우려까지

봉산물이 인체에 주는 주요작용

봉산물명	인체에 주는 주요작용
꿀	영양보급, 조혈, 소염, 세포기능강화
화분(花粉)	영양보급, 조혈, 소염, 체질개선, 청혈, 소화, 세포기능강화
프로폴리스	항균, 항산화, 항암, 진통, 소염, 청혈, 혈압강하, 세포기능강화
로얄젤리	영양보급, 청혈, 소염, 생식능력 증대, 혈압강하, 세포기능강화
봉침독(蜂針毒)	항균, 항암, 진통, 소염, 청혈
수벌번데기(웅봉저)	영양보급

생긴다. 그러나 효과도 확실하고 고갈되지 않을 물질이 벌통 안에서 생산되고 있다. 그것이 로얄젤리와 화분이다.

로얄젤리는 단순 정력제가 아니라 인체의 모든 기능을 좋게 함으로써 정력을 증진시킨다. 그 가운데서도 빠르게 나타나는 곳이 정력계통이다. 로얄젤리는 엄밀히 말하면 세포의 기능을 활성화하는 1차 식품 가운데서도 대표적인 장수식품이다.

로얄젤리를 생산할 때 흔히 "총각들이 먹으면 바람나서 양봉장(養蜂場)에 안 붙어 있으니 총각은 먹으면 안 된다."는 말을 곧잘 한다. 그만큼 효력이 있다는 말이다. 그렇다 해서 여기에 최음제 성분이 들어 있는 것은 아니다. 내분비선의 기능을 좋게 함으로써 몸 전체에서 솟아나는 힘에 의한 정력이다.

몸의 기능이 나쁜 사람에게는 그 기능을 좋게 한 뒤에 나타나므로 단시일에 효과는 얻지 못하지만, 몸에 특별한 이상이 없으면서 정력이 감퇴하는 분들은 다소 빠른 효과를 얻을 수 있다.

화분이 정력을 좋게 하는 것은 화분에 다량 함유된 칼륨 때문이다. 칼륨은 산성체질을 알칼리성체질로 바꿔준다. 산성체질의 주원인은 젖산물질이 많아서 오는데 칼륨이 이것을 제거시켜 주므로 몸은 자연히 가벼워지고 정력은 좋아진다.

'꽃의 수술'을 뜻하는 '스테이먼(stamen)'의 복수형이 스태미나(stamina: 정력, 원기, 힘, 지구력)이다. 이러고 보면 꽃의 수술이 바로 정력이라는 뜻이다. 더군다나 꽃 수술(stamina)에서 채취한 화분이 남성에게는 지칠 줄 모르는 정력(stamina)을 제공하기 때문이다.

정력의 감퇴는 내분비선의 이상과도 관계가 있다. 여기에 이상이 생기면 항생제의 침투도 잘 되지 않는다. 그러나 화분은 항생제가 아니면서 내분비선의 깊숙한 곳까지 침투하여 전립선염에도 좋은 효과를 가져다준다.

 벌이 생산하는 장수식품인 로얄젤리와 영양의 보고인 화분, 효소식품인 꿀(비농축꿀에 한해서), 질병예방 및 치료제인 프로폴리스, 적을 방어하기 위해 갖고 있는 봉독 같은 이러한 물질들을 적절히 사용하면 봉산물로 만병을 다스릴 수 있다.

2. 프로폴리스(Propolis)란?

 프로폴리스의 주원료는 나무의 새싹에서 나오는 끈적끈적한 수액과 나무의 피질(皮質)에서 나오는 수지(resin)이다.

 식물이 이러한 물질을 분비하는 까닭은 잎이나 껍질 혹은 나무에 상처를 입었을 때 빠른 시간에 치유하기 위한 자연처방이다. 이 물질 속에는 세균이나 바이러스를 순식간에 사멸시킬 수 있는 갈랑긴(galangin)과 피노셈브린(pinocembrin)같은 강한 항생물질과 영양물질의 이동 통로가 되는 관다발을 좋게 하는 바이오플라보노이드(bioflavonoid) 성분이 다량 함유되어 있어서 자체적으로 모든 질병을 치유케 한다.

 나무는 한번 땅에 뿌리를 내리면 그곳이 영원한 근착지(根着地)가 되므로 스스로 치유할 수밖에 없다. 잎이나 피질에 상처를 입게 되면 세균이나 바이러스가 서식할 수 있는 좋은 조건이 되지만, 강력한 항생성분의 수지를 분비해서 세균의 번식을 억제한다.

이러한 항생성분의 물질들은 나무에만 필요한 것이 아니고 동물이나 곤충에게도 역시 필요한 물질이다.

꿀벌은 생활하는 데 필요한 것이라면 반경 2km 이내의 것은 무엇이든 갖고 온다. 그런 꿀벌들이 질병을 예방하고 치료할 수 있는 수지를 외면할 리는 없다.

외부 기온이 20℃ 이상으로 올라가고 바람이 불지 않는 화창한 날이면 오전 10시에서 오후 3시 사이에 소나무, 포플러(미루나무), 참나무, 자작나무, 느릅나무, 오리나무를 비롯한 다양한 수목에서 수지를 채취해온다. 그 양은 화분 덩어리에 비하면 2분의 1이나 3분의 1밖에 되지 않는다.

꿀벌 중에서도 힘이 강한 외역봉(外役蜂)들이 수지를 다리에 붙여 갖고 와서 어린 일벌들에게 전달한다. 수지를 처리하는 어린 일벌들은 입으로 뜯어낸 것을 씹으면서 필요한 장소에 옮겨 놓는다. 꿀벌의 입에서 나올 때 아밀라아제(amylase), 리파아제(lipase) 같은 효소가 섞이게 되고, 거기에다 몸에서 생산해 낸 밀

국내산 프로폴리스의 영양성분(가식부 100g당)

성분 식품명	칼로리 (kcal)	단백질 (g)	지질 (g)	탄수화물 (g)	섬유소 (g)	회분 (g)	무기질					비타민			
							칼슘 (mg)	인 (mg)	철 (mg)	나트륨 (mg)	칼륨 (mg)	베타카로틴 (μg)	B_1 (mg)	B_2 (mg)	니아신 (mg)	C (mg)
프로폴리스 (중부지역산)	684	0.5	50.3	46.9	0.1	0.2	18	16	2.7	19	84	37	0.14	0.83	1.7	90
프로폴리스 (남부지역산)	570	0.8	42.4	55.1	0.1	0.2	8	14	4.8	35	67	15	0.29	0.21	1.7	73
프로폴리스 (제주지역산)	672	0.9	66.4	29.4	0.1	0.7	38	27	3.9	50	270	45	0.37	0.64	2.0	42

[자료: 식품성분표 7개정(농촌진흥청 농촌자원개발연구소, 2006)]

프로폴리스 성분분석

검사항목	함 량(%)
수 분	평균 3.9
수 지	50 ~ 55
정 유	8 ~ 10
밀랍(wax)	10 ~ 40
화 분	5 ~ 8
케르세틴*(quercetin)	0.84 ~ 2.01
광물성분	철, 아연, 망간, 알루미늄, 마그네슘, 칼슘
비타민성분	프로비타민A, 비타민B$_1$, B$_2$, D, 니아신, 베타카로틴

* * 케르세틴(quercetin): 플라보노이드계(flavonoid) 성분
『꿀벌의 활용과 고품질 양봉산물의 생산기술 개발』
(농림부. 1998)

랍을 30% 정도 더 첨가해 꿀벌들이 질병 예방을 위해 가장 적합한 물질로 만든 것이 프로폴리스(propolis)이다.

프로폴리스의 주요 성분으로는 수지 50~55%, 밀랍 10~40%, 정유 8~10%, 화분 5~8% 등이 함유되어 있고, 이외에 미량 성분으로는 회분, 철, 칼륨, 구리, 망간, 아연, 마그네슘, 칼슘과 비타민A, 비타민B$_1$, B$_2$, D, 니아신, 베타카로틴 등이 함유되어 있다. 그 외에 케르세틴(quercetin), 갈랑긴(galangin) 등 다양한 플라보노이드성분이 들어 있다.

3. 프로폴리스와 필자

미국의 예방 의학자인 칼슨 웨이드(Carlson Wade)의 저서 『벌집에서 얻은 기적의 치료약—프로폴리스(Propolis: Nature's Energizer-Miracle Healer from the Beehive)』를 읽었을 때만 해도 프로폴리스를 대수롭게 여기지 않았다.

필자가 그동안 건강에 관한 전문서적을 읽은 것만도 수백 권이 넘는다. 그 가운데는 특정물질의 효능을 과장한 책들이 많았다. 특히 신비, 기적, 영약(靈藥)이라고 표현된 책에서 그런 예가

더 많았다. 프로폴리스를 'Mircle Healer(기적의 치료약)'라고 표현한 이 책도 그런 종류 가운데 하나일 것으로 생각했다. 그리고 프로폴리스는 필자에게 생소한 물질은 아니었기에 – 프로폴리스는 변질성이 없어서 언젠가 성분이 밝혀지면 유용하게 사용될 것이라는 기대감 때문에 70년대 초부터 채취한 것을 버리지 않고 모두 모아 두었고, 그것을 갖고 식중독이나 만성설사에 사용해서 효과를 얻기도 했다. – 이것이 마치 만병통치약처럼 소개된 것에는 다소 부정적인 생각을 갖고 있었다.

그런데 하루는 필자와 친교가 있는 박광수(朴廣守) 원장(봉생방한의원, 부산시 동래구 칠산동)으로부터 "미국에 있는 친구가 보내준 프로폴리스 연고와 잇몸 치료약을 사용해 보니 정말 좋던데, 김 선생이 사용할 수 있게끔 만들어 줄 수 없겠습니까?" 하는 부탁을 받았을 때 프로폴리스에 무언가가 있다는 생각이 들어 20년간 모아 두었던 『양봉계』를 뒤지며 프로폴리스에 대한 자료를 찾기 시작했다.

어느 날 필자의 건강 강연을 듣고 찾아온 대학생(최종철, 부산시 연제구 연산4동 1200-0)은 "폐렴을 앓은 이후 수개월째 몸에 열과 함께 오한이 너무 심해서 남들은 반소매 남방을 입는 계절(7월)에 저는 겨울 내의와 점퍼를 입어야 합니다."라고 했다. 몸에 열이 지속적으로 난다는 것은 세균감염에 의한 것으로 볼 수 있다. 몸이 약할 때는 몸을 보(補)하면서 열을 내려야 하는데, 자연물질 가운데 몸을 보할 수 있는 것은 많아도 열을 쉽게 내리는 것은 극히 드물다.

이때 프로폴리스를 섭취케 하면 어떨까 하는 생각이 들어 일주일분을 주었는데 그것을 먹고 열이 완전히 내렸다면서 남방을 입고 찾아와 인사를 했다.

구소련의 카리모바(Karimova, Z. H.) 박사는 프로폴리스가 폐결핵 및 축농증, 기관지염 치료에 효능이 있다고 발표했으며, 독일의 훼웨레이슬(Feuereisl) 박사는 프로폴리스가 강한 항균력을 갖고 있어서 결핵균 예방에 적합한 물질이라고 했다.

독일의 프란츠 쾰러(Franz Koehler) 박사의 프로폴리스 항균 실험에 의하면 유해 대장균과 디프테리아균도 24시간 이내에 완전 사멸이 되었고, 후두염이나 디프테리아 치료에는 마이신 계통의 항생제보다 더 우수한 효과가 있었다고 했다.

장기간 열이 있었던 사람이 프로폴리스를 일주일 섭취하고 열이 완전히 내린 것은 우연이 아니고, 이러한 항균작용이 있었기 때문에 그런 효과가 있었던 것으로 여겨진다.

4. 모친의 심장병이 낫다

필자의 모친(손수연)은 혈압이 높고, 심장 기능이 좋지 않았다. 필자가 자연요법의 지식을 오래전에 습득하였더라면 어머니가 질병으로 덜 고생하였겠지만, 이 방면에 몰두했을 때는 이미 뇌졸중(腦卒中)을 겪은 뒤였다.

모친의 뇌졸중은 지방에 있는 한 병원에서 맹장염 수술을 하고 난 다음 날 입원실 병상에서 발생했다. 사흘간 의식불명 상태에 있을 때 자식으로서 바라는 것은 죽지 말고 살아서 지팡이라도 짚고 이웃에 놀러다닐 정도만이라도 되는 것이었고, 그 이상 바라는 것은 지나친 욕심 같았다. 다행히 나흘 만에 깨어나셨는데 아무 후유증 없이 회복되었다.

이것은 병원에서 좋은 의료혜택을 받은 원인도 있었겠지만, 누워 있던 병상에서 한 발짝도 옮기지 않고 바로 치료를 받았기 때문에 좋은 결과가 있었다고 볼 수 있다.

병원에서 전신마취 수술 후 방귀가 나오지 않으면 식사를 주지 않는다. 마취로 인해 장의 연동운동이 거의 멈춰진 상태에서 음식을 먹으면 소화시킬 수 없기 때문이다. 음식물이 공급되지 않으면 혈압은 올라가지 않고 떨어진다. 그런데 어째서 병원에서 뇌졸중이 왔을까?

수도 파이프가 막혀 있는 상태에서 수압을 높이면 어느 약한 부위의 한 곳이 터지게 된다. 인체의 원리도 이와 마찬가지이다. 뇌에 혈액을 공급하는 혈관이 혈전에 의해 막히거나 몹시 협착된 상태에서 심장의 박동을 높이는 강심제를 놓으면 혈관이 혈액의 압력을 이기지 못해 뇌혈관이 파열된다. 이때 뇌 조직 내부에 혈액이 유출되면 증상에 따라 혼수상태가 온다. 출혈 양과 뇌에서 주는 압박에 따라 반신마비나 언어장애 같은 후유증이 발생할 수 있고, 심하면 식물인간이 되거나 아니면 사망까지 이른다.

필자의 모친에게 발생한 뇌출혈이 후유증 없이 회복된 것은 병실에서 발생해서 바로 조치를 취할 수 있었기 때문이다.

퇴원 후 별다른 후유증 없이 생활하실 수 있었던 것은 필자의 조력이 큰 보탬이 되었다고 본다. 성인병에는 비만이 최대의 적이다. 약간의 비만이 있으셨던 모친의 체중 감량을 위해 하루 두 끼를 권했다. 식후에는 식초물에 꿀을 타서 마셨고 하루 2회 정도는 화분을 섭취했다. 이러한 방법을 1년 하고 났을 때 체중은 정상으로 감량되었고, 혈압도 많이 떨어졌다.

그러나 해가 갈수록 숨이 차고, 손발이 저린 증세가 잦아졌다. 밤에 손발이 저리다고 하실 때는 잠시 주물러 드려야 주무실 수 있었다. 손발이 저린 증세는 혈액순환이 잘 안 될 때 오는 증세이다. 이런 증상이 있는 사람치고 심장 좋은 사람이 없고, 심장이 나쁘면 혈압도 정상치가 아니다. 이런 성인병들은 모두 혈액순환이 잘 되지 않아서 오는 질환이다.

식생활 개선 등으로 많은 도움은 되었지만, 근본적인 해결은 되지 못했다. 400m만 걸으면 숨이 차서 더 걷지 못하고, 한참 동안 숨을 몰아쉬고 난 뒤에야 다시 걷곤 했다. 필자의 집(시골)에서 교회까지는 2km 거리였는데 보통 한 시간 조금 넘게 걸리곤 했다.

프로폴리스 속에는 모세혈관의 기능을 좋게 하여 혈액순환을 잘 되게 하는 바이오플라보노이드(bioflavonoid-비타민P) 성분이 많이 함유되어 있다. 이 물질이 어머니에게 도움이 될 것으로 보여 드시게 했더니 15일 섭취로 손발이 저린 증세가 없어졌고, 1개월 섭취하고서 숨결이 가쁜 증상도 없어졌다. 교회에 가는데도 30여 분이면 갈 수 있게 되었다. 유치원에 다니던 막내딸은 "할머니가 이제는 나보다 더 빨리 갈 수 있게 되었다."면서 할머니 자랑이 대단했다.

2~3년 더 사시기 어렵다고 생각되던 어머니가 7년이나 더 사시다가 돌아가셨다. 교통이 불편한 시골이고, 건강보험이 없던 시기에 그만치 생존할 수 있었던 것은 프로폴리스의 덕이라고 생각한다.

5. 수목에 따라 효능이 다양한 수지(樹脂)

동양의학권에서는 예로부터 녹용을 귀하게 여겨 약재 중에서 으뜸으로 쳤다. 그중에서도 우리나라가 더욱 심한 편이어서 전 세계에서 생산되는 녹용의 80% 이상을 소비하고 있다.

북유럽, 러시아 등에서는 사슴을 사육해도 뿔을 이용하기 위해서가 아니라 연한 고기를 얻으려고 사육하고 있다. 캐나다나 알래스카에서도 녹용을 장식품이나 버리는 부산물로 여겨왔는데 한국 사람들의 극성 때문에 값이 점차 치솟게 되었다.

이것을 보면 A라는 국가에서 선호한다고 해서 B라는 국가에서도 선호하는 것은 아니다. 그러나 여러 나라에서 좋다는 것을 인정하고 사용한다면 거기에 대한 효능은 검증되었다고 볼 수 있다.

나무의 수지(resin)는 동서양에서 모두 민간요법과 약용으로 사용해 왔던 물질이다. 그 가운데 유향(乳香, frankincense)과 몰약(沒藥, Myrrh)은 성경에서 동방박사가 아기 예수께 드린 선물로, 서양과 동양에서 귀하게 쓰이던 약재였다.

유향은 감람과에 속하는 유향나무의 수지로서 고대에는 귀한 향료로 여겼던 물질이다. 혈액순환이 잘되게 하고, 통증·경련을 멈추게 하며 타박상이나 부스럼, 생리통에 쓰인다. 『동의보감』에는 "풍수(風水)로 인해 생긴 독한 종기를 치료하며 부인의 혈기증(血氣證) 등을 낫게 한다."고 기록되어 있다.

몰약은 아프리카와 아라비아 지방에 자생하는 감람과의 몰약나무에서 나오는 수지로 약리작용으로는 소염, 항균, 진통효과가 있다. 서양에서는 오래전부터 방부제로 사용되었고, 특히 고대 이집트에서는 미라를 만들 때 많이 쓰였다. 『동의보감』에서는 "어혈을 풀어주고, 부은 종기를 가라앉히며 통증을 멎게 한다. 피부병(瘡病)에 신기한 효험이 있는 약이다."고 한다.

『동의보감』에는 소나무에서 나온 송진(송지(松脂)라고 표기됨)에 대해서는 "오장을 편안하게 하고 열을 없애며 풍비(風痺 : 몸과 팔다리가 마비되는 증상)와 여러 가지 악창 등을 낫게 하고, 부스럼에 바르면 새살이 살아 나오고 통증이 멎는다."고 기록되어 있다.

그 외 『묘약기방(妙藥奇方)』에는 임질(淋疾)과 담석증 치료에 복숭아나무 수지(도교, 桃膠)가 쓰인다 하였고, 『동의보감』에는 급중풍(急中風)과 신경통에 홰나무 수지(괴교, 槐膠)를 피부병과 치통에는 단풍나무 수지(백교향, 白膠香)를 사용한다고 하였다.

이처럼 나무마다 수지의 효능이 다양하듯 벌이 다양한 나무의 수지를 수집하여 혼합한 프로폴리스는 기후와 지역, 식물의 종류에 따라 그 성분과 효능에도 차이가 있다.

프로폴리스는 사시사철 기온의 변화가 적은 지역에서 채취되는 것보다 사계절이 뚜렷하여 온도 변화가 큰 곳에서 채취된 것이 효능이 좋고, 겨울이 다소 추웠던 지역에서 채취한 것이 더 좋다. 더운 열대지방에서 자라는 수목들도 수지를 많이 분비하지만, 일정한 기온 속에서 자라는 식물의 수지가 지닌 항균력은 자연히 낮을 수밖에 없다. 수지의 효능은 결국 프로폴리스의 효능과도 밀접한 연관이 있다.

실제로 프로폴리스는 채집된 장소의 수목종류와 채집시기(계절) 등에 따라 기능성분과 플라보노이드 함량에 차이가 있다. 우리나라에서도 중부지방에서 채취한 프로폴리스의 플라보노이드와 페놀 성분 함량이 남부지방이나 제주도보다 더 높게 나타난다. 특히 새순이 올라오는 시기에 채집된 프로폴리스에서는 기능성분의 함량이 더 높게 측정된다. 이것은 추운 겨울을 견디고 난 수목들이 외부의 유해환경으로부터 새싹과 수피(樹皮)를 보호하기 위해 수지를 많이 분비하는데, 이 수지 속에는 해충과 세균에 의한 세포조직의 궤멸을 방지하는 항균성분이 많이 함유되어 있기 때문이다.

남미와 호주에서는 유칼리나무가 프로폴리스의 주 수집원이고, 북미에서는 포플러(미루나무)와 소나무가 주종을 이룬다. 우리나라에서는 소나무, 포플러, 참나무, 자작나무, 느릅나무, 오리나무를 비롯한 다양한 수목에서 수지를 채취해온다.

화분은 벌통 바깥 입구에 채분기를 달아서 채취하기 때문에 채취시기, 색깔, 맛 등을 보고 어느 식물의 화분이라는 것을 바로 알게 되고, 어느 질환에는 무슨 화분이 더 효과적이라는 것을 봉산물에 관심 있는 사람들은 대개 알고 있다. 그러나 프로폴리스는 그렇지 않다.

프로폴리스는 벌통 안에서만이 채취할 수 있고, 한 통에서 일년 내내 모아도 30~50g(화분은 지역에 따라 1kg 생산) 정도밖에는 생산되지 않기 때문에 맛과 색깔을 보고 어떤 식물의 수지라는 것을 판별하기는 어렵다.

필자가 수년간 채취해 온 프로폴리스의 색상에는 검은색, 윤활유와 같은 연한 초록색, 쇠똥색깔 같은 누런색, 그것보다 연한 붉은색 등이 있었지만, 어느 식물에서 어떤 색이 나오는지 아직까지

구별하지 못하고 있다.

이러한 여러 색깔의 프로폴리스를 혼합하여 사용하였을 때 효과가 빨리 나타나는 증세로는 위궤양, 십이지장궤양, 위염, 생리통, 손발 저린 증세, 심장병, 신장염, 신경통, 기관지염, 좌골신경통, 류마티스 관절염, 당뇨병 등이었고, 암환자가 섭취해서 5개월 만에 종양이 없어지는 경험도 했다.

6. 위장병에는 프로폴리스가 특효

동물이나 식물이 자연적인 원리에 의해 병을 낫게 하는 방법을 갖고 있다면, 그 방법을 인간이 적용해도 비슷한 효과를 얻을 수 있다. 동물은 병이 나면 음식물을 먹지 않고, 체내의 저항력으로 병을 낫게 한다. 동물이 하는 이 방법을 인간이 응용한 것이 단식 요법이다.

식물은 상처(병)를 입게 되면 수지(resin) 성분이 스며 나와 상처를 소독하여 며칠이면 낫게 한다. 이렇게 빠른 시일에 효력을 얻게 되는 것은 강력한 항생성분과 영양공급의 수송로인 관다발을 좋게 하는 바이오플라보노이드 성분 때문이다.

수지를 가장 많이 활용하고 있는 곤충은 꿀벌이다. 꿀벌은 질병 예방을 위해 수지로 만든 프로폴리스를 벌통 내부에 발라 각종 유해 세균의 침입을 막고 있다. 야생동물이나 사육동물들도 질병이 생기면 수지가 묻어 있는 식물의 껍질을 좋아하는 습성이 있다.

식물에 따라 수지의 효능이 다양하듯이 수지를 주원료로 한 프로폴리스도 그 효능이 식물의 종류와 기후, 토질에 따라 다르지만, 대부분의 국내산 프로폴리스는 위장병, 인후염, 생리통, 치은염, 손발이 저린 증세에 뛰어난 효과가 있다. 위장병 가운데도 위염, 위궤양, 신경성 위염에는 두 번 이야기하면 잔소리가 될 정도로 그 효능은 확실하다.

필자는 한 위장병 환자에게 프로폴리스만을 단독으로 섭취시키지 않고 소염작용이 강한 화분과 효소가 살아 있는 비농축꿀에 프로폴리스를 혼합한 「꿀프로-킹」을 섭취케 하여 수년간 고생하던 위장병이 2개월 만에 나은 경험을 얻은 바 있다. 세 가지 봉산물(蜂産物)의 상승작용에 의해 나타난 효과인지는 모르지만, 그 효능의 80%는 섭취 10~15일 사이에 나타났고 심한 사람도 2개월이면 증세가 거의 없어질 정도이다.

위장에 염증이 있는 사람이 섭취했을 때 오는 특징은 심한 사람일수록 2~3일간은 통증을 더 느낄 수 있다. 이것은 질환을 낫게 하기 위한 명현현상(瞑眩現狀)이기 때문에 크게 염려할 것은 없다. 심하면 섭취량을 줄이면 되고, 그래도 아프면 3~4일 쉬었다가 섭취하면 처음과 같은 증상은 거의 없어진다.

궤양이 심한 사람에게는 간혹 통증이 길어지는 수도 있다. 이때는 소량 섭취하여 통증을 못 느끼는 상태로 유지하는 것이 좋다.

7. 봉산물의 효능보다 하나님의 능력

필자의 집에서 3km 더 들어간 골짝 마을에 이종 형수(이향락:

경북 영천시 고경면 용전2리)가 살고 있다. 몇 개월째 형수가 몸이 불편해서 병원에 다닌다는 이야기를 듣고 찾아가 보니 이야기 듣던 대로 몸이 몹시 수척해 있었다. "약을 복용해도 미량영양소의 공급은 절대적으로 필요합니다. 화분이 다소 도움이 될 것이니 드셔 보십시오." 하면서 1개월분을 드렸다. 2~3개월 후에 다시 찾아가서 보니 화분을 먹지 않고, 그대로 방치한 상태로 있었다. 값진 돈을 주고 샀거나 아니면 상품의 진가를 알았으면 성의 있게 먹었을 것이다. 책도 돈을 주고 구입했을 때는 쉽게 읽어져도, 증정받은 책은 잘 읽지 않는 것과 같이 화분도 공짜이기 때문에 먹지 않았던 것이다.

성인이 섭취할 1개월분의 화분을 꿀벌들이 모으려면, 수백만 송이의 꽃을 찾아다녀야 하고, 화분을 모으기 위해 비행하는 거리만도 상당하다. 그 속에는 꿀벌의 다리와 날개도 떨어져 있다. 그만큼 자신의 몸을 혹사해가면서 화분을 채취한다.

자연식품 가운데 화분만큼 풍부한 영양소가 들어 있는 식품은 없을 정도이다. 우리가 평소 섭취하는 음식물에서 균형된 영양소를 얻고 있다면 기능성식품 같은 것도 필요 없겠지만, 우리의 식생활이 그렇지 못한 데 문제가 있다. "병은 약만으로 고치는 것은 아닙니다. 일반인이 대수롭지 않게 여기는 식이요법으로도 낫는 경우가 많습니다. 화분을 드시기 어렵다면 우선 현미식이라도 몇 개월 하시면, 건강에 많은 도움이 될 것입니다." 하고 이야기했지만 쉽게 받아들이지 않았다.

그럴 수밖에 없는 것은 저명한 의사들도 구분도·십분도의 백미를 좋아하는데 이종 시동생의 말만 믿고 함부로 현미식을 하기는 어려웠을 것이다. 그리고 필자의 말보다는 종합병원에 간호사로 근무하는 딸의 말을 더 신뢰했기 때문이다.

하루는 약국에 가서 약을 사오다 필자의 집에 들렀는데, 얼굴 모습이 말이 아닐 정도로 수척해 있었다. 얼굴이 많이 야위어서 눈도 움푹 들어가고 볼살이 쏙 빠져 광대뼈가 더욱 불거져 보였다. 그 자리에서 넘어지면 다시 일어설 수 없을 정도로 허약했다. 형수가 살면 얼마나 더 살까? 당사자에게는 미안한 말이 되겠지만, 3개월 넘기기가 어려울 것으로 보였다.

건강하고 일 잘하기로 소문난 형수가 1년이 못 되어 저렇게 되다니…. "병원에서는 무슨 병이라고 합디까?" 하고 물으니 "심부전증으로 심장도 나쁘고 당뇨도 있고, 여러 가지 합병증까지 있다는 진단이 나왔지만, 아무리 약을 복용해도 조금도 효과를 얻지 못하고 있습니다."고 했다.

이러한 형수가 봉산요법(蜂産療法)과 자연요법을 병행하면 다소 효과를 볼 수 있겠지만, 본인이 하고 싶지 않은 것을 억지로 권할 수는 없었다. 자연요법은 최소한 3개월 이상 꾸준히 해야 효과가 나타날 수 있고, 봉산물도 1개월 이상은 되어야 효력을 얻을 수 있다.

저녁 7시에 올라가는 마을버스를 타고 집에 꼭 가야겠다는 형수를 보고 "오랜만에 저희 집에 오셨는데 하룻밤 주무시면서 저와 이야기라도 좀 나눕시다." 하면서 억지로 붙잡았다. 집에 가면 다시는 형수를 못 볼 것 같은 생각이 들었다. 그래서 마지막 볼 형수를 하룻밤이라도 묵게 해서 보내는 것이 인간의 도리라고 여겼다. 약국에서 사온 약을 먹을 때 보여주는데 생각보다 분량이 너무 많아 보였다.

"형수님은 몸이 약하기 때문에 약을 먹더라도 다른 사람과는 달리 신경을 좀 써야 할 겁니다." 했더니, 약을 사와도 한 봉지를 다 먹으면 가슴이 답답하고 견디기가 어려워서 한 번에 다 먹지 못하고, 언제나 반 봉지만 먹는다고 했다.

밤중에 모친이 들어와서 깨우시기에 시계를 보니 새벽 1시였다. "너희 형수가 이상하니 가봐라." 하시기에 어머니 방에 가서 보니 완전히 의식불명 상태이고, 손을 잡자마자 흡사 냉혈동물인 뱀을 만졌을 때와 같이 섬뜩한 느낌이었다. '어제 보내지 않고 괜히 붙잡았다가 우리 집에서 초상 치르게 되었구나.' 하는 생각이 제일 먼저 떠올랐다.

시간을 다투는 상황이 아니고 분초를 다투는 긴박한 상황이었다. 혈액순환을 촉진시키는 것이 무엇보다 급선무라 생각되어 어머니와 아내는 뜨거운 물수건을 양팔에 얹어 주무르게 하고, 필자는 양다리를 들고 흔들기 시작했다. 그러면서 "하나님! 살려주세요. 형수를 살려주십시오. 죽은 나사로도 살리신 하나님이 아닙니까. 저는 3개월 후면 도시로 나갈 사람입니다. 형수가 제집에서 죽었을 때 남들은 하기 좋은 말로 이종 형수가 와서 죽더니 이사 갔다는 말들을 할 것입니다. 하나님! 제발 이 말만은 듣지 않게 해 주십시오." 하면서 지금까지 해보지 못하였던 간절하고도 뜨거운 기도를 세 사람이 합심해서 드렸다.

기도를 하면서 20분 정도 다리를 흔들고 나니 전화연락을 받은 형님이 내려오셨다. 이때는 손과 발에서 약간의 온기를 느낄 수 있어서 이제는 죽지 않고 살겠다는 생각이 들었다. 내려오신 형님은 형수의 얼굴을 몇 번 흔들고, 눈동자를 확인하더니 "집 놓아두고, 왜 남의 집에 와서 죽으려고 하느냐?"면서 닭똥 같은 눈물을 흘리셨다. 그럴 수밖에 없는 것이 상처(喪妻)한 둘째형이 있는 데다 아직 출가하지 않은 다섯 남매까지 있는 상황이었기 때문이다.

마을에 있는 차를 이용해 병원에 도착했을 때는 새벽 3시경이었다. 산소호흡 등 응급조치로 깨어났지만, 병원에서는 10분만 늦었어도 소생하지 못했을 것이라 했다. 원인은 약물과용에 의한 것으로 판명되었다. 병원에서도 몇 개월 더 생존하기가 어렵다는 진단이 나와서 퇴원할 수밖에 없었다.

"형님은 형수한테 지금까지 할 수 있는 데까지 최선을 다했습니다." 하면서 위로해 드렸더니,

"1년 가까이 애를 썼지만 이런 상황이니…. 동생에게 좋은 방법이 없겠는가?" 하고 물어왔다.

"작물이 잘 안 되는 토양을 좋게 하려면 어떻게 해야 합니까?"

"먼저 토양을 개량해주고, 그다음은 퇴비를 많이 넣어 줘야 작물이 잘 되겠지"

"예, 맞습니다. 형수에게도 이 방법을 적용해야 합니다. 형수의 몸을 토양에 비유하면 지금까지 화학비료(가공식품, 화학조미료)나 농약(독한 약)을 너무 사용해서 작물(활동)이 자랄 수 없을 정도로 토양(몸)이 박토(薄土, 만성질환자)가 되어 있습니다. 지금은 농약 같은 약품보다는 오히려 땅심을 돌아주는 퇴비가 더 필요합니다. 형수의 몸에 퇴비와 같은 영양소를 공급해야 합니다."

"그렇게 하자면 어떻게 해야 하는가?"

"백미식을 하는 것보다는 현미식을 하는 것이 좋습니다."

"정미소에 가서 도정하기 전의 현미를 구할 수 있겠나?"

"저희 집에 있습니다. 우선 20kg을 갖고 가십시오. 이 쌀은 퇴비를 많이 넣고, 농약을 덜 사용해서 재배한 현미이기 때문에 쌀 중에서도 보약이 되는 귀한 쌀입니다."

그리고 비농축꿀 1.2kg에 화분 1kg 혼합한 것을 주면서 "지금까지 약으로 못 고쳤으니 약을 끊고 이것을 먹을 수 있는 만큼 먹도록 하십시오." 하고 주었다.

이것을 1주일 먹고 나니 가슴이 답답하던 것이 없어졌고, 배에 차 있던 복수가 빠져 이제 살 것 같다고 했다.

2주일째는 다리가 가벼워져서 얼마간 걸을 수 있게 되었다.

2개월을 먹고 그동안 없었던 생리를 다시 하게 되었고, 질병의 자각증세에서 서서히 벗어나게 되었다.

"그날 바로 집에 올라갔으면 분명히 죽을 몸이었는데 살아나게 된 것은 이종 시동생이 믿는 하나님의 은혜였습니다." 하면서 7년간이나 매일 목욕을 하고 빌던 신줏단지를 없애고 2주 만에 교회에 나가게 되었고, 10년 뒤에는 도암교회(경북 영천)의 권사가 되었다.

필자가 봉산물이 인체에 주는 효능은 알고 있었지만, 이렇게 큰 효과가 나타난 것은 봉산물의 위력만이 아니고, 하나님의 놀라운 섭리가 있었기 때문이다.

20년간 농촌생활을 하면서 교회에 데리고 간 사람은 많았지만, 결신자는 한 사람도 없었다. 20년간 한 사람도 전도하지 못했다는 것은 기독교인으로서 수치요, 하나님 앞에서는 심히 부끄러운 일이다.

내가 죽어 하나님 앞에 섰을 때 '너는 20년간 농촌생활에서 너의 삶을 위해서는 최선을 다했다. 그렇지만 나를 위해서는 무엇을 했느냐?' 하고 내게 묻는다면 뭐라 고 대답할 것인가?

내가 농촌을 떠날 때쯤 되어서는 이것이 가장 무거운 짐이었다. 이 사건을 통해 형수가 교회에 나가게 되자 그렇게 무겁던 마음이 홀가분해 지면서 21년간 생활했던 농촌을 쉽게 떠나올 수 있었다.

8. 경부 림프선염이 낫다

어릴 때 모든 병을 다 앓으며 고생하던 큰아이가 지금은 건강하게 자란 것을 보면, 사람은 모든 생명체 가운데서도 가장 고귀한 존재임을 재인식시켜 주는 하나의 예이기도 하다.

큰아이의 첫돌이지만 집에도 가지 못하고 침침한 양봉장(養蜂場)의 천막 안에서 썼던 그날의 글을 양봉일지에서 찾아 여기에 옮겨 놓는다.

경진아! 네가 이 세상에 태어나서 고고(呱呱)의 울음소리를 낸 것이 오늘로써 꼭 1년이 된다. 그러니 오늘은 너의 첫돌이구나.

오늘은 너의 곁에 앉아서 손이라도 한번 꼭 잡아주어야 하는데 그렇게 해주지 못하는 이 아빠를 용서해다오. 지금 이 시간에도 가쁜 호흡을 하며 심한 고통을 겪고 있을 너의 모습을 먼 곳에 있는 아빠지만 훤히 보고 있다.

1년 전 오늘 「엄마에게 산기가 있다」 는 전보를 받고 아빠가 달려갔을 때는 방안에 호롱불 대신 촛불이 켜져 있던 9시경이었고, 너는 벌써 태어나 있었다. 그때 너는 쌔근쌔근 잠이 들어 있었고, 갓 태어난 신생아치고는 많이 크다는 생각이 들었다.

　방에 들어가 앉으니 너의 할머니께서는 기쁜 소리로 "우리 총각 아빠가 왔네!" 했을 때 '아빠'라는 말에는 가슴에 무엇인가 부딪히는 찡함이 있었고, 뭉클함을 느끼게 하는 강한 무엇이 있었단다. 내가 벌써 아빠가 되다니…. 서른넷에 아버지가 되었다는 것은 늦은 편이지만, 그래도 아버지 노릇을 제대로 하기에는 부족하다는 생각이 들었고, 큰 책임감을 안겨주는 무거운 말이기도 하였다. 그때 이 아빠는 너에게 훌륭한 아버지는 되지 못할지라도 성실하고 좋은 아버지가 될 것을 네 곁에서 결심했단다.

　그 후 너는 복스럽게 잘 자라주었고, 너를 보는 이웃사람들은 밉상(때로는 잘 생겼다는 표현)으로 생겼다고 하였으며, 네 손을 보는 사람마다 아기 손 같지 않고 어른 손같이 크다는 칭찬도 아끼지 않았다.

　그러던 네가 생후 40일경부터 숨소리가 이상하게 들리기 시작했다. 연세 많으신 이웃 할머니들은 바람을 많이 마신 탓이라고도 했다. 네가 태어났던 우리 집은 마을에서 가장 높은 곳에 있는 집이었고, 그 집은 동네 바람이 다 들어온다고 할 만큼 시원한 집이었다.

　더운 7월 하순에 목욕을 시키고 오랫동안 방문을 열어놓았더니 약한 네가 강한 바람에 견디지 못해 병이 생긴 것으로 여기고 이사까지 하였다. 지금 네가 누워 있는 집은 네가 태어난 집이 아니다.

　너의 숨소리는 날이 갈수록 심해졌고, 먹은 음식마다 토하기 시작했다. 지금도 숨 쉴 때마다 앞가슴은 쑥쑥 들어가고 있어서 그 자리에는 몇 숟가락의 물이 흐르지 않고 고일 정도의 깊이까지 생겼다.

　엄마는 너를 업고 2km나 걸어나가 한 시간에 한 대씩 다니는 버스를 타고, 8km 떨어진 영천읍 병원까지 매일 다니면서 치료를 받았지만, 효과를 얻지 못했고 아직 확실한 병명도 모르고 있다. 너를 업고 대구에 있는 유명한 D

종합병원에도 갔지만, 거기에서도 확실한 병명은 나오지 않았고, 소아과 과장은 선천성으로 보인다는 의문까지 제시했다.

네가 차를 타게 되면 모든 사람이 너에게 한 번씩 눈을 돌리게 되는 것은 쌕쌕거리는 너의 숨소리가 너무나 이상해서 몇 미터 거리에서도 들을 수 있고, 잠이 들면 호흡소리는 더욱 커져서 10미터 떨어진 곳에서도 들릴 정도였기 때문이다. 이웃사람들이 너의 병을 이제 고치지 못할 것으로 보고 있고, 그렇게 말하고 있는 것도 이 아빠는 잘 알고 있다.

그러나 이 아빠는 그렇게 생각하지 않는다. 너의 생명을 주신 이는 하나님이신데 너의 생명을 그렇게 허무하고 값없이 하려고 이 땅에 태어나게 하지는 않으셨을 것이다. 이것은 아빠의 확신이다.

경진아! 이 아빠가 너의 첫돌에 찾아가지 못하는 것을 용서해다오. 그것은 아빠가 종사하고 있는 직업에 너무 충실하기 때문이다. 너도 알아주겠지. 아빠는 하는 일에 최선을 다한다는 것을. 이것이 앞으로 너를 고생시키지 않는 방법이요, 아빠로서의 사명이라고 생각한다. 이것이 또한 아빠가 일어설 수 있는 최선의 방법이 될 것이다(류마티스 관절염 치료로 재산을 다 탕진하고 양봉을 시작한 지 8년째였음).

이것은 나 개인에게만 해당하는 말이 아니라 모든 국민에게 해당한다. 전 국민이 아빠와 같은 생각을 갖고 일을 한다면 우리나라는 지금 가난하지만, 세계적인 경제 대국이 될 수 있다는 것이 이 아빠의 지론이다. 아빠가 이런 생각을 하게 된 것은 오랜 기독교의 사상과 아빠가 존경하고 있는 도산 안창호 선생의 무실역행(務實力行: 참되고 실속 있도록 힘써 실행함)의 사상에서 나온 아빠의 직업관이다.

경진아! 이 아빠가 너의 곁에 찾아가지 못하는 대신에 너의 병이 낫고 네가 커서 사회에 이바지할 수 있는 사람이 되기를 하나님께 간절히 기도드리겠다. 너의 병이 낫게 되는 날 이 아빠의 건강도 되찾게 될는지도 모르겠다.

- 1974년 6월 10일 모화 밤나무 단지에서
(이 글을 썼던 장소에는 이후 태화방직이 세워졌음)

　큰아이의 병을 고치려고 병원, 한의원, 침술원 등 여러 곳을 찾아다녔지만, 고치지 못하다가 대구 사대부고 앞의 오 소아과에 데려갔더니 "영양결핍에서 온 병이므로 병원만 찾아다닐 것이 아니라, 최대한 영양을 공급해주는 것이 최선의 치료방법입니다." 하고는 처방도 내주지 않고, 가르쳐 주기만 했다.
　우유를 반 컵만 먹여도 토하는 아이였기 때문에 많이는 주지 못하고 조금씩 주면서 그때마다 꿀을 조금씩 타서 먹이기 시작했다. 이렇게 하며 두 달 동안 꿀 한 되를 먹이고 나니, 그토록 심하게 쌕쌕거리던 숨소리가 완전히 없어졌다. 1년 반 동안이나 조바심과 애를 태우던 병이 그제야 나은 것이다.
　살던 곳이 교통이 불편한 농촌이어서 유아 때 BCG(결핵)접종도 맞히지 못했다. 늦게 백일해와 소아마비 예방접종을 하려고 병원에 갔더니 아이가 너무 약해서 백일해 예방주사는 놓을 수 없다고 해서 소아마비 예방주사만 맞혔다. 백일해는 고칠 수 있는 병이지만, 소아마비는 고치기 어렵다는 것을 생각하니 다소 위안이 되기는 했다.
　큰아이는 병에 대한 저항력이 너무 약해져 있어 찾아오는 병은 하나도 놓치지 않고 다 받아주다 보니 감기는 끊어질 날이 없었고, 세 살 때는 또다시 무서운 백일해에 걸리게 되었다. 백일해는 백일 동안 기침이 계속된다고 해서 붙여진 이름이지만, 큰아이는

4개월이 넘게 기침을 했다. 그렇게 오랫동안 기침을 하고 나니 아이의 몰골은 말이 아니었다.

다소 얼굴색이 나아진 네 살이 되어서야 BCG접종을 받았다. 같은 이웃 아이들은 아무렇지도 않은데 우리 큰아이는 주사 맞은 자리가 화농이 되어 오랫동안 잘 낫지 않았고, 겨드랑이에는 메추리알보다 굵은 림프선염까지 생겨 잘 낫지 않고 남아 있었다.

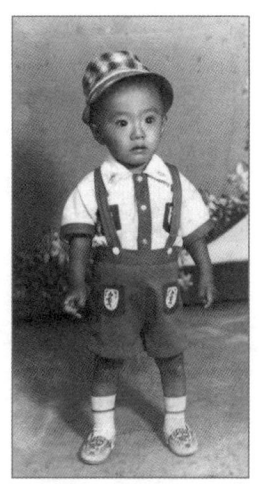

세 살 때의 허약한 모습

투베르쿨린 반응은 음성으로 나타났지만, 귀밑 옆에는 땅콩 굵기만 한 경부 림프선염이 몇 개 생겨 있었다. 얼굴에는 혈색이 없고 게다가 몹시 여위어서 얼굴 전체가 눈뿐이었다. 이렇게 병치레만 하는 아이였기 때문에 세 살 때까지 사진 한 장 찍어둔 것이 없었다.

경부 림프선염을 고치려고 6개월이나 약을 먹였지만, 효과를 얻지 못했다. 초등학교 입학하고부터 빈혈증세가 심하여 처음 채취한 화분을 먹였더니 그 증세가 2개월 만에 없어졌다. 너무 약해서 꾸준히 먹였더니 4개월째는 혈색이 좋아지기 시작했고, 8개월을 먹였더니 경부 림프선염이 완전히 없어졌다.

화분을 먹고 경부 림프선염이 나았다는 예는 어느 문헌에도 찾아볼 수 없었기에 필자 역시 화분을 먹이면 경부 림프선염이 나을 것이라는 생각은 추호도 하지 못했다. 다만, 아주 약한 이 아이에게는 '화분이 최고의 보약이 될 수 있다.'는 단순한 생각만 갖고 실행했던 것이다. 그 이후부터는 체중이 늘면서 정상적인 체격이 되어 현재는 건강하게 생활하고 있다.

그 후 경부 림프선염으로 허약한 몇 명의 아이에게 먹였더니 모두가 뛰어난 효능을 보였다. 화분이 경부 림프선염에는 특효라 할 수 있을 정도로 치유 효과가 높았다.

건강을 되찾고 나서 8

1. 건강을 되찾고 나서

　21년간의 고통에서 건강을 되찾았을 때 이것을 책으로 낼 것인가, 아니면 나 혼자만이 고이 간직할 것인가? 여기에 대해 많은 고심을 하게 되었다. 실지 리포트(report) 한 장 써보지 못한 사람이 전문서적에 가까운 책을 쓴다는 것은 소가 들어도 웃을 일이었기 때문이다.

　나는 쓸 수 있다, 없다 이런 갈림길에서 수없이 고민하고 있을 때 가슴을 두드리는 세미한 음성이 있었다.

　'네가 시골에 들어온 것이 우연이라고 생각하느냐? 내(하나님)가 너를 이곳으로 이끌었다. 너는 왜 학자 흉내를 내려고 하느냐? 네가 보고 체험한 것을 그대로 써라. 네가 눈물을 흘려가면서 쓰면 글을 읽는 사람도 눈물 흘릴 것이고, 네가 뜨거운 가슴으로 쓰면 상대방의 가슴도 뜨거워질 것이다.'

그렇다. 내 병은 토양의 원리를 이용해서 고쳤기 때문에 경작지의 토양이 나빠지면 질병은 더욱 많아질 것이다. 이것을 경고하는 책이라면 국익을 위한 책도 될 것이다. 20년이 지난 지금, 류마티스 관절염을 비롯한 다양한 질병들이 이렇게 많아진 것은 토양과도 무관하지 않다.

지리산 한 골짜기에서 밤마다 바위에 올라가 '이 민족을 위해 도움이 될 수 있는 한 인간이 되게 하여 주십시오.' 하고 기도할 수 있었던 것은 "하나님께서 세상의 미련한 것들을 택하사 지혜 있는 자들을 부끄럽게 하려 하시고 세상의 약한 것들을 택하사 강한 것들을 부끄럽게 하려 하시며(고전 1:27)"라고 했기 때문이다.

'국가를 위해 도움이 된다면 한 방울의 피도 아끼지 않고 다 바치겠습니다.'라고 결심하면서 기도하였던 내가 남에게 도움을 받아 병을 고쳤다면 쓸 건더기가 없다. 그러나 스스로 연구하여 병을 고쳤기 때문에 쓸 수 있는 소재는 많았다. 그렇지만 글을 쓸 용기는 쉽게 나지 않았다.

그러나 2년 반 동안 생활하면서 그때 얻었던 인내와 투지를 갖고 글을 쓰면 할 수 있겠다는 생각이 들었다. 그리고 글을 쓰기 시작하면 의로운 지팡이를 갖고 계시는 하나님이 선한 길로 이끌어 주실 것이라는 확신도 있었다. 이것이 없었으면 쓸 수 없었다. 그래서 3년의 각고 끝에 책이 나오게 되었고, 이것이 계기가 되어 2년 뒤에는 시골의 집터(330㎡)에 제조공장까지 설립했다.

책 쓰는 것이 너무 힘이 들어 다시는 책을 쓰지 않겠다는 생각까지 했지만, 10년 뒤에는 『프로폴리스의 위력』을 썼다. 그 당시에는 이 책을 쓰지 않으면 안 될 상황이었다. 그때는 "국산 프로폴리스는 부작용이 많아 사용할 수 없다."는 말들이 널리 확산되고 있었고, 실제로 섭취하고 나서 부작용이 발생하기도 했다. 지금 이 불을 끄지 않으면 국산 프로폴리스는 영원히 사장(死藏)돼 버릴 수도 있다는 우려가 커져서 부작용을 예방할 수 있는 실질적인 방법까지 공개하면서 프로폴리스에 관해 글을 쓰기로 했다.

혼자서 영원히 간직할 수 있었던 노하우를 양봉인들과 국익을 위해 공개했다. "채취한 프로폴리스 원괴를 3년간 숙성시켜 사용하면 부작용이 없다."는 것을 『프로폴리스의 위력』에 처음 공개했다. 이 책이 수만 권 나가자 국산 프로폴리스에 대한 부작용 이야기는 완전히 사라지게 되었다.

류마티스 관절염 환자들에게 정말 희소식이 될 수 있는 『염(炎)을 잡아야 류마티스 관절염이 낫는다』는 책을 1998년에 출간함으로 류마티스 환자들에게 도움을 줄 수 있게 되었다. 이 책의 출간만으로도 20년간 앓았던 류마티스에 대한 보상은 충분하다고 여겨지는 책이다. 현재 류마티스 관절염은 불치의 병이 아니고 고칠 수 있는 병임을 밝히고 있다.

2002년 국민일보에 『나의 길 나의 신앙』이라는 간증기가 17회 연재된 후 신문사 담당기자로부터 "신문사에 이렇게 많은 문의전화가 온 것이 처음이고, 아예 벽면에 두리원 전화번호를 크게 붙여두기까지 했습니다. 1년 반이 지난 지금도 가끔 전화번호를 묻는 문의가 있습니다."는 이야기도 들었다.

몇몇 교회에서는 전도용으로 사용하겠다면서 복사해서 보내달라는 부탁도 있어 복사판을 만들어서 보내주었다. 이로 인해 두리원이 다소 알려지게 되었다.

지리산 먹바위골에서 떠나올 때 '건강을 되찾으면 야곱이 벧엘을 다시 찾았듯이 저도 이곳을 다시 찾겠습니다.' 이런 기도를 하고 떠나왔지만, 그날은 영원히 오지 않을 것으로 여겼다. 그러나 17년 뒤에는 암흑과 같은 고통에서 벗어나게 되었다.

2. 투병지역을 찾다

필자가 배낭을 짊어지고 몇 곳의 식생활을 조사하려고 떠날 때 제일 먼저 찾아갈 곳이 한군데 있었다. 그곳이야말로 나에게 인내와 끈기를 심어주었고, 농촌에 발을 내딛게 해주었던 곳이며, 결국은 내 병을 고치도록 이끌어준 곳이기도 하다.

필자가 2년(1963~1965) 넘게 산막생활을 했던 곳은 경남 산청군 단성면 백운리 백운골짜기였다. 이곳은 해발 700m 고지로 개 짖는 소리나 닭 우는 소리도 들을 수 없는 그런 무인지경이었다.

뒷산을 따라 내려가면 시천면 마근담이라는 안식교인들의 개간지역이 있지만, 백운리 버스길에서 올라가면 8km가 되고, 인가와도 6km나 떨어져 있다. 골짜기는 뱀처럼 좁고 구불구불 길기만 하고 주위에는 논이나 밭도 없는 그러한 곳이다.

몇십 년 만에 백운리를 다시 찾았을 때 혹시 목장이나 광산이 생겼을까 하고 현지 사람들에게 "백운골짜기에 사는 사람들이 있습니까?" 하고 물어보았더니, "그런 골짜기에 뭣 하러 사람들이 살겠습니까." 하는 말을 들으니 지금까지 아무도 살지 않은 골짜기임을 알 수 있었다.

달라진 것은 옛날에 다니던 좁은 길이 차가 다닐 수 있게끔 깔끔하게 잘 닦아져 있었고, 콘크리트로 만든 다리에는 아직 먼지도 앉지 않은 것으로 보아 공사가 끝난 지 채 1개월도 안 되어 보였다.

20년 전 이곳에 고령토가 다량 매장되어 있다는 것이 알려져 수개월 안에 길을 닦고 채굴할 것같이 하던 곳이 지금에 와서야 완공되어 있었다.

숲이 없는 골짜기이긴 하지만 바위 밑에 있는 1m 깊이의 물웅덩이들은 바늘이 떨어져도 찾을 수 있을 정도로 그지없이 맑았다. 여름 휴가철 가족들의 피서지로도 괜찮은 곳이었다. 그동안 젊은 사람들이 많이 다녀갔는지 'ㅇㅇ고등학교', 'ㅇㅇ계(契)' 등의 학교와 계모임의 이름을 스스로 욕되게 하는 낙서가 바위 곳곳에 새겨져 있어 보는 이로 하여금 눈살을 찌푸리게 하였다.

옛날에도 이 길을 몇 번 다녔지만 아름다움을 느끼지 못했는데, 지금은 자연의 아름다움을 느낄 수 있게 된 것은 마음의 여유가 그만큼 생겼다는 의미이기도 하다. 짊어진 13kg의 배낭 무게 때문에 두 시간이 더 걸려 올라갔지만, 예나 지금이나 사람이라고는 만날 수 없었다.

필자의 산막이 있었던 곳은 골짜기라 해도 약간의 평지가 있는 곳이다. 마을을 지나고부터는 계속 오르막길만 올라가다가 완만한 평지길이 나오자 집터가 있었던 곳이 가까워졌다는 생각이 들면서 가슴 깊숙한 곳에서 뭔가 복받쳐 올라 금세 눈물이 나오기 시작했다. 그 눈물을 억제할 수 없게 되자 급기야 먼 곳에서도 들을 수 있는 울음보가 터져 나왔다. 그러나 이곳은 아무리 크게 울어도 들을 사람은 어디에도 없는 그러한 곳이다 보니 집터에 이르기까지 계속되었다.

건강을 되찾지 못하고 일평생 류마티스 관절염과 싸우다 죽을 인생으로 여겼는데, 건강한 몸으로 이곳에 다시 발을 디딜 수 있었던 것은 '이 골짜기의 투병생활을 헛되게 보내지 않겠다.'고 다짐하면서 지금까지 살아온 삶이 무위(無爲)로 끝나지 않았음을 보여주는 것이었다. 이때 만일 눈물이 흐르지 않았다면 감정이 메마른 사람이거나 아니면, 냉혈동물보다도 더 마음이 차디찬 인간이었을 것이다.

밤하늘의 별을 보면서 나 자신이 태어난 것을 한없이 저주하기도 하고, 때로는 건강한 몸이 되기를 하나님께 기도하기도 했던 그 바위 위에 앉으니 지난 과거들이 주마등처럼 스쳐 지나갔다.

이곳에 집이 지어진 것은 50년대 후반에 대장간이 생기면서부터였다고 했다. 넓은 산에 잡목은 볼 수 없고, 그 대신 가슴까지 올라오는 억새밭이다 보니 가을에는 이 풀을 베어다 지붕을 이으려고 근처에 있던 세 곳의 마을 사람들이 하루에도 수십 명씩 올라와서 풀을 벴다. 무뎌진 낫을 갈려는 사람들이 많아지면서 자연히 산골에 대장간이 생겨났다.

봄에도 높은 이곳까지 올라와서 풀을 베어다 퇴비를 만들어 논밭에 넣어 지력을 높이려고 힘썼던 이때가 우리나라 토양의 유기질 함량이 3% 이상 되었던 시기이다.

필자가 처음 찾아갔던 63년도에는 대장간이 없었지만, 모심기 전에 논에 풀을 베어 넣으려고 날씨 좋은 날이면 그래도 몇 사람씩은 올라왔었다. 늦가을에는 마른 새를 베어다 지붕의 이엉을 엮으려고 올라오는 사람도 간간이 있었고, 추운 겨울에는 지겟가지를 하기 위해 50대 아버지와 20대 아들이 일주일에 두 번씩 올라왔다. 이들에게 식량과 필수품을 부탁했기 때문에 산에서 내려갈 일은 거의 없었다.

이 산막에서 자고 간 사람들 가운데는 상공부 직원, 광산 기사, 약초꾼 할아버지, 풀꾼 등 몇 사람이 있었다.

상공부 직원은 고령토가 나오는 것을 확인하고, 표본을 채취하기 위해 두 번이나 왔다가 자고 갔다. 환갑이 지난 약초꾼 할아버지의 얼굴도 스쳐 갔다. 그는 집에 머슴을 둘씩이나 두고 농사를 짓는 부농이었지만, 40년간 약초를 캐러 다녔기 때문에 가을만 되면 약초들이 눈에 어른거려 집에는 도저히 있을 수 없어 늦가을부터는 약초를 캐러 다녔고, 약초를 캐면 두세 사람 몫은 늘 캔다고 했다.

지금 필자의 시야에 들어오는 산은 풀 대신 잡목들만 빼곡하게 들어차 있었고, 열 평 남짓한 텃밭에는 아기 손목 굵기의 싸리나무들이 우거져 있었다.

그럴 수밖에 없었던 것은 70년대 초부터 도시로 이농하는 사람들이 많아지면서 노동력이 부족해졌고, 수익성이 적은 주곡생산을 위해 풀까지 베어다가 지력을 높이려는 농민들은 찾아볼 수 없게 되었기 때문이다. 그 대신 사용하기 편리하고 구입하기 쉬운 화학비료의 사용량은 몇 배나 더 늘어났다.

퇴비를 버리고 화학비료와 농약을 사용한 대가는 지금 집집마

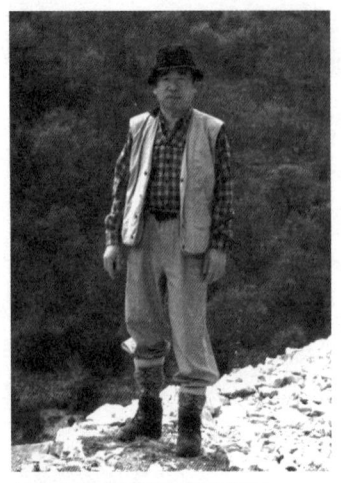

산막이 있던 지리산 먹바위골을
다시 찾은 필자

다 많아진 만성질병이 이를 증명하고 있지만, 영양학자들과 의학자들은 질병의 원인을 토양에서는 찾지 않고 있다.

3. 약초를 캐먹다

지리산(1,916m)은 경상남도와 전라남도, 전라북도 등 3개 도에 걸쳐 있는 우리나라 남부 지방을 대표하는 산이다. 남한에서는 제주도의 한라산(1,950m) 다음으로 높은 산이며, 험준한 산악과 440㎢나 되는 넓은 지역을 감싸고 있는 산이다.

깊고 넓은 지리산은 해방 이후 좌우 이념 대립 속에서 생겨난 빨치산들이 숨어 있기에는 안성맞춤인 곳이어서 휴전 후까지도 빨치산의 소굴이었다.

필자가 찾아갔던 1963년도에도 잡지 못한 빨치산이 두 명이나 있어서 지리산 제일 오지(奧地) 면인 삼장면(三壯面) 지서에는 두 사람의 형사가 파견되어 있었다. 남은 빨치산 중 한 부모가 딸의 이름인 정순덕을 부르면서 자수를 권유하는 전단이 곳곳에 붙어 있는 것도 볼 수 있었다.

당시 이 지역에서 빨치산에 가담했다가 10년간 수감생활을 하고 출옥한 사람이 있었다. 그 당시 우리 경제는 말이 아니었기 때문에 교도소의 식사는 나빴고 환경도 좋지 않았다. 그러니 10년간이나 수감생활을 하다 나왔다고 하면 그 사람의 건강은 가히 짐작할 수 있었다.

"하체에는 힘이 없었고, 위도 나빠져서 음식도 제대로 먹을 수 없어 얼굴은 형편없었다."고 했다. 그런 그가 지금과 같이 건강해진 것은 홀로 된 그의 어머니가 외동아들에게 쏟은 정성이 말로는 표현할 수 없을 정도였다는 이야기를 그의 조카로부터 들었다.

그의 모친은 엉겅퀴를 캐러 하루에도 수십 리씩을 다녔고, 캐온 것이 많을 때는 땅에 묻어두고 그 즙을 짜 매일 두 사발씩 마시게 했다. 그것을 6개월 먹고 나니 몸이 회복되기 시작했다고 했다.

병에서 오는 정신적 고뇌를 이기지 못하여 지리산을 찾아갔던 필자에게도 엉겅퀴는 만병에 좋으니 많이 캐 먹을 것을 신신당부하기도 했다.

필자 역시 그 말을 듣고 나무 없는(나무 밑에는 없음) 산 능선을 따라다니면서 봄에 돋아나온 잎사귀를 보고 뿌리를 캐서 즙을 짜서 먹었다. 많이 캤을 때는 땅에 묻어두고 필요할 때마다 꺼내 먹었다. 먹을 때는 대여섯 뿌리를 돌 위에다 놓고 찧으면 참기름과 같은 기름이 동동 뜬다. 맛은 우엉뿌리와 같이 향긋한 냄새가 있어서 먹기는 좋았다. 이것을 봄철마다 두 해 동안 캐서 먹은 것이 한 가마니는 족히 되었지만, 광명은 찾아오지 않았다.

산에 자생하는 삽주 뿌리(창출(蒼朮): 건위, 발한제로 쓰임)를 한 섬(두 가마니)만 먹으면 모든 병을 고칠 수 있다는 약초꾼의 이야기를 듣고 곳곳에 많이 있던 삽주 뿌리를 캐 먹은 것이 두 가마니는 족히 되었을 것이다. 물이 먹고 싶을 때는 언제나 그 끓인 물을 마셨기 때문에 그만한 양을 먹을 수 있었다. 이 골짜기에서 끈질긴 투병생활을 2년 넘게 했지만, 병은 낫지 않았다.

독서와 기도 등으로 정신적으로는 건강하였지만, 육체적으로는 병자였다. 조금만 활동을 해도 꼭 쉬어야 했고, 좀 무리하게 활동하는 날에는 밤에 통증이 심해 잠을 이루기가 어려웠다. 무릎 관절만이 아니라 팔꿈치 관절에도 통증이 있었기 때문에 편지 두 장 쓰기도 힘들었다.

'이 몸을 가지고 앞으로 무엇을 할 것인가?' 하는 회의적인 생각이 머릿속을 맴돌기도 했지만, 고칠 수 있다는 한 가닥 희망만은 그래도 남아 있었다. 그러나 그 광명의 빛은 너무나 약하고 희미했기 때문에 때로는 부정해 버리기도 했다.

구약성경에 나오는 욥은 역경을 이기고 고난에서 벗어나는 날이 있었지만, 나에게도 그런 날이 올 수 있을까? 그날이 내게는 영원히 잡을 수 없는 아득히 먼 곳에만 있는 것 같았다. 그날에 늘어놓았던 푸념을 여기에 옮겨 놓는다.

류마티스 관절염,
너는 이름만 붙여졌지
고향이나 집도 없구나.
그래서
너는 떠돌며

이 사람 저 사람을 괴롭히나 보다.
조선왕조의 기틀을 세운 태종(太宗),
한글을 창제한 세종대왕,
인상파 화가 르누아르,
음악의 천재 모차르트에게도
너는 찾아가지 않았던가.
그들은 역사적 인물이어서
찾아갈 만하지.
그래야
너의 이름은 더욱 빛나고,
찬란해지겠지.
나는 무명으로 태어나
무명으로 죽을 몸인데,
반갑다고 찾아올 게 무어람.
너는 정말 염치도 없구나!
이것을 늦게나마 깨닫고,
작별인사 나누고
떠나가는 날,
너와 생활하였던
이 모습을
영원히 간직하다
후손에게만은 전하리라.

4. 극기생활

산에서 생활하면서 밀가루 한 포대(22kg)로 한 달을 살아야 하는 어려운 때도 있었다. 밀가루로 수제비를 만들어 먹으면 20일도 채 못 먹고 바닥이 날 형편이었다.

세 끼 이외는 먹는 것이 없었으므로 미각이 특히 예민했을 테지만, 멸치 몇 마리에 무 잎사귀 몇 개 뜯어 넣어서 만든 수제비가 그렇게 맛이 좋을 수가 없었다. 이것도 하루 세 번씩 끓여 먹기가 귀찮았다. 양식도 절약하고 생활도 편리하게 할 수 없을까 하고 생각하다가 '쑥 밀가루 떡'을 만들어 먹는 방법까지 고안해냈다.

도랑가에 있는 쑥을 뜯어다가 삶아서 쓴 물을 우려내고 돌 위에다 놓고 찧어서 부드럽게 만들고, 그것을 소금과 사카린을 조금씩 넣은 밀가루와 같이 반죽해서 떨어진 러닝셔츠를 깐 나무 채반 위에 올려놓고 찌면 그럴듯한 떡이 되었다. 색깔도 쑥떡같이 푸르스름하면서 맛도 있었다. 수제비처럼 먹을 때마다 만들 필요도 없었고, 한번 만들면 이틀은 먹을 수 있었다. 이것 역시 맛이 아주 좋았기 때문에 25일밖에는 먹지 못했다.

약초 캐러 오는 사람들 가운데는 점심 도시락을 가져오지 않는 사람들도 있었다. 이 사람들에게 '산중 별미떡'이라고 하며 한두 개씩 줬더니, "처음 먹어보는 이상한 떡이지만 맛은 별미"라고 하면서 칭찬을 아끼지 않았다.

반찬을 만드는 데 기본이 되는 간장이 떨어진 적이 있었다. 6km나 떨어진 마을까지 내려가서 간장을 팔라고 이집 저집 다닐 수도 없는 일이므로 간장 대신 대용간장을 만들어 먹기로 했다. 산에서 따온 초피 한 종지에 소금 세 종지의 비율로 물을 붓고 끓이면 노르스름하고 초피맛까지 풍겨서 괜찮은 간장 대용품이 되었다.

 소금물이라고 생각하고 먹을 때는 소금 맛과 다를 바 없었지만, 훌륭한 간장 대용품이라고 생각을 하고 먹으면 풍미까지 있어서 산나물을 무칠 때 넣으면 맛이 일품이었다.

 산속에서 생활했던 필자뿐만 아니라 그 당시 대부분의 국민들이 하루하루 끼니를 걱정해야 할 만큼 힘겹게 살았다.

 특히, 1962년은 우리나라 식량 사정이 가장 어려웠던 때였다. 군사정부가 들어서면서 이를 인정하지 않은 미국으로부터 경제원조가 중단되었고, 거기에 최악의 흉년까지 겹쳐 물가는 계속 올라갔지만, 외환보유고는 바닥나 식량 수입은 엄두도 내지 못했던 시기였다. 도시나 농촌 할 것 없이 점심을 먹지 못하는 집들이 많았고, 장정이 남의 집에 가서 온종일 일을 해주고 받아오는 품삯은 쌀 한 되 반(2.4kg)이었다.

 송아지 한 마리를 끌고 우시장에 가 팔아보았자 쌀 두 가마니도 살 수 없었다. 봄에 양식이 떨어져 장리(長利)로 쌀 한 가마니를 갖고 오면 50%의 이자를 가산해서 가을 추수 후에 한 가마니 반을 갚아야 했으므로 남의 집에 가서 밥 한 끼 얻어먹는 것도 몹시 송구스럽던 시절이었다.

 이러한 생활 속에서 나에게 위안을 준 것은 성경책이었다. 구약성경 『레위기』에 보면, 이스라엘 민족에게는 애굽(이집트)에서 400년간 노예생활을 하다가 탈출한 것을 기념하는 유월절(逾越節)이 있다. 이 유월절 다음날로부터 일주일 동안은 무교절(無

酵節)이라 하여 누룩(이스트)을 넣지 않은 딱딱한 빵(무교병(無酵餠))과 쓴 나물을 먹으면서 이스라엘 백성들이 애굽에서 겪었던 고난을 잊지 않고 기억하기 위해서 지켜왔다. 이날은 부모가 자식들에게 조상이 이국땅에서 종으로서 겪었던 고난의 역사를 들려주고, 평소에 먹기 힘든 음식을 먹는 관습의 날이다.

인구 350만의 이스라엘이 4,000만의 이집트와 아랍 국가들을 상대로 중동전쟁에서 이길 수 있었던 것은 400년 동안 그들의 조상을 종으로 삼았던 애굽(이집트)에게는 어떻게 해서라도 이겨야 한다는 불같은 강한 염원도 있었을 것이다.

고난과 쓰라림을 잊지 않고 하나의 교훈으로 승화시켰던 이스라엘의 정신은 이 무교절에서 나오지 않았을까?

이 무인지경에서 2년 넘게 생활하면서 체득했던 극기생활은 나에게 무엇보다 중요했다. 어떤 환경이나 처지에 놓이게 되더라도 살아갈 수 있다는 확고한 신념을 다지는 기간이었다.

이 정신은 나만이 아니고 나의 자녀에게도 필요할 것이다. "내 병이 낫고 자식을 낳은 후, 그들이 성장하여 사리를 분별할 나이가 되었을 때 이 골짜기에 데리고 와서 여기에서 먹었던 음식을 자식들에게 주면서 일 년에 하루만이라도 이것을 먹자고 설득할 때, 그들도 내 마음을 이해한다면 이 아버지의 뜻을 거역하지 않고 받아주겠지…." 그들이 이 뜻을 받아준다면 나는 그들에게 크나큰 정신적 유산을 물려주게 되는 것이다.

영국은 오랜 기간 인도를 통치하였지만, 그들의 언어와 이름까지 개명시키는 비굴한 정책은 취하지 않았다. 그러나 일본은 영국의 인도 식민통치 기간보다 훨씬 짧은 35년 동안 우리나라를 통치하면서 민족말살정책(民族抹殺政策)의 일환으로 한국어와 한글 사용까지 금지시켰고, 성과 이름을 일본식으로 개명케 하는 온갖 만행을 다 저질렀다.

우리 민족이 이스라엘 민족의 10분의 1만이라도 앞을 내다볼 줄 알고, 일 년 중 하루만이라도 일제강점기에 먹었던 콩잎죽, 시래기죽을 먹으면서 일본인들의 만행을 되새겼다면 일본을 따라갈 수 있는 최선의 지름길이 되었을 것이다.

극기생활을 하면서 투병하고 있을 때 한 친구가 나에게 용기를 잃는 것은 모든 것을 잃는 것이니 용기만은 잃지 말라고 당부하면서 보내 준 『소심록(素心綠, 류달영 저)』은 나에게 힘을 불어넣어 주었다. 『사상계』에서 읽어왔던 류달영 교수의 『인생노우트』, 덴마크 교육의 발전사와 협동조합을 소개하는 『새 역사를 위하여』와 『유토피아의 원시림』. 이 책들은 나에게 새로운 삶의 길을 열어 주었다.

'농촌에 들어가서 살자. 진실된 흙과 생활하다 보면 내 병도 낫게 될지 모른다.'는 한 가닥의 희망을 품고 농촌을 택했다. 진실한 흙과 벗하기 위해 농촌을 택한 지 17년, 발병한 지 21년 만에 병마에서 벗어날 수 있었다. 이것은 우연이 아니고, 이 골짜기에서 얻었던 연단의 힘이 건강을 되찾게 하였고, 국가가 필요하면 한 방울의 피도 아끼지 않고 바치겠다고 한 그때의 그 결심 덕분에 리포트 한 장 써보지 못한 사람이 결국 이 책까지 쓰게 된 것이다.

5. 청학동의 식생활

'도인촌(道人村)'으로 널리 알려진 지리산 기슭에 있는 '청학동(靑鶴洞)'의 식생활을 관찰하기 위해서 산청군 시천면 내대리에서 12km 떨어진 하동군에 있는 청학동까지 걸어서 가기로 했다. 진주로 돌아서 가면 시간이 오래 걸리므로 산길이지만 이 길을 택하였다.

가는 도중에 양봉 경력 20년의 필자도 처음으로 토종꿀을 채취하는 모습을 구경할 수 있었다. 토종벌통 3단의 높이에서 7.2kg(3되), 4단 높이에서는 9.6kg(4되)의 꿀이 나오는 것에 필자도 놀랐다. 1984년은 지역에 따라서 밀원수의 흉작으로 토종꿀을 생산하지 못하는 곳도 많았다.

필자가 1년 중 7개월간을 이동양봉하면서 꿀과 화분, 로얄젤리 등 복합적인 봉산물 생산으로 버는 수입과 토종벌 20통을 고정양봉하면서 버는 이영수 씨의 수입이 비슷한 데에는 잘못이 있어도 큰 잘못이 있다는 생각이 들었다. 토종꿀이 양봉꿀 가격의 네 배나 비싼 값으로 거래되기 때문이다.

"1984년 가을에는 싸리꿀이 흉작이었는데 그만한 양의 꿀을 뜰 수 있었겠는가?"하고 반문할 사람도 있겠지만, 여기에서 생산된 꿀은 싸리꿀이 아닌 붉나무꿀이었다. 이것은 빛깔과 맛으로도 분별해 낼 수 있었고, 근처에 밀원수종인 붉나무가 많음을 확인할 수 있었다.

전형적인 한국인의 순박성과 인정미를 갖고 있던 이영수 씨에게 필자의 직업을 밝히지 않았던 것을 지금까지 미안하게 생각하고 있다.

　토종꿀을 구입하고자 하는 사람들을 위해 여기에 토종벌 양봉장의 위치와 연락처를 밝히려 했지만, 혹 몰지각한 일부 양봉인들이 이 글을 읽고 대군(大群)을 끌고 가 이영수 씨 봉장에 피해라도 줄까 여겨져 밝히지 않았다.

　청학동 2km 지점에 이르니 흰 한복을 입은 20여 명의 사람이 길 부역을 하고 있었다. 머리를 길게 땋은 사람들은 총각이고, 수건을 쓴 사람들은 기혼자임을 쉽게 식별할 수 있었다. 이 사람들 가운데는 60세 이상의 노인도 몇 사람 있었지만, 허리가 굽은 사람은 한 사람도 볼 수 없었다. 모두 얼굴에는 화색이 돌고 피부도 고운 편이었다.

　얼굴색은 건강 상태를 나타내는 중요한 지표이므로 이곳 사람들은 다른 지역 사람들보다 건강하다는 것을 곧 알 수 있었다.

　필자가 저녁을 얻어먹은 집의 주인(은춘표(殷春杓))과 겸상한 상에는 보리쌀이 50% 정도 섞인 보리밥에 멀건 된장국, 금방 담근 김치, 시래기 무침, 물김치가 전부였다.

　저녁을 먹은 뒤 몇 집의 상차림을 관찰했지만, 대부분이 비슷했다. 이것은 우리 농촌이 60년대에 먹던 음식상이었고, 필자가 20년 전에 먹던 1차 식품의 음식 그대로였다. 이런 음식을 먹을 때 농촌에는 성인병(심장병, 당뇨병, 암, 고혈압, 동맥경화증)으로 죽는 사람이 없었다. 그때는 죽었다 하면 결핵이었고, 그렇지 않으면 노환이었다.

　이곳에는 심장병, 고혈압, 당뇨병, 암 같은 현대병을 앓는 사람은 없다고 했다. 그럴 수밖에 없었다. 섬유질이 많고, 비타민B

가 풍부한 음식물을 섭취하면 대변을 봤을 때 뒤가 개운하고, 독한 냄새가 없는데 이것은 장이 깨끗하다는 증거이다.

장이 맑고 몸에 독소가 없으면 몸은 날 것 같이 가뿐한 상태가 된다. 이런 상태의 사람에게는 병이 오지 않는다. 그러나 장에 더러운 숙변(宿便)이 많아지면 거기에서 발산되는 독소가 많아지고, 체내에는 요산, 젖산, 케톤산 같은 노폐물이 많아져서 몸이 무거워진다.

숙변이 장내에 오랫동안 머물면 해로운 대장균의 온상이 되고, 거기에서 생성되는 독성물질에 의해 대장 점막에 좋지 않은 영향을 끼쳐 대장암 발생 위험을 높이게 된다. 만성변비로 고생하는 사람은 예비 대장암 환자가 될 수 있고, 대장암에 걸릴 확률도 높은 사람들이다.

채식주의자들의 대변에는 냄새가 거의 없으며, 암에 잘 걸리지도 않는다. 소장(小腸)에서 영양분이 모두 흡수되기 때문에 대장(大腸)에서는 부패할 건더기가 없어져 체내에는 발산될 독소가 없다. 그렇다 보니 대변을 보아도 냄새가 거의 나지 않는다.

1차 식품을 위주로 먹고 생활하는 이곳 청학동에 성인병이 없다는 것은 당연한 이치이다. 그러나 이곳에도 신경통이나 요통환자들은 있다고 했다. '60년대와 같은 음식을 먹는데 왜 그 당시(60년대)에는 별로 없었던 신경통이나 요통환자가 왜 이곳에 있을까?' 하는 의문이 필자의 머리를 잠시 어지럽게 만들었지만, 해답은 어렵지 않게 찾을 수 있었다.

이곳은 해발 700m나 되는 고지대여서 보리가 재배되지 않는다. 추운 북부 지역과 남부 지역이라도 해발 500m 이상이 되면 냉해 때문에 보리가 생장하지 못한다. 현재 생산되는 대부분의 보리쌀은 유기질이 풍부한 토양에서 자라거나 퇴비를 많이 흡수하고 성장한 보리가 아니라, 노후화된 토양에다 비료의 3요소 가운데 특히 인산비료를 많이 흡수하고 성장한 보리쌀이다. 이러한 보리쌀에는 옛날과 같이 풍부한 미네랄이나 비타민이 들어 있지 않기 때문에 신경통환자나 요통환자가 생겼다고 보는 것이 필자의 견해이다.

필자는 유기질이 3%나 함유된 토양에서 풍부한 영양분을 흡수한 보리쌀과 유기질 함량이 1.5%로 떨어져 있는 토양에서 화학비료만을 흡수한 보리쌀과는 영양적인 면에서 엄연한 차이가 있을 수 있다고 생각한다.

6. 86세의 할머니

"이 마을에서 최고령자는 몇 세입니까?" 하고 은춘표 씨에게 물었더니, "최고령자는 86세인데, 그분이 바로 제 모친이고, 생활은 큰집에서 한다."고 했다.

큰집에 찾아갔을 때는 해가 진지 2시간 지난 뒤가 되어 밖은 암흑과 같이 캄캄하여 손전등 없이는 한 발자국도 옮길 수 없었다.

이 마을에서 최고 고령자인 송말작(宋末作, 86세) 할머니는 며느리와 함께 뒤꼍 장독대에서 김장을 하고 있었다. 김장하는 일은 수월한 일이 아니다. 배춧속에다 양념을 비벼 넣고 장독에 차곡차곡 눌러 넣자면 힘도 많이 든다. 젊은 여성들 중에는 김장 한

번 하고 몸살 났다는 사람들이 많을 정도이다. 이런 일을 86세의 노인이 밤늦게까지 하고 있다는 데 놀라지 않을 수 없었다.

  할머니의 체구는 대부분의 장수하는 사람들처럼 좀 가냘픈 몸매였으나 허리는 조금도 굽지 않았다. 장수하려고 하면 몸은 비대하지 않고, 허리가 굽지 않아야 하는데 이 할머니는 이런 조건을 갖추고 있었다.

  "연세 많으신 할머니께서 이렇게 힘든 일을 어떻게 하십니까?" 하고 물어보았더니 옆에 있던 아들이 "아직 증손자를 업고 떨어져 있는 이웃까지 마음대로 다니시고, 집안에서는 못하시는 일이 없습니다. 시력도 좋아 바늘에 실까지 꿰어가면서 바느질도 하십니다." 했다. 음식은 가리는 것 없이 다 잘 드신다고 했다.

  "요를 깔고 주무십니까?" 했더니, "여기 사는 사람들은 대부분이 요를 안 깔고 바닥에 그대로 잔다."고 했다. 간혹 외부 손님이 와서 잘 때는 요가 없어서 내놓지 못하고, 대신 애들이 덮던 작은 포대기를 내놓다보니 손님 보기에 민망할 때가 많다고 했다.

  요를 깔지 않고 딱딱한 곳에 그대로 자면 요추가 반듯해져서 요통이 잘 오지 않고, 요통만이 아니고 다른 병까지도 잘 하지 않는다. 이런 복합적인 요인이 건강하게 만들었을 것이다.

  청학동이 이룩된 것은 한국전쟁이 끝나고 50년대 후반에 '갱정유도(更定儒道)' 신도들이 이곳에 들어와 살기 시작하고 부터였으므로 30세 이후는 이곳에 와서 출생한 사람들이다. 이 사람들이 모두 현재와 같이 1차 식품 위주의 식생활을 꾸준히 한다면 송말작 할머니와 같이 모두 장수할 것이라는 생각이 들었다.

7. 생식촌의 식생활

경주와 영천 중간지점에 아화(阿火)라는 곳이 있고, 이곳에서 7km 떨어진 곳에 '우라 생식촌'이 있다. 생식촌은 구봉산 정상 바로 밑 해발 650여m 고지대에 슬레이트 가옥 10여 채로 이루어져 있다. 40여 명의 주민들이 농사를 지어 자급자족의 공동체 생활을 하면서 생식을 하고 있다. 50년간 생식을 해 온 정평화(鄭平和, 75세) 장로와 30년 동안 해 온 조선형(趙善衡) 장로가 있고, 그 외 사람들도 보통 7~8년의 경력은 다 갖고 있었다.

필자가 1983년 이른 봄에 찾아갔을 때는 전기도 들어오지 않았고, 생식촌까지 도로도 나 있지 않았다. 이곳에서 먹는 음식은 우측의 표와 같다. 이것이 한 끼 식사의 전부였다. 여기에서 생활하는 사람들이 외부에 나갈 때는 그동안 먹을 양식을 미리 준비하여 가져가는 것이 상례(常例)라고 했다.

30년간 생식을 하신 조 장로는 "생식을 하고부터는 감기에 한 번도 걸리지 않았고, 일하다 연장에 다친 상처가 약을 먹지 않아도 쉽게 잘 낫는다."고 했다.

감기는 불완전대사에 의해 몸에 독소가 있을 때 오는 것으로 피가 깨끗하고, 노폐물이 없으면 바이러스도 서식하지 못하므로 열이 나는 일도

생식촌의 한 끼 식사 (1983년/성인 1인)

식품명	용량	중량
통밀가루	10 숟가락	180g
당근	2개	100g
김	3장	
솔잎 썬 것	2 찻숟가락	5g
소금에 깨 섞은 것	2 찻숟가락	5g

* 조선형 장로가 먹는 아침식사

없다. 몸에 열이 있을 때 땀만 흘리고 나면, 열이 자연적으로 내리는 것은 나쁜 독소가 밖으로 배출되었기 때문이다.

효소가 살아 있는 음식물을 그대로 섭취하게 되면 소식(小食)을 해도 불편 없는 생활을 할 수 있다. 효소가 죽은 음식이 아니기 때문에 몸에는 불순물도 생기지 않는다.

섬유질이 체내에 들어가면 장의 연동작용을 활발하게 하여 주름진 대장 벽에는 끼어 있는 숙변도 없어서 발생하는 독소도 없다.

야생동물들은 살아 있는 영양소를 섭취하고, 장의 연동작용이 활발하다 보니 장에는 숙변이 없다. 그래서 야생동물은 생로사(生老死)는 있어도 병(病)으로는 잘 죽지 않는다. 그래서 약육강식(弱肉強食)에 의해 잡혀먹히지 않는 한 기력이 다해서 죽는 자연사(自然死)들이다.

그렇지만 인간은 동물에 없는 '병(病)' 자가 하나 더 붙어 생로병사(生老病死)의 삶을 살고 있다. 그러나 생식생활을 하면 야생동물과 같이 '병' 자가 빠진 생로사의 삶을 살게 된다.

단식을 5일 만이라도 해 본 사람이면, 단식 때 머리가 아주 맑아지는 것을 느끼게 된다. 이런 상태의 맑은 두뇌를 생식하는 사람들은 늘 갖고 있다.

근세의 위인들 가운데는 육식을 많이 한 사람들보다는 채식주의자들이 많았다. 그 대표적인 인물이 만유인력을 발견한 뉴턴, 최후의 만찬을 그렸던 레오나르도 다 빈치, 진화론의 다윈, 러시아의 문호 톨스토이, 영국의 시인 바이런, 발명왕 에디슨, 미국의 사상가 에머슨 등이 그러하였다. 우리나라 석학 가운데 한 사람인 고(故) 함석헌(咸錫憲) 선생은 1939년부터 1일 1식을 실천하면서 90세 가까이 장수하였다.

청학동에 들렀다 오는 길에 생식촌의 가을 식생활은 어떨까 하는 생각이 들어 재차 방문했다. 작년에 없던 전기가 들어왔고, 생식촌 앞까지 도로도 잘 닦여져 있었다.

지난 3월에 먹었던 식사는 그런대로 이해할 수 있었지만, 이번에 주는 식사는 나 자신도 놀랬다. 주는 것은 전부 채소뿐이고, 열량을 내는 음식이라고는 불린 콩 반 접시가 전부였다. 가지고 간 저울에 달아보니 35g밖에 나가지 않았다. 필자가 수년간, 이 계통의 학문을 집중적으로 연구했지만, 채소뿐인 식사를 대할 때는 어안이 벙벙했다.

"이것만 먹고 살 수 있습니까?" 하고 최고 연장자이신 정평화 장로께 질문하였더니 "우리가 지금 활동하고 있는 것을 보지 않았습니까?" 했다.

니시건강법(西式健康法)을 총정리한 책이라고 할 수 있는 『(西式健康法에 의한)현대병에의 도전』을 저술한 와타나베 쇼(渡邊 正) 박사가, 홋카이도(北海道) 도마코마이 시립병원 내과과장으로 근무할 당시 "열량식품인 곡물은 일절 먹지 않고, 그 대신 다섯 종류 이상의 야채만 섞은 생야채식을 하루에 1,126g(1,000 kcal 이내)씩 45일 동안 먹고서도 매우 양호한 건강상태를 유지하며 정상적인 진료를 할 수 있었다."고 했다. 이 사실을 알고 있는 필자였지만, 중노동에 가까운 일을 하는 이곳에서 어떻게 이 음식으로 견딜 수 있을까 하는 의문도 생겼다. 그러나 두 눈으로 직접 확인한 분명한 사실이기 때문에 부인할 수 없었다.

이 글을 읽는 독자들 가운데도 선뜻 수긍하지 못하는 사람이 있을 것이다. 그것은 너무나 당연하다. 그런 생각이 들지 않았다면 그 사람은 현대 학문을 배우지 않은 사람이다. 경노동하는 사람은 하루에 2,500kcal, 중노동은 3,600kcal, 운동선수는 5,000~5,500kcal 정도를 섭취해야 강한 체력을 유지할 수 있다고 한 것이 현대 영양학의 이론이다.

생식촌에서 점심식사로 나온 식품의 영양성분(가식부 100g당)

성분 / 식품명	칼로리 (kcal)	단백질 (g)	지질 (g)	탄수화물 (g)	섬유소 (g)	회분 (g)	무기질 칼슘 (mg)	인 (mg)	철 (mg)	나트륨 (mg)	칼륨 (mg)	비타민 베타카로틴 (μg)	B_1 (mg)	B_2 (mg)	니아신 (mg)	C (mg)
노란콩	400	36.2	17.8	30.7	5.0	5.6	245	620	6.5	2	1340	0	0.53	0.28	2.2	0
솔 잎	114	4.5	3.9	32.9	13.3	0.6	61	51	3.1	–	–	3100	0.70	0.16	0.2	29
미나리	16	1.5	0.1	4.3	1.0	1.1	24	45	2.0	18	412	1499	0.06	0.12	1.5	10
케 일	43	5.0	0.6	7.3	0.1	1.4	281	45	1.1	43	318	1813	0.12	0.23	1.1	80
배 추	10	0.9	0	3.0	0.7	0.5	37	25	0.5	32	239	1	0.06	0.03	0.5	17
당 근	34	1.1	0.1	8.6	0.8	0.7	40	38	0.7	30	395	7620	0.06	0.05	0.8	8
물김치	7	0.7	0	1.8	0.3	1.8	40	16	0.8	538	216	53	0.08	0.03	0.3	9

[자료: 식품성분표 7개정(농촌진흥청 농촌자원개발연구소, 2006)]

식품 중량별 영양성분 수치(생식촌 점심식사)

영양소 / 식품명	중량 (g)	칼로리 (kcal)	단백질 (g)	지 질 (g)	탄수화물 (g)
노란콩	35	140	12.67	6.23	10.74
솔 잎	25	28.5	1.125	0.975	8.225
미나리	20	3.2	0.3	0.02	0.86
케 일	200	86	10	1.2	14.6
배 추	180	18	1.62	0	5.4
당 근	70	23.8	0.77	0.07	6.02
물김치(열무)	50	3.5	0.35	0	0.9
합 계	580	303	26.83	8.5	46.74

* 계절에 따라 식사는 다름
* 식품성분표(7개정)를 토대로 영양성분 수치를 계산함

미국인 성인 남성의 1일 열량 권장량은 2,500kcal이다. 그러나 현재 미국인의 식생활은 이 권장량을 크게 넘어서고 있다. 유엔 식량농업기구(FAO)의 발표에 따르면 2005~2007년 사이 미국인 한 사람이 하루 평균 섭취하는 열량이 3,770kcal에 달하는 것으로 나타났다. 이것은 그들이 햄버거, 피자, 육류 같은 고칼로리 음식을 과다하게 섭취하기 때문이다.

병 없이 건강하게 활동할 수 있는 열량이 정상 기준치라고 본다면 현재 미국인의 식생활은 지나친 영양과잉 때문에 도리어 많은 병을 얻고 있다.

2007년 미국에서 심장병으로 사망한 사람은 61만 명이었고, 암으로 사망한 사람은 56만 명이었다(미국 질병관리센터(CDC) 자료). 그 외에 당뇨병, 뇌졸중 같은 성인병으로 사망한 사람까지 합치면 200만 명이 넘는다. 그리고 필자가 앓았던 류마티스 관절염 환자가 210만 명, 정신질환(불안장애와 우울증 포함)을 앓는 사람은 전체 성인의 26.4%나 되고 있다. 지금 미국은 잘못된 식생활로 인해 생기는 식원병(食原病) 환자들이 넘쳐나고 있다.

이와 같은 현상은 동물인 젖소에게도 나타난다. 푸른 초원에서 풀을 뜯어 먹거나 섬유질이 풍부한 건초 같은 조사료(粗飼料)를 먹은 젖소들은 생후 6~7년이 되었을 때 가장 많은 젖을 분비한다. 그러나 농후사료(濃厚飼料)만 먹는 소들은 2~3년만 되어도 병이 잦아 사료에 항생제를 첨가해야 하고, 생후 6년만 되면 젖의 분비량이 적어 폐우(廢牛)가 된다.

농후사료와 같은 고단백질, 고칼로리 위주의 식생활 하는 사람들에게는 비만이 생기게 되고, 심장병, 고혈압, 당뇨병, 암, 동맥

사료 급여비율에 따른 사육우 상태 비교(1980년대)

구 분 분 류	한 국			외 국		
	농후사료	조사료	결 과	농후사료	조사료	결 과
젖소·착유우	70%	30%	6~7년생 때 폐우(廢牛)	30%	70%	6~7년생이 비유(泌乳) 전성기
육우·번식우	80%	20%	- 불임우 발생 - 질병다발, 비만유발		100%	- 다산 - 무병

* 조사료(粗飼料): 섬유질 함량이 높고 가소화영양소(可消化營養素)가 적게 들어 있는 볏짚, 생초, 건초 등의 사료.
* 농후사료(濃厚飼料): 가소화영양소 농도가 높고 섬유질 함량이 낮은 곡류, 겨류, 깻묵류 등의 사료. 주로 비육(肥肉)하는 가축에게 많이 쓰인다.
* 2010년도 농후사료 대 조사료 급여비율은 60:40

경화증 같은 질병들이 먼저 발생한다. 그리고 두뇌의 활동도 저하된다.

미국에서는 우수한 두뇌 소유자들이 줄어들고 있어서 부득이 제3국에서 우수 두뇌자들을 영입하고 있는 실정이다.

일반인들이 생식촌 주민과 같은 식생활을 하기는 어렵다. 인간은 다른 동물보다도 더 예민한 미각(味覺)을 갖고 있다. 이것을 도외시한 식생활은 금욕(禁慾)생활과 종교 수행을 하는 명상가나 수도자, 아니면 질병치료를 위해 식이요법을 하는 자들만이 실천할 수 있다. 그러나 2차·3차 식품의 생활을 지양하고 1차 식품 위주의 식단을 꾸민다면, 가정에 우울증 같은 정신질환을 앓는 사람도 없을 것이고, 고질병 때문에 가산까지 탕진하는 비극적인 일들은 일어나지 않을 것이다.

필자는 20년간 농촌에서 관찰했던 사실들을 재확인하고자 청학동과 우라 생식촌의 식생활을 관찰하게 된 것이다.

이 글은 머리로만 쓴 글도 아니고, 그렇다 해서 연구실의 실험에 의해 쓰여 진 글도 아니다. 다만, 20년간의 질고(疾苦)에서 얻은 체험과 눈으로 보고 발로 확인하여 쓴 글임을 밝혀 둔다.

8. 산을 바라보자

(1) 산사태가 잘 나는 원인

2년 반 동안 뱀을 잡아먹고, 약초를 캐 먹으면서 나를 연단시켜주었던 그곳을 떠나올 때 '하나님, 제가 건강을 되찾게 되면 야곱이 벧엘을 다시 찾았듯이 저 역시 이곳에 다시 찾겠습니다.' 그렇게 기도하고 떠나왔지만, 그러한 광명의 길은 영원히 찾아오지 않을 것으로 보였다. 그러나 하나님은 21년 만에 다시 그곳을 찾을 수 있는 은혜를 베풀어 주셨다.

밤마다 바위에 엎드려 기도하면서도 '하나님, 볼품없는 저를 어디에 쓰시려고 이런 곳에서 연단을 시키십니까? 그러나 하나님이 필요하시다면 저를 쓰시옵소서!' 그렇게 기도하였던 그 바위에 다시 엎드려 '하나님의 그 은혜를 잊지 않고 김해용이 다시 찾아왔습니다.' 하고 감사의 기도를 드릴 때는 감격의 눈물과 함께 가슴의 뜨거움까지 느꼈다. 이곳에 찾아와서 기도드리는 것이 한 번으로 끝날 줄 알았는데 책을 출간한다는 것이 너무 감격스러워 출간될 때마다 찾다 보니 2002년에는 여섯 번째로 찾아갔다. 이때는 길이 산사태로 곳곳이 떠내려가 있어서 가는데 불편함이 많았다.

2007년 일곱 번째 찾아갔을 때는 길의 3분의 1이나 떨어져 나가 길이 도랑으로 변해있었다. 앞으로는 더 찾고 싶어도 갈 수 없는 그런 곳이 되어 버렸다.

지난날에 없었던 산사태가 왜 이렇게 많이 일어났을까? 하는 의문을 생겼다. 혹 답이라도 얻을까 싶어 산속으로 몇 걸음 들어가 흙을 한 움큼 쥐어 보니 습기가 많은 흙이었다. 여름도 아닌

12월이면 땅은 건조해 있어야 한다. 비가 온 지도 오래인데 습기가 이렇게 많다는 것은 나무가 너무 밀식되어 햇빛과 바람도 들어갈 수 없도록 막고 있다는 것이다. 수분을 증발시키지 못한 토양은 늘 축축할 수밖에 없다.

비가 와서 토양에 수분이 많을 때는 나무가 수분을 흡수했다가 토양이 필요할 때 수분을 도로 내어놓는다. 그렇지만 그 기능을 할 수 없을 정도로 토양에 수분이 많다 보니 뿌리의 활착력(活着力)도 떨어졌다.

산에 나무가 적을 때는 하루에 200㎜의 비가 와도 산사태가 없었다. 그러나 지금은 80㎜의 비만 와도 산사태가 나는 것은 토양이 수분을 흡수할 능력이 없는데다 나무뿌리도 힘이 없어 적은 양의 비에도 뿌리째 뽑히면서 넘어지기 때문이다.

뿌리가 깊게 내려가는 소나무나 떡갈나무는 덜 넘어져도 뿌리가 옆으로 뻗어 나가는 아카시아나무와 잡목들은 쉽게 넘어져 산사태를 더 유발한다. 그렇다 해서 아카시아나무와 잡목을 천시해서는 안 된다.

(2) 토양이 숨 쉴 수 있게 숲을 가꾸어야

헐벗은 산에 나무를 심는 치산녹화사업(治山綠化事業)을 국책사업으로 정하여 나무심기에 힘쓰던 때가 1970년대였다. 70년대 후반부터 경제수준이 높아져 땔감을 하기 위해 산에 올라가는 사람이 없자 산은 자연히 숲으로 울창해졌다.

경제성 있는 조림사업을 일찍 시행했더라면 간벌(솎아베기)과 가지치기가 효과적으로 이루어져 이렇게 밀식되지는 않았을 것이다. 제멋대로 자라도록 산을 너무 방치했기 때문에 이제는 멧돼지도 다니기 어려울 정도로 밀식되어 있다. 간벌과 가지치기가 제대로 이뤄지지 않으면 나무들이 곧게 성장하지 못하고 병해충에도 약해진다. 또 햇빛을 구경하지 못한 산지의 토양은 항상 물에 젖어 적은 비에도 견디지 못해 산사태를 유발한다.

산사태를 막기 위해서는 밀식되어 있는 나무를 간벌해서 토양도 햇빛을 볼 수 있게 해주고, 바람도 스치고 지나갈 수 있도록 해주어야 한다. 그렇게 되어야 토양도 살고 나무도 살 수 있다.

산림을 살리기 위해 산림청에서 지역별로 '숲가꾸기 사업'을 하고 있는 것을 볼 수 있다. 하지만 그러한 미온적인 시책으로는 수십 년이 지나도 깊은 산 속까지 다 관리하기는 어렵다. '4대강 사업' 같이 국책사업으로 추진할 때 산지의 산림도 살게 되고, 병든 경작지의 토양까지 살릴 수 있다.

(3) 산에서 나오는 부산물을 활용

우리나라는 삼면이 바다이다. 그렇다 보니 바다로 진출해야 나라가 살 수 있다고 외친 지 몇십 년이 지나지 않아 대형 선박들을 만들어 내는 세계 1위의 조선 강국으로 도약할 수 있었다.

국토의 64%를 차지하는 산지를 그대로 방치할 것이 아니라 이제는 산림을 가치 있게 가꾸고, 산림자원을 효율적으로 이용해야 할 것이다.

간벌로 나온 나무들 가운데 사용할 수 있는 것은 사용하고, 사용할 수 없는 나무들은 분쇄해 톱밥으로 만든 뒤 거기에 가축의 분뇨를 넣어 발효시키면 1등급의 유기질비료가 된다. 비료값의

80%는 정부가 부담하고, 나머지 20%는 농민이 부담해서 사용케 하면 경작지의 유기질 함량이 1%(70년대 정부가 권장한 유기질 함량은 3%)도 되지 않아 죽어 있는 현 경작지의 토양을 살리는 것이 되고, 수시로 발생하는 산사태도 막을 수 있다.

이것보다 더 귀중한 것은 경작지의 토양이 살아날 때 지금 많아진 질병을 줄일 수 있다는 사실이다. 필자는 토양의 원리를 인체에 적용시켜 20년간 앓아오던 만성질환에서 완치되었기 때문에 이것을 강력히 주장할 수 있는 사람이다.

(4) 수종 개량

산지의 낙엽들은 그대로 쌓여 있던 것이 썩고 또 썩어서 산지의 토양은 비옥할 대로 비옥해져 있다. 거기에서 자라는 수목들은 매년 크게 성장할 수 있지만, 나무들이 너무 밀식되어 있는데다 뿌리의 활착이 약해 제대로 성장하지 못하고 있다. 거기에서 자라는 수목들 역시 경제성 있는 재목이 되지 못하고 있다.

부산 근교에는 넓은 면적은 아니지만, 쭉쭉 뻗어있는 아름드리 편백나무들이 곳곳에 심어져 있다. 그 한 나무에는 많은 재(才, 목재의 부피 단위)의 목재가 나올 것이다. 산지마다 이런 편백나무로 울창해 있다면 매년 많은 양이 수입되고 있는 원목들을 국내산 목재로 대체할 수 있을 것이다.

편백나무는 고급가구의 재료로도 사용되고 있다. 대형 장롱 하나가 1천만 원이나 하고, 침대 하나에도 2백만 원씩 하고 있다. 또 고급 원목마루재로도 사용된다.

편백나무로 만든 가구는 여기에서 발산되는 피톤치드(phytoncide)성분 때문에 좀벌레나 곰팡이도 쉽게 생기지 않고, 아토피와 같은 피부질환에도 효과가 있다. 또한, 편백나무는 다른 나무에 비해 수분에 강해서 습기가 아무리 많아도 나무가 뒤틀리지 않는다. 그래서 욕조에 사용하는 나무는 대부분 편백나무이다. 온천욕을 즐기는 일본인들이 사용하는 히노키(檜) 욕조의 재료도 편백나무이다.

편백나무를 가공하고 나오는 대팻밥이나 편백나무칩으로 베개를 만들어 베면 숙면에 도움을 주고, 가벼운 두통은 없어질 정도이다. 이러한 원인은 편백나무에서 항균성분의 피톤치드가 발산되기 때문이다.

우리나라의 산은 대부분 돌이 많은 화강암산이다. 이런 지질(地質)은 토심(土深)이 얕아 경제성 있는 나무들은 심지 못하고, 토심이 깊은 곳에서만 심을 수 있다. 이러한 문제점에는 농촌진흥청에서 토양의 특성(유효토심, 배수등급, 지형, 경사 등)을 조사하여 제작한 '토양환경정보시스템'을 적극 활용한다면 토심에 따라 적합한 수종을 심을 수 있다.

필자가 생활했던 지리산 자락의 산막에는 억새풀이 많았다. 억새풀이 많은 곳은 토심이 깊고 토질도 좋다. 이런 토양에는 어떤 나무를 심어도 쑥쑥 자랄 수 있어 경제성 있는 조림지역으로는 적지이다. 그러나 지금은 쓸모없는 잡목들로 우거져 있다. 이런 토양에 수종을 골라 미리 심었다면 수십 년 지나지 않아 아름드리 나무로 울창해졌을 것이다.

우리가 가난했을 때는 산에 투자할 여력이 없었지만, 이제는 달라졌으므로 산에 과감히 투자할 때이다. 투자 시기가 늦은 감이 있지만, 늦었다고 생각하고 시작하면 일에 탄력이 붙어 더 빨리 진척된다.

이제는 우리 국민 모두가 하나 되어 '산을 바라보자'고 외칠 때이다.

(5) 많은 유휴노동력을 흡수할 수 있다

국민을 위해서 하는 사업 가운데는 경제성이 있는 사업이 있는가 하면 적자 사업도 있다. '숲가꾸기 사업'은 후자에 속하지만, 결국 국가와 국민에게 유익을 가져다주는 사업이다. 가로수를 심은 뒤에 넘어지지 않도록 받쳐주는 가로수 지주대가 있다. 지금까지는 철제나 공장에서 잘 다듬어진 수입목을 사용하고 있다. 그러나 이것 대신에 간벌로 나오는 나무로 대체한다면 '숲가꾸기 사업'으로 발생하는 부산물도 처리할 수 있고, 실업자 문제도 해결할 수 있다. 이것이 공장에서 나온 나무보다 반듯하지도 못하고 만드는데 손이 많이 가서 가공비용도 더 든다. 그렇지만 유휴노동력을 활용하기 위해서는 지자체마다 의무적으로 이것을 사용하도록 해야 한다.

큰 간벌목들은 공예품이나 가구로도 활용할 수 있고, 고급목재로도 사용할 수 있다. 그 외의 나무들은 분쇄해 유기질퇴비를 만들면 수십만 명에게 일거리를 창출할 수 있다. 실업자들에게 일을 시키지 않고 그냥 돈을 주는 것보다 일을 시키고 돈을 주는 것이 주는 사람이나 받는 사람 모두에게 이익이 된다.

'산을 바라보자'고 정부기관에서 외칠 때 호응하는 국민들도 많을 것이다. 산을 살리는 것이 결국은 국민들의 건강을 지키는 것이 된다. 일하고 싶어도 일거리가 없는 많은 사람들에게 일거리를 만들어 줄 수 있다. 산 중턱마다 임도를 개설하게 되므로 놀고 있는 중장비들을 활용하게 되고, 중소건설업체에도 일거리가 생겨난다.

'산을 바라보자'는 국민의 외침이 있을 때 산지 토양이나 경작지 토양까지 살아날 수 있다. 그리고 자손들에게는 건강을 물려줄 수 있는 '건강으로 가는 길'이기도 하다. 이 사업은 국익을 위한 사업이므로 누가 하더라도 해야 할 사업이다. 이 사업이 국책사업으로 시행되기를 진심으로 바랄 뿐이다.

체 험 기

1. 『건강으로 가는 길』 체험기

윤명철
경기도 평택시 고덕면 당현리 은일교회 은퇴목사

건강은 누구에게나 절실히 필요한 것이지만 때로는 무관심과 잘못 알고 있는 지식 때문에 종종 변을 당하기도 합니다. 그 가운데 한 사람이 바로 본인입니다.

46세 되던 어느 화창한 봄날 저는 갑자기 전기에 감전된 것 같은 어떤 충격을 느끼면서 모든 의식을 잃고 쓰러졌습니다. 한 시간 뒤 깨어났을 때는 많은 사람들이 모여 있었고, 어떤 분이 나의 손가락을 바늘로 찔러 피를 내었더니 소생하더라는 이야기를 들려주기도 했습니다.

즉시 종합병원 중환자실로 옮겨졌고, 그 후부터는 오른쪽 팔다리가 완전히 마비되었습니다. 진단 결과는 뇌졸중에 심장병, 류마티스 관절염, 거기에다 신경쇠약까지 겹쳤다고 했습니다.

이때부터 고달픈 오랜 투병생활이 계속되었습니다. 결코 짧지 않은 만 4년이 지나는 동안 많은 약을 복용하였고, 좋다는 치료방법을 다 받아 보았지만, 병세는 조금도 호전되지 않고 더욱 깊어만 갔습니다. 거기에 따라 합병증도 더욱 늘어나서 위장병, 악성변비, 식도염, 풍치, 두통, 불면증, 심한 무좀, 척추액을 뽑은 자리에는 요통까지 있었습니다. 한마디로 말해서 머리에서 발끝까지 성한 곳이라고는 한 곳도 없었기 때문에 내 몸 전체가 질병의 창고였습니다.

하루는 선배 목사님으로부터 "윤 목사가 이대로 죽으면 일하지 못했다고 하나님 앞에 가서 책망을 받을 것이니 성경공부 외에 건강관리에 대한 공부도 해야 한다."는 이야기를 듣고부터는 건강하지 못한 책임감을 더 느끼게 되었습니다.

86년 4월 서울에 있는 종합병원에서 치료를 받고 나오다가 들른 서점에서 『건강으로 가는 길』이라는 책이 눈에 띄어 구입하게 되었습니다. 몇 장 읽자마자 책 내용에 매료되어 이 책을 읽을 때는 흔한 책 읽듯이 하지 않고, 철학서적을 대하듯이 한자 한자 정독을 했습니다. "사람이 한평생 살아가는 동안 자신의 행로를 결정지어 줄 한두 권의 책은 꼭 읽게 된다."고 한 어느 노 철학교수의 말이 연상되기도 했습니다.

"토양과 인체는 동일하다."는 지론은 신학부에서 공부했던 "하나님이 사람을 창조하실 때 몸은 흙으로 지으시고 거기에 영혼을 불어넣으셨다. 그리하여 사람은 몸을 가진 영물이 되었다(총

신대 신학부).”는 창세기 히브리어 원전 내용이 새롭게 마음에 와 닿았습니다.

지금까지 가공식품과 온갖 약으로 황폐된 내 몸을 어떻게 하면 옥토와 같은 몸으로 바꿀 수 있을까? 하고 제 병세를 써서 보냈더니 약은 될 수 있는 한 삼가고 생수를 새벽과 취침 전에 한 컵씩 마시고 낮에 두세 컵 정도, 그리고 화분을 매일 10g씩 섭취하라는 답신을 받고 그대로 실천하면서 가공식품은 될 수 있는 한 멀리해왔습니다.

이 생활을 4개월 정도 하였더니 몸에는 새로운 원기가 생기기 시작하였고, 보행도 3km까지는 무난히 할 수 있게 되자 더욱 열심히 생수와 화분을 섭취했습니다.

지금은 11개월째 되었는데 마음대로 책도 볼 수 있게 되고, 마음의 기쁨도 찾게 되어서 피아노를 치면서 찬송도 부르고 있습니다. 현재는 불편 없이 4km 정도는 무난히 보행할 수 있게 되었습니다.

이렇게 된 것은 자연식의 위력도 컸지만, 체질에 따라 선별하여 보내 준 화분의 위력이 더 컸다고 여겨집니다.

머리가 맑아지고 두통이 없어진 것은 며칠 사이에 그 효과가 뚜렷하게 나타났으며, 오랜 약 복용에서 왔던 위장병과 식도염도 없어지고 변비와 요통도 없어졌으며, 심지어 무좀까지도 없어졌습니다.

류마티스 관절염은 이 병을 앓지 않은 사람은 그 고통을 알지 못할 정도로 심한 고통을 느끼는 병입니다. 이 병에 걸린 것이 7년째 되었지만, 류마티스 관절염은 현대의학도 잘 고치지 못하는 병으로 알고 있습니다. 그러나 화분과 생수, 현미식을 하고 옥토에서 자란 엽록소가 풍부한 채소를 섭취하면 이 병도 고칠 수 있다는 확신을 얻었습니다. 그렇게도 괴롭히던 관절의 통증도 지금은 잊어버리고 생활할 때가 많습니다.

저자이신 김해용 선생이 산성토양을 개량했을 때 옥토가 될 수 있듯이 산성체질도 약알칼리성체질로 바꾸어 줄 때 건강체가 될 수 있다고 한 것은 너무나 이치에 맞는 말이었습니다.

저는 지금까지 제 몸을 해칠 수 있는 산성식품만을 좋아했습니다. 특히 흰쌀밥, 흰설탕, 흰밀가루 거기에다가 방부제가 들어간 빵, 과자, 음료수, 흔히 피로회복제라고 말하는 드링크제까지 좋아했습니다. 저는 하나님이 원래 주신 자연 그대로의 식품을 좋아하지 않고, 수십 가지의 합성첨가물을 넣어서 시각을 자극하고 미각을 촉진하는 인스턴트식품만을 좋아했고, 거기에다 힘을 얻으려고 될 수 있는 한 육식을 자주 했었습니다.

TV의 광고나 지면에서 얻은 단편적인 지식으로 실천했던 것이 도리어 몸을 나쁜 방향으로 끌고 갔던 것입니다. 물도 그 좋은 생수는 모두 외면하고 끓이지 않은 물은 아예 마시지도 않았습니다. 이러한 결과가 이 모든 병을 가져다주었지만, 주님께서는 나를 사랑하였기 때문에 『건강으로 가는 길』을 만나게 해주신 것으로 압니다.

아무리 좋다는 보약과 치료약이라도 생체기능이 활성화되지 못할 때는 아무 효과가 없다는 것을 체험을 통해 알게 되었습니다. 생체에 활성을 줄 수 있는 생수를 마시고, 화분을 섭취하고 퇴비가 들어간 채소를 많이 먹었더니 힘들었던 배변도 시원하게 쾌변(快便)을 보게 되고, 기운도 솟아나고, 느긋한 마음과 끈기도 생기고, 신경질도 쉽사리 나지 않고, 감기도 걸리지 않는 것을 체험하고 있습니다. 영적인 면에서도 이로움을 많이 느끼고 있습니다.

지난 초겨울 평택시에 있는 은혜중학교 교직원 건강세미나 때 저자 김해용 선생이 오셔서 토양과 인체를 비교하면서 한 강의는 정말 값진 것이었습니다. 우리 모든 국민이 건강해지려면 먼저 흙이 건강해야 하고, 그리고 인체도 체질개선이 이루어질 때 참된 건강이 주어진다고 했습니다.

저자는 이 사실을 많은 사람들에게 알리는 것이 맡겨진 달란 트일 것이고, 제게는 지금 뭇사람들이 죄악의 질병으로 산성화된 정신과 영혼을 주님의 거룩한 피로 정화시켜 주는 것이 제게 주어진 사명으로 생각하고 있습니다.

평택에서 다 죽어간다고 소문이 나 있었던 윤명철 목사님이 건강을 되찾자 평택의 많은 목사님과 지역 유지분들이 저희 제품을 구입해 주셨습니다. 초창기 부산에 와서 이런 분들로부터 많은 도움을 받게 된 것은 모두 하나님의 은혜로 여깁니다. 윤 목사님은 25년이 지난 지금까지 건강한 생활을 하고 계십니다.

2. 만성위궤양이 낫다

변옥자
부산시 동래구 연산4동 79-○○

7년 전 위가 아프고 소화가 잘 안 되어서 내과 전문의를 찾아가서 진찰을 받았더니 엑스레이(X-ray)를 찍어 보아야 알 수 있다고 해서 두 번이나 위 사진을 찍었습니다. 그러나 엑스레이 상으로는 병명이 나오지 않았습니다. 몇 개월 뒤에는 더욱 심해져 모 내과에 가서 위내시경 검사를 하였더니 표층성 위염(表層性胃炎)으로 판명이 나와 1개월간 치료를 받았지만 별 효과를 얻지 못했습니다. 그 이후부터는 약국, 한의원, 중국한의원 등을 번갈아 다니면서 약을 복용했지만, 차도가 없었습니다.

음식물 가운데 밀가루 음식이나 빵만 들어가도 더욱 심하고, 고추가 들어간 음식만 들어가면 쓰리고 따가워서 아예 먹을 생각을 못 했습니다. 매일 먹는 반찬이라고는 깨소금을 약간 넣은 뭇국이 전부였습니다. 이것만 수년간 먹다 보니 몸은 야월 대로 야위어서 체중이 40kg 정도밖에 나가지 않았습니다.

85년부터는 더욱 심해져 엑스레이와 위내시경 검사에서는 위궤양에다 대장염까지 있다는 진단을 받고 3개월간 치료를 받았지만, 별 효과를 얻지 못했습니다.

이웃에 있는 아주머니로부터「꿀프로-킹(꿀, 화분, 프로폴리스를 혼합한 제품)」을 먹어보라는 말을 들었지만 쉽게 내키지 않았습니다. 그리고 한 달만 먹으면 확실한 효과를 얻는다고 할 때는 더욱 믿어지지 않았습니다.

수년간 고생하고 있는 병이고, 몇 년간 약으로 다스려 온 위장병이 한 달 만에 효과가 있을까? 하는 데는 많은 의구심이 생겼습니다.

몇 달 뒤 더욱 심해져서 한번 찾아갔더니 "대개 위장병은 10일 정도 섭취하면 효과가 나타난다."고 했습니다. 종이가방에 넣어서 줄 때는 한참 기도를 드리고 나서 주었습니다. 저렇게 정성을 들여서 주시는 것이니 잘 먹어야겠다는 생각이 들어 거르지 않고 먹었습니다.

　이야기 들었던 대로 10일을 먹으니 위의 통증이 없어지기 시작했고, 1개월이 되었을 때는 위장병, 대장염은 말할 것도 없고 간간이 아프던 늑간신경통까지 없어졌습니다. 병원에 가서 엑스레이를 다시 찍어보았는데 아무 이상이 없다고 해서 밀가루 음식과 매운 김치를 먹어보았지만 아무 통증을 느끼지 못했습니다.

　한 달 만에 이런 효과가 있었다는 것이 제게는 흡사 기적 같이 여겨졌습니다. 저는 이런 생각까지도 해보았습니다. 「꿀프로-킹」의 효과보다 오히려 김 선생님의 기도 힘(본인은 천주교 신자)이 아닐까 하고….

　지금은 나았다는 생각이 들지만, 혹시나 해서 1개월분을 더 먹고 있습니다.

　몇 달 전에는 15년 전에 「꿀프로-킹」을 섭취했던 분이 찾아왔다.
　"그동안 사무실을 세 번이나 옮겼는데 어떻게 찾아왔습니까?"
　"전화번호가 있어서 찾아왔습니다."
　"1~2년도 아니고 15년간 전화번호를 어떻게 보관했습니까?"
　"그때 효과가 너무 좋아서 혹 필요할지 모른다는 생각이 들어 제품 용기를 버리지 않고 두었기 때문에 거기에 있는 전화번호를 보고 찾아올 수 있었습니다. 사무실은 옮겨져도 전화번호가 바뀌지 않은 것이 제게는 퍽 다행이었습니다."
　지금은 「꿀프로-킹」이 유리병에 담겨 있어 보기가 좋지만, 그 당시는 플라스틱 용기에 담겨 있어서 보기도 좋지 않았었다. 그런데도 버리지 않았던 것은 오랫동안 고생했던 위장병이 쉽게 나았다는 그 생각 하나 때문에 버리지 못했던 것이다.

'두리원'이 지금까지 번성할 수 있었던 것은 이러한 제품의 효능이 뒷받침되었기 때문에 가능했다.

참고문헌

도 서 명	저 자	출판사명	출판연도
농업전서		향문사	1957
꿀벌과 벌통	Grout, Roy A 저 / 안재준, 이용빈 역	한국번역도서주식회사	1960
백만인의 의학(百萬人의 醫學)	김상문 저	동아출판사	1963
재능을 기르는 법	김사달 저	해문사	1963
생물학개론	김인환, 구건 공저	부민문화사	1964
동의보감(東醫寶鑑)	허준 저	남산당	1966
월간 양봉계(養蜂界)		동아양봉원(東亞養蜂園)	1967~
농업기술지도요강		농촌진흥청	1967
본초학(本草學)	동양종합통신대학 편	동양종합통신대학	1968
녹즙의 효용(綠汁의 效用)	엔도 지로(遠藤仁郎) 저 / 김흥국 역	삼신서적	1968
단식요법: 심신개조 및 인간혁명법	임명모 저	교양문화사	1970
로얄젤리와 건강장수	박항균, 정도영 공저	중외출판사	1970
암을 뿌리뽑는 길(막스 게르손 박사의)	S. J. 호트 기록 / 정사영 역	시조사	1971
약이 되는 식물	심상룡 저	신약신보	1972
영양 · 식이요법	이기열 저	신광출판사	1973
생화학	Karlson 저 / 김태봉 역	탐구당	1974
영양학개론	이동석 저	수학사	1975
우수처방의 약리	권영국, 고광섭 편저	남산당	1975
미국의 민속건강법	D. C. Jarvis 저 / 이길상 역	탐구당	1976
서식요법(西式療法)	니시 가쯔조 저 / 정산 역	고문사	1977
생명과학(生命科學)	주일영 外 3인 저	이우출판사	1978
증맥 · 방약합편(證脈 · 方藥合篇)	황도연 저	남산당	1978
단식수양(斷食修養)의 이론과 실제	변동훈, 김동극 공저		1978
건강을 위해 뛰어라	이길상 역	행림출판사	1979
자기진단과 그 치료	김기준 역	형설출판사	1979
인체의 생리	김우겸 저	서울대학교출판부	1980
영양생리학(榮養生理學)	김주성, 이규한 공저	수학사	1980
특수영양학(特殊營養學)	원재희, 유영희 공저	수학사	1980
영양학요론	이중희 저	학문사	1980
잘 살 수 있는 길	허재원 저	목민도서	1980
양봉학	최승윤 저	집현사	1980
식품과 영양 그리고 건강	T. P. 라부자 저 / 조재선 역	전파과학사	1980
향장의 상식	김명자 저	전파과학사	1980
물이란 무엇인가	우에다이라 히사시 저 / 오진곤 역	전파과학사	1980
난치병과 한약	육창수, 김정태 공저	계축문화사	1980
지금의 식생활로는 빨리 죽는다.	이마무라 고이치(今村光一) / 양달선 역	자연식동우회	1981

도 서 명	저 자	출판사명	출판연도
배의 건강(심신건강의 기본)	니시 가쯔조(西勝造) 저 / 한학륜 역	우성문화사	1981
머리가 좋아지는 자연식	원태진 역	신양출판사	1981
꽃가루의 신비	성은찬 저	전국농업기술자협회출판부	1981
자연식의 위력	김용한 저	영문사	1981
자연식과 장수법(自然食과 長壽法)	류병호 저	형설출판사	1981
(生命의 元素)게르마늄	노덕삼 저	한국메디칼인덱스사	1981
자연식(自然食)	기준성 저	행림출판사	1981
만성병의 식이요법	Paavo O. Airola 저 / 이길상 역	음양맥진출판사	1981
식초와 건강	양정섭 편역		1981
식품·영양학사전	이병희 저	수문사	1982
토양학		부민문화사	1982
현대인과 비타민	김명자 저	종로서적	1982
올림픽 삼관왕의 자연식	Ian F. Rose 저 / 이길상 역	음양맥진출판사	1982
만병통치 신단식요법(新斷食療法)	오황록 저	대우출판사	1982
효소의 효과적 사용법	오병진 편역	성보사	1982
생리학	채의업 저	배영출판사	1983
국가대표선수의 영양 향상을 위한 연구	주진순 저	대한체육회 스포츠과학연구소 연구보고서	1983
한국양봉총람	한국양봉협회	한국양봉협회	1983
(서식건강법에 의한)현대병에의 도전	와타나베 쇼(渡邊 正) 저 / 김기준 역	형설출판사	1983
비타민 바이블	홍문화 外 1인 저	반도문화	1983
벌의 신비와 건강	이남신 저	춘남(椿南)출판사	1983
식품의 위력	G.슈바르츠 저 / 현병진 역	정음사	1984
심리학개론	서봉연 외 저	박영사	1984
Bee Pollen, Royal Jelly, Propolis and Honey	Rita Elkins 저	Woodland publishing	1996
가정의학	의학교육연수원 저	서울대학교출판부	1998
꿀벌의 활용과 고품질 양봉산물의 생산기술 개발	우건석 外 12명	농림부	1998
비행청소년의 식생활에 관한 조사연구		국무총리 청소년보호위원회	2000
근력 트레이닝과 컨디셔닝	윤성원 저	대한미디어	2002
기초 운동영양·식사학	백광현 저	성신여대 출판부	2005
유태종 박사의 건강장수법	유태종 저	아카데미북	2005
아름다운 우리 몸 사전	최현석 저	지성사	2006
토양지하수환경	이민효 外 4인 저	동화기술교역	2006
식품학	김은실 저	MJ미디어	2007

건강으로 가는 길

1986년 3월 20일 초판 발행
1998년 12월 10일 6판 발행
2003년 6월 28일 11쇄 발행
2012년 7월 10일 7판 발행

지은이 ㅣ 김해용
펴낸이 ㅣ 남두이
펴낸곳 ㅣ 도서출판 두리원
등록번호 ㅣ 제11-89호(1997년 3월 24일)
북디자인 ㅣ 김주영

주 소 ㅣ 부산광역시 금정구 중앙대로 2076-1
전 화 ㅣ 051. 864. 6007~8
팩 스 ㅣ 051. 864. 5025
지은이 ㅣ 051. 864. 7766

값 **12,000원**

이 책의 내용 중 일부 또는 전부를 이용하시려면 반드시 저자의 동의를 얻어야 합니다.
잘못 만들어진 책은 구입처에서 교환하여 드립니다.
필자와의 협의에 따라 인지는 붙이지 않습니다.